医学教育理论与实践系列丛书

Essential Skills for a Medical Teacher
An introduction to teaching and learning in medicine

医学教师必备技能

医学教与学导论

（第 3 版）

原　著〔英〕Ronald M. Harden

〔英〕Jennifer M. Laidlaw

原著序〔美〕David M. Irby

主　译　吴红斌

副主译　齐　心　李春青

译　者（按姓名汉语拼音排序）

陈心仪（北京大学教育学院 / 全国医学教育发展中心）
何　睿（北京大学第一医院）
金　哲（北京大学第一医院）
李春青（北京大学医学部 / 全国医学教育发展中心）
刘　喆（北京大学第一医院）
陆远梅（北京大学教育学院 / 全国医学教育发展中心）
马璇璇（北京大学教育学院 / 全国医学教育发展中心）
齐　心（北京大学第一医院）
吴红斌（北京大学医学部 / 全国医学教育发展中心）
肖瑞莲（北京大学教育学院 / 全国医学教育发展中心）
赵　悦（北京大学教育学院 / 全国医学教育发展中心）
仲彧欣（北京大学教育学院 / 全国医学教育发展中心）

北京大学医学出版社

YIXUE JIAOSHI BIBEI JINENG（DI 3 BAN）

图书在版编目（CIP）数据

医学教师必备技能：第 3 版 /（英）罗纳德 · M. 哈登 (Ronald M. Harden)，（英）詹妮弗 · M. 莱德劳（Jennifer M. Laidlaw）原著；吴红斌主译 . —北京：北京大学医学出版社，2022.7

书名原文：Essential Skills for a Medical Teacher, 3rd edition
ISBN 978-7-5659-2648-8

Ⅰ. ①医… Ⅱ. ①罗… ②詹… ③吴… Ⅲ. ①医学－师资培养 Ⅳ. ① R

中国版本图书馆 CIP 数据核字（2022）第 080690 号

北京市版权局著作权合同登记号：图字：01-2022-1684

Elsevier（Singapore）Pte Ltd.
3 Killiney Road，#08-01 Winsland House I，Singapore 239519
Tel：（65）6349-0200；Fax：（65）6733-1817

Essential Skills for a Medical Teacher，3rd edition

First edition 2012
Second edition 2017
Third edition 2021

ISBN-13：9780702078545

This translation of Essential Skills for a Medical Teacher，3rd edition by Ronald M. Harden and Jennifer M. Laidlaw was undertaken by Peking University Medical Press and is published by arrangement with Elsevier（Singapore）Pte Ltd.
Essential Skills for a Medical Teacher，3rd edition by Ronald M. Harden and Jennifer M. Laidlaw 由北京大学医学出版社进行翻译，并根据北京大学医学出版社与爱思唯尔（新加坡）私人有限公司的协议约定出版。
《医学教师必备技能》（第 3 版）（吴红斌　主译）
ISBN：9787565926488

医学教师必备技能（第 3 版）

主　　译： 吴红斌
出版发行： 北京大学医学出版社
地　　址：（100191）北京市海淀区学院路 38 号　北京大学医学部院内
电　　话： 发行部 010-82802230；图书邮购 010-82802495
网　　址： http://www.pumpress.com.cn
E-mail： booksale@bjmu.edu.cn
印　　刷： 北京瑞达方舟印务有限公司
经　　销： 新华书店
责任编辑： 赵　欣　**责任校对：** 靳新强　**责任印制：** 李　啸
开　　本： 787 mm×1092 mm　1/16　**印张：** 17.75　**字数：** 396 千字
版　　次： 2022 年 7 月第 1 版　2022 年 7 月第 1 次印刷
书　　号： ISBN 978-7-5659-2648-8
定　　价： 95.00 元

中文版前言

医学教师是实施科学、有效的医学教育的关键。加快医学教育创新发展，促进医学教育教学改革，需要着力加强高水平医学教师队伍建设。不同于其他专业，医学教师既包括在医学院校工作的教师，也包括在各临床教学基地承担教育教学与管理工作的医疗卫生工作者。我国的医学教育尽管有了很大的发展，但存在的朴素、经验性的医学教育教学理念和意识问题仍没有得到有效解决，医学教师的教育教学思想常常来源于自身的某些经历，这对医学教育的科学化和可持续发展极为不利。引进国外相关经典著作有助于我们提升医学教师教育教学与管理技能，使医学教育逐渐走向科学和有效。

《医学教师必备技能（第 3 版）》由著名医学教育专家 Harden 教授和邓迪大学医学教育中心 Laidlaw 教授所著。原书在编写过程中融合了“医学教育必备技能（ESME）”课程实践的大量经验，系统总结了医学教师所面临的问题和需求。不仅如此，本书还整合了医学教育学术发展前沿，对于有针对性地掌握医学教育最新理念具有重要助益。结合教育教学的基本要素和教育教学过程，全书共分为六个部分，分别为：作为教师面临的挑战（教学职责），明确学生应该学习什么（结果导向教育），规划课程（课程），帮助学生学习（教师的工具包），考查学生是否已经学会（评价），未来规划。每一部分按照教育主题分为若干章，在每一章中，作者用通俗且简短的语言和强调循证的理念，提供了教育教学的实用建议。作者尽可能使本书有用且有趣，以帮助医学教师掌握相关理念与技能，应对当前和不断变化的医学教育需求。正如原著序中所言，本书编写的体例适合作为教育知识与技能学习的指南。本书不仅适用于医学院校的教师，也适用于临床教学基地的各位教师；不仅适用于院校教育阶段，也适用于毕业后和继续医学教育阶段。当然，对于医学教育管理者、医学教育研究者等，本书同样适用。

本书是北京大学医学出版社推出的《医学教育理论与实践系列丛书》中的一部，也是全国医学教育发展中心在出版译著《医学教师必读——实用教学指导（第 5、6 版）》《医学教育研究概论》和《牛津医学教育教科书》之后的又一本医学教育译著。和其他三本不同，本书聚焦教与学，聚焦医学教师从事教育教学工作需要掌握的理念与技能，对于医学教师教育教学能力的提升更加具有针对性和指导性，也更简短易读。

作为专职从事医学教育研究的教师，我非常荣幸受邀担任本书的主译。对此，非常感谢北京大学医学出版社和全国医学教育发展中心领导对我的信任。本书的翻译，于我是一个很好的学习过程。本书的初译由北京大学医学部 / 全国医学教育发展中心博士后李春青、几位研究生和北京大学第一医院的几位医生共同完成，北京大学第一医院副主任医师、全国医学教育发展中心医学教育导师齐心副教授进行了首轮审校工作。在审校过程中，齐心老师细致、认真和专业的校稿让我感动。结合自己参与国内外医学教育学术活动的经历，我由衷感叹和期待，我国医学教育领域出现了越来越多像齐心老师这样作为临床医生的医学教育专业人士。也非常期待越来越多的医学教育工作者关注全国医学教育发展中心，并欢迎与我联系。期待在大家的共同努力下，我们国家的医学教育发展得越来越好！

本书的出版得到了北京大学医学出版社的大力支持，在此深表感谢。这是我第四次与出版社合作，出版社医学教育中心主任赵欣副编审的专业学识和认真负责的态度让我敬佩。北京大学医学出版社长期以来对医学教育的重视和关爱让我深受感动，更加坚定了我对医学教育学术事业光明未来的信心！

当然，由于译者（学习者）水平有限，翻译中难免有不足，甚至错误，敬请读者朋友谅解并提出，以臻完善。

吴红斌

北京大学医学部 / 全国医学教育发展中心

wuhongbin@pku.edu.cn

2022 年 6 月

原著序

我的生活不断地被杰出的教师所改变。我清楚地记得，30 年前，一位了不起的教师和研究人员在一次全国性会议上的演讲，改变了我的研究和职业生涯的轨迹。我对他提出的想法感到非常兴奋，以至于我开始寻求建立一条全新的研究路线。离开会议后，我立即辞去了院长助理的职务，利用休假重新学习了定性研究方法，并开始了一系列关于临床教师知识和推理的研究。伟大的教学可以改变一切！

回想起那次印象深刻的经历，我想起我也喜欢教书，因为我喜欢学习，而且我在帮助他人时获得了极大的个人满足感。我在准备、互动教学和反思自己的教学中找到了乐趣，这样我就能不断提高。我被我的学习者和学员的学习成果和成就所启发，并为他们庆祝。还有什么比这更好的呢？

然而，卓越的教学并不是凭空而来的。卓越的教学源于努力工作和刻意练习。我所说的刻意练习是指，在掌握更多的教学内容之前，有意识地、努力地在一个教学内容或技能上下工夫，以提高它。在学习任何新事物时，最好的方法是在添加另一个新策略之前先选择一件事来关注、实施和使之逐渐自觉化。因此，阅读《医学教师必备技能》这本书的方法是选择一个章节或技能来阅读，尝试在您的教学中使用它，然后进行修改，直到它适合您。然后，选择另一个技能、概念或章节来阅读和体验。

本书提供了来自实践和学术的见解，以改善教师的各种角色：教师、导师、课程开发者、评价者、教育领导者和学者。无论是新教师还是有经验的教师，都能在本书中找到适合不同角色的实用且经过检验的策略。一些想法和概念很容易实施，而另一些则需要更多的努力、合作和规划。由于出色的教学没有简单的答案或快速解决方案，因此本书应被视为一套旨在持续改进的工具。

阅读本书还有一个额外的好处：学习当代医学教育的词汇和概念。在概念层面，教师可以从了解关键的学习理论和术语、课程开发框架、评价策略和领导力实践中受益。这为医学教育工作提供了一种通用语言和以证据为基础的方法。这些概念可以扩展对教师角色和责任的理解，不仅是对直接教学的理解，而且也是对更广泛的学习环境的理解。

这本书的体例适合作为教育知识和技能方面的指南。它以易于理解的风格编写，以证据为基础，提供实用和富于启发性的想法，并针对所呈现的每个主题提供精心挑选的参考文献。此外，这些章节还提供了对当代教育中关键概念的见解，例如适应性专业知识、置信职业行为、螺旋式课程和隐性课程以及用于保留关键点以有助于记忆。您可以看看是否可以找到以下用于记住书中关键概念的助记符：SPICES，FAIR，CRISIS，PHOG，P2P，PROFILE。

"学习环境的重要性"一章对我们学习和工作的地点和方式进行了扩展性的描述。学习环境包括社会互动、组织文化和结构、物理和虚拟空间以及个人经验、认知和学习。积极的学习氛围建立在教师的热情和谦逊、欢迎和尊重的关系以及在挑战与支持之间取得平衡的基础上。学习环境中参与者之间的互动与学习者的成长、学习和提供出色的患者照护有关；反之，则会导致倦怠、抑郁、学习减少和较差的患者照护。作为教师，我们需要关注学习环境的所有组成部分，并倡导对其进行改进，以便为学生和住院医师创造充满乐趣和挑战性的学习体验。

在涉及教学热情的章节中，有关于如何成为一名充满热情的教师以及如何避免倦怠的有用提示。对教学和教学主题的热情是激励学习的关键。我从最早的临床教学研究中了解到，根据学生和住院医师的评价，热情（以及对教学和职业的激情）和整体教学效果有最高的相关性。分享对教学和患者照护的热情可以激活、激发和聚焦学习。

我的职业生涯致力于通过教师发展和教育学术帮助教师提高。在这个过程中，我发现了许多可以帮助教师不断追求卓越的资源。这本书就是其中之一。它有助于将我们的思维从教学义务迁移到可以激发学习者和塑造未来的教学乐趣上。我向您推荐这本书。

David M. Irby PhD MDiv
美国加州大学旧金山分校
医学院、教师教育中心、教育科学家、医学名誉教授

原著前言

欢迎阅读《医学教师必备技能》(第 3 版)。如果您不熟悉教学和培训，您会发现书中描述了您应该了解的有关课程规划、教学和学习方法以及评价的知识。对于经验更丰富的人来说，本书提供了医学教育的最新进展，并提供了根据最佳教育实践对自己的教学进行评判的机会。本书作为实用资源进行编写，将帮助您为学生或学员创造有意义的学习机会。同时，本书介绍了一些关键原则，这将有助于您对提供的建议和您自己的教学进行反思。

自第 2 版出版以来，本书的各章已根据医学教育的发展进行了修订和更新。添加了新的章节，涉及置信职业行为、选择最合适的教学方法、使用 PROFILE 评价方法、自我评价、引起变革以及医学教育的未来。

本书简要总结了实际问题和教师的需求，并附有项目列表，可让您快速理解关键要素。阿尔伯特·爱因斯坦曾说过，“任何聪明的傻瓜都能把事情变得更大、更复杂”。希望我们不要这样做！在每一章的末尾，我们邀请您思考提出的问题，并深入阅读已发表的文献。除了正文中引用的参考文献外，如果您希望更深入地探索该主题，我们还提供了其他参考文献。

我们将本书分为六个部分。第 1 部分介绍教师的角色以及面临的挑战。第 2 部分解决了教师首先需要考虑的核心问题——学生或学员应该学习什么。这反映了向结果导向或胜任力导向教育的重要转变。第 3 部分着眼于在课程中达到这些学习结果的不同选择以及可用的教育策略。第 4 部分考虑如何才能最好地促进学生的学习，以及教师工具包中的可用工具。第 5 部分描述了如何评价学习者是否掌握了必要的结果和胜任力，以及能力评价是否有助于学生的学习。最后一部分考虑如何审视自己的教学，采用以证据为基础的方法，并在需要的地方进行变革。本书反映了医学教育变革之风。最后一章着眼于未来 5 年或 10 年后的医学教育可能是怎样的。

无论您的职责是本科、毕业后还是继续医学教育，您作为教师或培训师的角色都是最重要的。我们希望您会发现这本书既有趣又有用，它将帮助您应对当前和不断变化的医学教育需求。

原著作者

罗纳德·M. 哈登（Ronald M. Harden）

Harden 教授毕业于英国格拉斯哥医学院。他完成了内分泌科医师培训并执业，然后全职从事医学教育。Harden 教授是 *Medical Teacher* 期刊的主编，欧洲医学教育联盟（AMEE）总秘书长兼财务主管。他曾是邓迪大学的医学教育教授、教学院长和医学教育中心主任、顾问医师。

Harden 教授被公认为医学教育领域的国际权威之一，在本科、毕业后和继续医学教育方面有着无与伦比的经验。他为医学教育带来了理论和实践经验的独特融合。他致力于开发医学教育、课程规划和教学新方法。他开创了客观结构化临床考试（OSCE），该考试已被普遍采纳为评价临床胜任力的标准方法。他引领了结果导向教育、课程规划和新学习技术的运用。Harden 教授在他感兴趣的领域撰写了大量文章，并在知名期刊上发表 400 多篇论文。他是《OSCE 权威指南》和《医学教师的八个角色》的合著者，也是《医学教师必读——实用教学指导》和《Routledge 国际医学教育手册》的共同主编。

他曾在欧洲、北美洲、南美洲、中东、非洲、印度和远东地区担任顾问和客座教授。在医学教育方面的贡献，使他赢得了众多奖项，包括加拿大皇家内科与外科医师学院荣誉院士、美国国家医学考试委员会哈伯德奖（Hubbard Award），以及凯洛格基金会对他在南美医学教育方面贡献的认可。他因对医学教育的贡献而被英国授予大英帝国勋章。他于 2006 年 2 月在新加坡荣获“教育学术的指导、创新和领导力”（MILES）奖，以表彰他“对全球医学教育和学术医学进步做出的杰出贡献”。2006 年，Harden 教授获得卡罗林斯卡学院医学教育研究奖。该奖项的目的是表彰和激励高质量的医学教育研究，以促进医学教育与培训实践的长期改进。它通常被认为是医学教育领域的诺贝尔奖。2009 年，他被授予 ASME Richard Farrow 金奖，以表彰他对医学教育的贡献。2010 年，他被授予 AMEE 终身成就奖，以表彰他对医学教育的贡献。他获得了美国华盛顿乔治敦大学医学中心颁发的 Cura 个人荣誉奖，以及里斯本大学和坦佩雷大学的荣誉博士。最近，他在马尼拉的一个会议上被授予古西和平奖（Gusi Peace Prize），以表彰他对医学教育的贡献，并在中国澳门被授予霍英东奖章。他于 2019 年获得邓迪大学荣誉法学博士学位。

詹妮弗·M. 莱德劳（Jennifer M. Laidlaw）

Jennifer M. Laidlaw 于 1975 年加入邓迪大学医学教育中心，此前曾担任苏格兰皇家银行的媒体资源官，并率先为银行员工开办了远程学习课程。

她最初在邓迪大学教授医学教育学位课程，来自东地中海区域的世界卫生组织研究员们参加了该课程。20 多年来，她在邓迪和海外策划、组织和领导了医学教育课程。

她曾担任世界卫生组织、英国文化教育协会、医学院和大学的医学教育顾问。她曾在马来西亚、阿拉伯联合酋长国、澳大利亚、埃及、科威特、泰国、孟加拉国、匈牙利和罗马尼亚举办研讨会。

她为中心的远程学习课程提供教育设计，这些课程分发给 50 000 多名医疗卫生专业人员，包括全科医生、外科医生、药剂师、牙医、护士和理疗师。她在毕业后阶段与初级医生一起设计和教授入门课程。

她发起了“十二条建议”（Twelve Tips）系列，该系列继续由 *Medical Teacher* 期刊制作，并为苏格兰毕业后医学和口腔医学教育委员会教育发展部制作的“发展教学本能”系列提供教育设计。

在她的教学中，无论是面对面还是远程教学，她都应用了本书中强调的 FAIR 原则。这种方法对她来说确实有效。

原著致谢

正如我们在以前版本中所呈现的那样，我们在本书中所描述的对医学教育的理解和经验已经通过与以前的同事的交流变得更加丰富。我们也感谢所有在会议上、通过阅读论文以及我们访问过的学校与我们分享他们在医学教育方面的经验和观点的人。

我们通过与优秀的教师一起合作“医学教育必备技能”（ESME）课程，以及与我们分享想法的学员那里，学到了很多。医学教育是一门应用学科，只有通过亲眼目睹和体验哪些有效、哪些无效，才能提炼出我们认为有用的建议。

我们要感谢在本书编写过程中支持我们的每一个人，包括 Jacob Thorn 为编写书稿所做的工作，我们希望 Jim Glenn 的漫画能给读者带来乐趣，以及 David Irby，他为本书撰写了序言。最后，我们要感谢 Elsevier 团队，包括 Laurence Hunter、Carole McMurray 和 Elyse O’Grady，没有他们的支持和帮助，本书不可能完成。

Ronald M. Harden
Jennifer M. Laidlaw

目　录

第 1 部分 作为教师面临的挑战

（教学职责）

译：李春青　陈心仪　校：吴红斌　齐　心

变革时代对教师的期望　1

如果您不在那里作为教师，学习者会错过什么？您在教育项目中发挥着关键作用。

教师很重要

半个多世纪前的 1963 年，Derrick Dunlop 先生在《苏格兰医学教育的未来》（*The Future of Medical Education in Scotland*）中写道：

> "重要的是要记住，与学生和教师的选择相比，课程的实际细节无关紧要。如果这些都很好，任何系统都会运作得很好；如果他们无动于衷，最完美的课程也无法产生效果。"

今天同样如此。如果您是教师、培训师、临床导师、课程某一部分的负责人或院长，您会对学生或学员的学习质量产生影响。事实上，教师是教育方案中的关键因素，也是医学院或毕业后医学教育机构的最大资产。在课程的规划和实施、支持教与学的方法，以及评价学生的进步和特定学习成果的实现方面，教师对教育方案的成败至关重要。正如我们在第 21 章所讨论的，没有不好的讲座，只有不好的讲者。教育专家 Lawrence Stenhouse（1975）承认教师的重要性，他认为没有教师发展，就不可能有课程开发。

Thomas Good（2010）在回顾教学研究时，用一个比喻说明了教师的重要性，即当我们从一家餐厅到另一家餐厅或在不同的家庭吃饭时，带着沙拉、酒和苹果的鸡肉晚餐可能是一种完全不同的体验。虽然餐点总是可以通过更好的葡萄酒或新的食材来改善，但更重要的是基本食材的准备和呈现方式。正如Good所概述的那样，关于有效教学的文献并不是建立在证据的基础上，这些证据显示最有效的教师会带来新的元素或更好的材料。相反，文献表明一些教师比其他教师更好地使用基本材料。比教学方法更重要的是如何在实践中实施教学以及师生互动。

诸如英国医学总会的认证机构已经认识到所有医生或多或少都有教学责任，并且强调教学能力是本科和毕业后医学课程中的重要学习成果。《欧盟高级别小组：培训教授进行教学》认为

> "2020年，高等教育机构的所有教职工都应该接受经过资格认证的教育学培训。教师的继续职业教育应成为高等教育部门对教师的要求。"

教师的职责

教学不仅仅是向学习者传授信息。教学包括计划、准备和实施学习活动以及评价学生是否达到预期学习结果。学生无时无刻不在学习。这是一种自然活动。作为一名教师，您的工作就是要推动学习进程。您需要：

- 了解您所教的学生应该学习什么
- 了解如何组织教育活动
- 熟悉可以使用的一般性的教学和学习方法，包括该领域的最新进展
- 能够将经过验证的教育原则融入教学中，以帮助学生学习
- 在您的教学实践中，有意识地、明确且明智地使用证据来说明什么是有效的，什么是无效的
- 创造合适的环境以促进学生的学习
- 能够评价学习者的学习结果并提供反馈

一个优秀的旅行社具备某个地区的专业知识，会根据客户的具体要求为他们提供有关目的地的信息，帮助他们探索符合他们需求的选择范围，安排必要的交通和住宿，并就目的地的活动方案提出建议。虽然存在差异，但作为一名教师，您的职责在某些方面与他们是相似的。

有效的教师

现在人们认识到，具备医学或某一内容领域的专长，与向学生或学员教授该学科所需的技能不是必然相关的。虽然一位好教师可能天生具备教书育人的技能和热情，但必须学习一些必要的技巧。每个人都可以学习如何成为一名教师。在教学中，很多

事情都可能被视为常识或显而易见，但经验表明，在实践中，教师往往会陷入困境，并被发现存在不足之处。教师可以从经验中学习，但这本身是不够的。当我们看到那些在高尔夫球场上反复练习错误的高尔夫球手时，这一点就得到了说明，如果不纠正错误，高尔夫球手就不太可能提高。

教学既是一门艺术，也是一门科学。有些教师天生就是好教师，但有些则不然。然而，令人欣慰的是，教学的艺术和科学是可以学习的。有经验的教师可以进一步发展他们的教学本能，并且可以帮助新教师获得这种本能以及必要的能力、态度和职业素养。

教学是一项复杂的活动，需要教师具备多项能力。对教师的要求是苛刻的。Brookfield（1990）认为，教学“等同于教授白水漂流（white water rafting）”。教师需要一系列技术性能力，但这还不够。他们的教学方法应该基于对基本教育原理的理解、恰当的态度、明智的决策策略和团队合作能力。教师还需要采用专业的教学方法，保持与时俱进，并评估他们的教学表现。这些能力对应于图 1.1 中所示的三个圆环。

这里存在一个问题。有关该主题的教师发展计划和教材往往只涉及技术性能力，或者侧重于教育理论的细节，而实践中的教师可能认为这没有什么意义。职业素养的概念和教学态度在很大程度上被忽视。现在人们认识到，有效的教师需要同时具备技术性能力、恰当的教学方法以及职业素养，如方程式所示：

一名有效的教师＝技术性能力 × 教学方法 × 职业素养

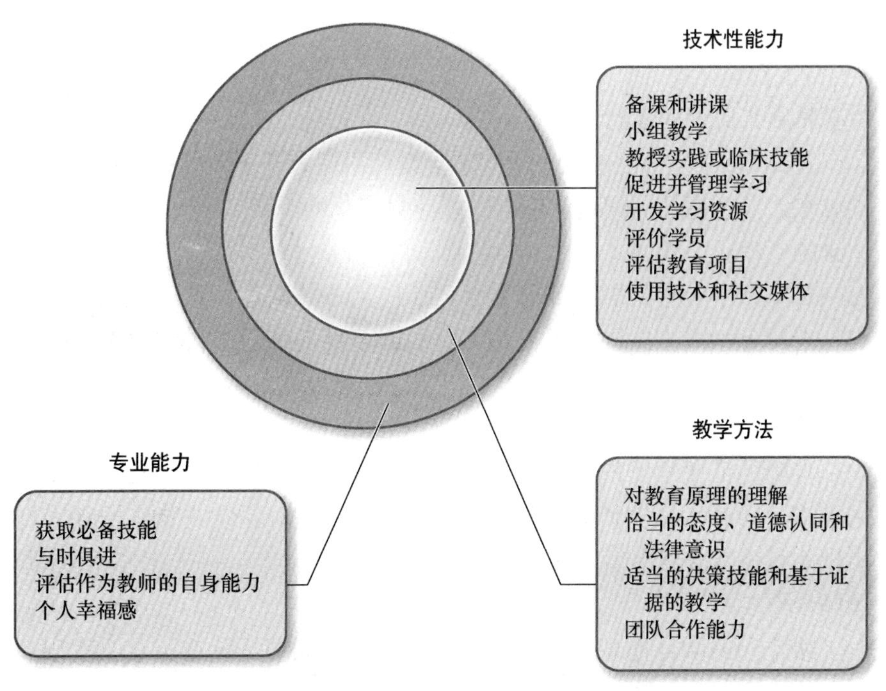

图 1.1　教师能力：三环模型

方程式中使用了乘号而不是加号。这意味着无论技术性能力的展示多么好，仅凭这一项是不够的：教学方法或职业素养的零分将导致教师的总分为零。

技术性能力

教师应具备的能力包括：

- 准备并举办大班授课或演讲，吸引听众并利用适当的技术
- 选择合适的小组方法，并促进小组教学的进行
- 在各种环境，包括工作场所教授实践或临床技能
- 在不同环境中，管理并促进学生的学习，为学习者提供支持，使其从现有的学习机会中收到最大获益，帮助学生评价自己的能力，并在必要时向学习者提供反馈
- 结合适当的学习契机，为学生或学员规划教育课程，帮助他们实现预期的学习结果
- 识别、开发和调整学习资源，以讲义、学习指南或多媒体演示的形式供学生使用
- 使用适当的技术评价学生或学员的学习结果，包括书面、基于表现和档案袋评价
- 评估教育项目
- 适当使用技术和社交媒体

在这些技能中，有多少是教师需要高度精通的？根据所在地区情况，要求掌握的技能水平可能有所不同。然而，可以认为，理解并基本熟练掌握所有技能是必要的。

教师如何实现自己的工作

一名有效的教师，除了具备必要的技术性能力外，还要通过以下方式进行教学：

- **对基本教育原理的理解**

  正如第 19 章所讨论的，了解基本教育原理有助于教师根据自身情况调整教学方法，处理遇到的问题和困难，并应对变革的需要。
- **适当的伦理和态度**

  从事医学教育的教师或研究人员所应具备的伦理标准一直是人们关注的焦点。在学生学习中，同样重要和关键的因素是教师对学科和教学的态度、热爱和积极性。教师对教学的热情有助于激励和启发学习者。
- **决策策略**

  伴随循证医学的发展，教师需要根据现有最佳证据做出教育决策的情况越来越多。同时，好教师必须能够凭直觉行事，并对课堂或工作场所学习情境中出现的意外情况做出适当的反应。
- **团队合作技能**

  协作和团队合作现在是教育实践的一个特征，是成功实施课程开发（如整合、跨专业教育和结果导向教育）的必要条件。

作为专业人士的教师

有效的教师是专业的。

- 教师作为专业人士，要**对自己的能力进行探究**，对自己的教学实践进行反思，对自己的教学质量进行审核
- 教师应具备必要的能力，并有责任使自己掌握**最新的**教学方法
- 教师应向他人**传达他们的经验和教训**。正如 Boyer（1990）所描述的那样，这有助于教学学术
- 部分教师将在教学实践中成功创新，为新课程的开发和课程改革做出贡献
- 教师作为专业人士应该为自己的幸福感负责

教师立方体

与教师工作相关的三个维度可以用立方体的形式表示（图 1.2），每面分别代表：

- 教师角色
- 期望教师具备的能力
- 学习发生的教学情境或文化

立方体应该可以帮助您了解教师的责任。

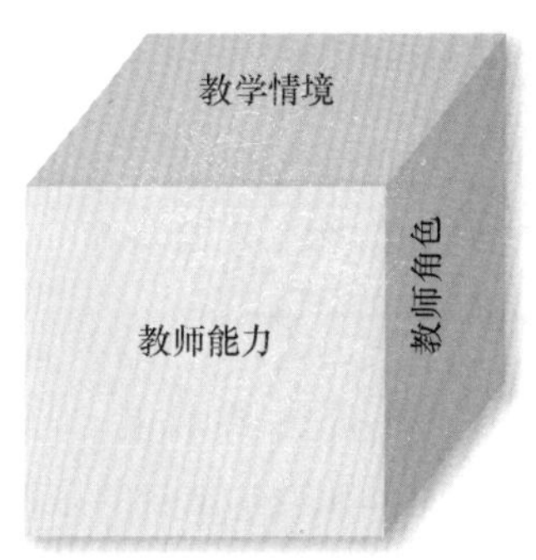

图 1.2　教师立方体

教师角色

您应该意识到自己作为教师的角色——信息提供者、促进者、课程开发者、评价者、榜样示范、管理者和领导者、学者和专业人士（Harden and Lilley，2018）。这代表立方体的一个面。负责授课的教师需要熟练掌握讲课技巧（教学能力），但也要考虑他们的角色是信息提供者、学生学习的促进者，还是榜样示范。他们还必须考虑授课如何与整个课程以及课程早期或后期的学习结果相关联。临床导师或毕业后教育指导教师不仅应具备必要的临床教学技能，还应了解他们的角色，包括榜样示范的作用。他们需要了解学员的学习环境，包括模拟器等学习资源的可用性。在您的职业生涯中，您的角色和工作环境可能会发生变化。

期望的能力

除了某一学科的专业知识外，还需要具备三环模型中介绍的以及本书各章中详细描述的能力。虽然您的工作环境会有所不同，但正如我们所述，一些共同的原则和方法是普遍适用的。

情境

立方体的第三面代表您教学的情境或文化。这可能发生在社区或医院环境中，可能发生在和医学学业早期的学生一起时，也可能发生在和已经完成本科课程的毕业后学员在一起时。在各种各样的情境中均可进行医学教育。教育情境会影响课程构建、学习结果的明确、有效学习机会和资源以及评价方法的选择（Brett et al.，2018）。需要考虑到地理环境，包括文化价值和学习资源的可及性。地域差异可能包括不同的权力关系和不同的期望、不同的临床情境、学生和学员的不同角色，以及对教师不同角色的期望。教师不仅应该考虑包括优势和局限性在内的他们所教学的环境，还应该鼓励学习者对此进行反思，以及在不同情境中学习会发生怎样的变化（Brett et al.，2018）。

教学能够令人愉悦

许多医学院和机构现在以经济奖励或晋升的方式来认可优秀的教学。然而，好的教学可以带来它本身的回报，也许最大的回报是知道作为一名教师，您正在帮助塑造下一代医生。Christa McAuliffe 原本应该是第一位进入太空的教师，但她的飞船在起飞70秒后解体，不幸身亡。之前，当被问及她做了什么时，她回答说："我教书，我触及未来。"

Dybowski 和 Harendza（2014）发现，教师的个人教学动机由一系列因素组成，从内在的，如教学本身的乐趣，到更多的外在动机，如将教学视为一种职业责任。然而，教学是个人的事，如果您要应对医学教育面临的挑战，您对教学的承诺很重要。工作应该用来享受而不是忍受。无论您是在本科课程中与学生一起，还是在毕业后或专科培训中与学员一起，我们都希望接下来的章节能帮助您发现，教好比教不好更有趣和更令人满意。这本书的写作信念是，教学既是一项职业，也是一门科学，通过更好地理解他们的工作，"差"的教师可以成为"好"的教师，"好"的教师可以成为"杰出"的教师。如果您拥有必备的技能，教学就不是一件苦差事；它可以是一种愉快的体验，可以是有益的和有趣的。

思考

1. 教师很重要，是教育项目成功的关键。如果您不在那里担任教师或指导教师，您的学生会错过什么？
2. 您已经拥有哪些教学技能？有哪些地方您希望改进？
3. 重要的是要考虑和理解您的教师角色以及您工作的情境。
4. 教学会让您感到兴奋，还是把教书当成一件苦差事？如果是后者，您应该怎么办呢？

深入阅读

Boyer, E.L., 1990. Scholarship Reconsidered: Priorities of the Professoriate. John Wiley and Sons, New York, USA.

Brett, S., Ellaway, R.H., Watling, C., et al., 2018. The contextual curriculum: learning in the matrix, learning from the matrix. Acad. Med. 93 (11), 1645–1651.

Brookfield, S., 1990. The Skillful Teacher. Jossey-Bass, San Francisco, USA, p. 2.

Dunlop, D., 1963. Medical education in scotland. In: Goldberg, A. (Ed.), Future of Medical Education in Scotland. Scottish Medical Journal, Glasgow, Scotland.

Dybowski, C., Harendza, H., 2014. "Teaching is like nightshifts...": a focus group study on the teaching motivations of clinicians. Teach. Learn. Med. 26 (4), 393–400.

Good, T.L., 2010. Forty years of research on teaching 1968–2008: what do we know now that we didn't know then. In: Marzano, R.J. (Ed.), On Excellence in Teaching, tenth ed. Solution Tree Press, Indiana, USA.

Harden, R.M., Lilley, P., 2018. The 8 Roles of the Medical Teacher. Elsevier, London, UK.

Stenhouse, L., 1975. An Introduction to Curriculum Research and Development. Heinemann Educational Books, Newcastle, UK.

第 2 部分
明确学生应该学习什么
（结果导向教育）

译：李春青　陆远梅　校：吴红斌　齐　心

2　什么是结果导向教育或胜任力导向教育?

对于不知去往何方的水手，毫无顺风可言。

Seneca

结果导向教育或胜任力导向教育（OBE/CBE）变革

传统上，医学教育聚焦于教学方法，诸如基于课程设计的大班授课和小组学习，再如是基于社区或还是整合的课程，以及采用不同的方式来评价学习者。过去十年医学教育最重要的趋势是转向结果导向或胜任力导向的方法，重点是学习的结果而不是过程。

虽然结果导向或胜任力导向教育变革已经获得了发展动力和优先考虑，但这个概念并不新鲜。四十多年前，McGaghie 等（1978）认为“胜任力导向的项目的预期产出是医疗卫生人员可以根据当地条件，熟练地进行医学实践，以满足当地的需要”。然而，这对当时的医学教育影响并不大。Spady（1994）在更普遍的教育中为推广结果导向教育（OBE）的概念做了很多工作。他将 OBE 定义为“根据预期目标和结果进行设计、开发、实施和记录教学的一种方式”。Spady 认为，“在根据您希望学生展示的结果设计课程时，结果是一个关键因素，而不是为您已经拥有的课程编写目标”。这种向 OBE 的转变至少在一定程度上类似于商业和制造业的全面质量管理运动。2017 年 6 月一期的 *Medical Teacher* 期刊总结了胜任力导向医学教育的概念演变和实施过程中的标志性事件。

什么是结果导向或胜任力导向教育（OBE/CBE）

OBE/CBE 是一种处于课程开发最前沿、基于行为表现的方法，它为改变和管理医学教育提供了一种强有力的方式。它被描述为下一代教育的超音速喷气机模型（Boschee and Baron，1993）。结果导向方法已被监管和认证机构采用，例如英国医学总会、美国毕业后医学教育认证委员会、加拿大皇家内科医师和外科医师学会以及世界上其他类似的机构。学习结果的标准化是美国卡耐基医学教育评论中倡导的医学教育改革的四个关键建议之一（Cooke et al.，2010）。Frank 等（2017）指出，

> “挑战依然存在，资源不是无限的，但我们确信我们的医学教育和培训系统存在改进的机会，并且胜任力导向框架的转变将通过改善未来医生的教育，从而对患者个体和社会的健康产生重大的积极影响。现在，单纯基于时间的培训该结束了……而且恰逢其时。”

结果导向教育可以概括为“以结果为导向的思维”，并被描述为“逆向推理”。确定培训的预期结果，然后再制定课程、教学方法和评价方法。CBE 是“一种为医生实践做准备的方法，从根本上以毕业成果的能力为导向，并围绕从社会和患者的需求分析中产生的胜任力进行组织。它不再强调基于时间的培训，并承诺更多地着眼于责任、灵活性和以学习者为中心”（Frank et al.，2010）。在本文中，我们没有将学习成果和结果导向教育与胜任力和胜任力导向教育区分开来。

OBE/CBE 的要求

在我们进一步探讨 OBE 的概念以及如何在一个整体框架内识别和分组学习结果之前，我们将在本章中探讨 OBE/CBE 的要求，以及基于结果或胜任力的方法在医学教育中被广泛采用的原因。

结果导向或胜任力导向的项目有四个要求：

- 在培训结束时和每个培训阶段结束时，预期的学习结果 / 胜任力都被清楚地说明、明确地传达给所有相关人员，包括教师、学生和其他利益相关者，例如卫生服务部门的雇主。这本身并不足以获得 OBE 或 CBE 的标签。
- 关于课程的决定，包括内容、教育策略、教学方法和评价，都是基于商定的学习结果 / 胜任力（图 2.1）。这些定义了教授什么、如何教授以及如何评价。它们甚至可能影响到学生进入医学学习时的选择。结果和胜任力对教育方案制定的影响是 OBE/CBE 的一个本质特征。
- 有一个共同认可的愿景，反映了教师对学生将取得成功的承诺。一般来说，这是 OBE 和 CBE 的一个特性，但却被忽略了。它值得进一步关注。

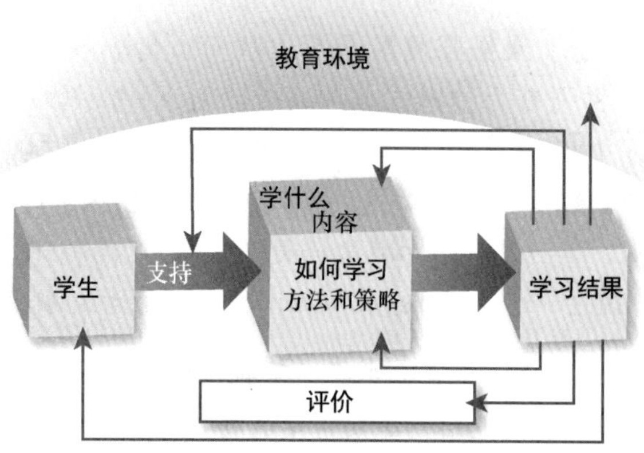

图 2.1　基于学习结果的课程决策

预期的学习结果会影响关于课程内容、教与学的方法、评价和教育环境的决策。它们也与进入医学学习的学生选择有关

- 培训不再强调基于培训时间。在学习者离开课程并进入下一阶段之前，实现特定的学习结果，比在课程中花费的时间更重要。在 OBE 中，固定的是所需达到的结果或标准，时间是达成这些变量的花费。在基于时间的培训中，固定的是时间，可变的是所需达到的标准或结果（图 2.2）。目前，培训时间的设定，在某种程度上，并无依据。举例来说，3 ～ 6 年是必需的，这取决于学习什么，成为合格的医生需要学习人体的所有器官系统，获得牙医资格仅需要掌握人体的一个系统即可，而取得兽医资格需要掌握不同物种的所有器官系统。从时间导向方法到结果导向方法的转变可能是 OBE/CBE 中最具争议的方面，也是最难实施的方面，如第 5 章所述。

为什么选择结果导向或胜任力导向的方案?

有许多强有力的理由说明为什么现在必须转向 OBE/CBE，以及为什么有必要更清楚地说明对学习者的期望是什么。

- **鉴于医学的快速发展，OBE 是必要的。**正如本书中多次提到的，超负荷信息的危险是医学教育中的一个关键挑战。随着医学知识的爆炸式增长，我们不再奢

方式	固定的	可变的
基于时间	完成的时间	达到的标准
基于结果/胜任力	达到的标准	完成的时间

图 2.2　时间导向或胜任力导向的教育方案

望学习者能掌握该学科的所有方面。虽然知识量大大增加，但本科课程的时间长度保持不变，为 4 年、5 年或 6 年。现在比以往任何时候都更重要的是，作为教师，我们同意并建议我们的学生在现有时间内掌握期望的核心胜任力和知识。

- **OBE 确保能够考虑到那些被忽略的重要主题。**在过去的课程设置中忽略了许多领域，导致学生在胜任力上存在差距、在实践中发生错误。被忽视的主题包括态度和职业素养、沟通技巧、健康促进、团队合作、患者安全和错误管理。OBE 有助于确保从当代社会的卫生保健需求出发，对教学内容进行重构，并将这些领域与其他关键主题一起进行考虑。
- **OBE 强调医学教育的责任和透明度。**要求更高的责任、质量保障和透明度是当今医学教育的特点。在"胜任力教育"中，重要的是医生获得的胜任力和能力，包括他们的知识、技能和态度，而不是他们如何接受培训或如何获得这些胜任力。如同购买汽车一样，客户对汽车的性能、特点和油耗以及保养的难易程度更感兴趣，而不是制造过程的细节。用 OBE 的方法来做课程规划，还鼓励就医学教育的目标和"好医生"的要求展开辩论。除了为患者个体提供优质照护以外，这可能还包括医学中的社会义务或责任，以及医生作为全球公民的发展（Hodges，2009）。
- **OBE 促进了教育的连续性。**它通过使每个阶段的要求透明化，支持从本科到研究生再到继续教育的过渡。令人兴奋的美国儿科课程评估（evaluation in pediatrics across the curriculum，EPAC）计划认识到，本科和毕业后教育不是孤立的阶段，明确每个阶段所需的胜任力可以使学生以他们掌握胜任力的速度继续进行儿科医生培训。在荷兰乌得勒支大学，在本科课程中增加额外的置信职业行为（entrustable professional activities，EPAs）可以缩短研究生培训时住院实习的时间（Jonker et al.，2017）。
- **OBE 指出了课程中的问题。**课程评估受到越来越多的关注。学习结果提供了一个衡量课程的标准。未能达到商定的结果，则几乎可以肯定是课程存在问题。在毕业后教育中，OBE 可以帮助解决服务提供和教育之间的紧张关系。在本科教育中，可以明确社区导向教育的作用，采用基于团队的学习或"翻转课堂"等方式。这是转向适应性学习（第 19 章）和使用课程地图（第 17 章）的关键。
- **OBE 帮助教师选择适当的主题，以在教学中进行讲解。**预期的学习结果为教师提供了指导，使其了解需要涵盖的主题。不应试图单纯涵盖您感兴趣的主题。在 17 世纪初，格拉斯哥大学的做法就是让教师这样做。他们从个人或大学的藏书中选择一本他们感兴趣的书，并在报告厅里读给学生听。时至今日，"朗读者"这一大学高级职位仍然存在，尽管其作用已经非常不同。为了应对学生的抗议，我们发展出一个具有明确要解决的内容、经过规划的课程概念。这是"课程"一词的首次使用。
- **OBE 赋予学生权力，并为他们指明正确的方向。**OBE 为课程提供了一个强大的框架，可以被认为是将课程结合在一起的黏合剂。它与以学生为中心的方法是一致的，并让学生更清楚地了解对他们的期望。传统上，当学生开始他们的医学培训时，它更像是一次“魔幻的神秘之旅”。他们不了解在教育的不同阶段对他们的期望是什么。提供一套明确的学习结果可以为学生赋能，使他们更积极地参与到课程中。

- **OBE 确保评价更有效。**OBE 对于学生评价具有特别重要的意义，该方法有助于确保评价的效度更好。OBE 与基于行为表现的评价相一致，并加速形成了一套标准评价的方法，在这种方法中，重要的是学生需要达到的标准，而不是他们实现这些标准所需的时间（第 28 章）。
- **OBE 为供方配置资源提供了基础。**一门课程或科目对整体学习结果的贡献可以帮助确定对个别课程的时间和资源分配。在一所医学院，有人建议应大大减少妇产科实习的时间，因为接生的能力不再是本科生的要求。当考虑到临床实习对学校整体学习结果的贡献时，该提议被取消了。此外，该课程为学生提供了宝贵的机会，让他们在产前门诊了解健康促进，并在母亲死亡率会议上了解临床审查。
- **OBE 促进了医师的流动，并使不同国家的课程能够进行比较。**使用学习结果对教育课程进行比较成为可能。博洛尼亚进程关注的是欧洲高等教育部门的协调，而不是统一，调整项目的目标是为欧洲医学学位基本资格要求建立一个学习结果框架。

采用结果导向或胜任力导向的方法可以获得明显的益处。确实，除非知道期望的学习结果，否则您如何规划教育方案？如果不了解学习结果，教师也很难，甚至不可能承担第 1 章中描述的教师角色。作为信息的提供者——需要什么信息？作为引导者——应该引导学生朝什么方向发展？作为评价者——应该评价什么？作为课程规划者——应该选择什么课程教授方法？教师需要仔细考虑学生在每个培训阶段所期望的知识、技能和态度。事实上，可以说教师最重要的责任是确定学生或学员的期望学习结果或胜任力，并确保这些内容在教育方案中得到解决。正如 Thomas Fuller 所说，“一个好的弓箭手不是靠他的箭，而是靠他的目标”。

误区和误解

尽管转为 OBE 的理由已得到广泛认可，但也有人表达了一些担忧。然而，这些误解很大程度上归因于如何解释 OBE，而不是针对其基本原则。以下是对 OBE 性质的一些常见误解。

误区一：OBE 注重细节而忽略了整体

有人表示担心，OBE 代表了一种解构和简化的方法，一个好医生所做的事情不可能被剖析成各个细小部分，也不可能用一套详细的胜任力来描述。这是 Mager 等在 20 世纪 60 年代引入工具目标概念时遇到的问题，也是导致该方法产生令人失望的一个影响因素。南伊利诺伊医学院有一本厚达 880 页的目标手册。鉴于医疗实践的复杂性，将目标分解为知识、技能和态度是不恰当的。然而，这些困难在学习结果中不存在，因为学习结果强调更一般性的框架和医生所需的通用胜任力。如第 4 章所述，三环或苏格兰医生框架展示了如何设计结果以反映医疗卫生的整体方法（Harden et al., 1999）。

误区二：OBE 是对教师自主权的威胁，剥夺了他们的自主权和独立性

有人担心将教育定义为一系列结果会给教师带来不必要的限制。尽管这在某些领域可能是正确的，但在医学领域，没有人会不同意需要明确医生完成培训时的期望是什么。因此，有必要了解期望的学习结果。OBE 并非限制教师的角色，而是授权教师设计自己的方案来实现这些结果。

误区三：OBE 与医学教育趋势背道而驰

这种担忧尤其体现在基于问题的学习（problem-based learning，PBL）方面，PBL 学生小组的任务是针对一个问题，确定预期的学习结果和他们达到这些结果的学习要求。事实上，OBE 支持采用 PBL 和相关策略，因为它有助于阐明个别问题与整个课程结果的关系，而这一点在 PBL 中往往是缺失的。

向 OBE 的转变也更加强烈支持了以学生为中心的学习方法。学生必须学习的内容是在他们所表现出成绩的基础上明确确定的。他们的需求通过不同的教学策略得到满足，并为每名学生提供时间和帮助来实现他们的潜力。

误区四：OBE 是能力的低限，卓越被忽视

有人担心，根据所有学生应达到的最低标准来呈现教育方案，可能只会设定最低期望并阻碍更高的成就。然而，正如布朗医学院所展示的那样，对学生的要求设定为三个级别——初级、中级和高级——并不会出现上述情况。学生必须达到所有初级水平的结果，一些可能会达到中级水平，极少数达到高级水平。

在胜任力导向课程中，学生也可以在完成基础水平的课程后继续进行更高级课程的学习。这一点将在后面的章节中结合适应性学习进一步探讨。在荷兰乌得勒支医学院，在核心胜任力和 EPAs 方面表现出色的学生将获得选修 EPAs 的机会。

误区五：OBE 是劳动密集型的，所需的时间是不合理的

说明学习结果和实施结果导向的课程确实需要花费时间和精力。然而，无论是否采用正式的结果导向方法，都需要开展这些工作。考虑学生在完成课程时我们期望他们达成什么结果可能非常耗时，但这些时间是值得的。否则，很可能会对课程及其实

施做出不恰当的决定。

批评者认为，OBE 对于教师和学习者来说过于刻板。然而，这在很大程度上取决于 OBE 在实践中如何实施以及是否有合适的信息处理系统。

思考

结果导向或胜任力导向教育需要考虑：

1. 作为一种策略，重点是结果而不是过程。您所负责的课程或培训项目是否有明确的学习结果？如果有，您熟悉它们吗？
2. 作为对医学教育面临挑战的回应，包括超负荷的信息及更多的责任和透明度，所描述的引入 OBE/CBE 的 10 个原因中的哪一个适用于您的情况？
3. 作为一种为学生赋能并给予他们更多自主权来规划自己的学习计划的方法，学生是否充分参与了您的课程？
4. 作为一种方法，重要的是学习者达到的标准，而不是学习所花费的时间。您有没有朝这个方向发展？

深入阅读

Aschenbrener, C.A., Ast, C., Kirch, D.G., 2015. Graduate medical education: its role in achieving a true medical education continuum. Acad. Med. 90, 1203–1209.

Boschee, F., Baron, M.A., 1993. Outcome-Based Education: Developing Programs Through Strategic Planning. Technomic Publishing, Lancaster, UK.

Cooke, M., Irby, D.M., O'Brien, B.C., 2010. Educating Physicians: A Call for Reform of Medical School and Residency. Jossey-Bass, San Francisco, USA.

Englander, R., Frank, J.R., Carraccio, C., et al., 2017. Toward a shared language for competency-based medical education. Med. Teach. 39 (6), 582–587.

Frank, J.R., Mungroo, R., Ahmad, Y., et al., 2010. Toward a definition of competency-based education in medicine: a systematic review of published definitions. Med. Teach. 32, 631–637.

Frank, J.R., Snell, L., Englander, R., et al., 2017. Implementing competency-based medical education: moving forward. Med. Teach. 39 (6), 568–573.

Griewatz, J., Wiechers, S., Ben-Karacobanim, H., et al., 2016. Medical teachers' perception of professional roles in the framework of the German national competence-based learning objectives for undergraduate medical education (NKLM) – a multicenter study. Med. Teach. 38 (11), 1157–1165.

Harden, R.M., 2002. Learning outcomes and instructional objectives: is there a difference? Med. Teach. 24, 151–155.

Harden, R.M., Crosby, J.R., Davis, M.H., 1999. Outcome-based education. AMEE Medical Education Guide No. 14 Part 1. An introduction to outcome-based education. Med. Teach. 21, 7–14.

Hodges, B.D., 2009. Cracks and crevices. Globalisation discourse and medical education. Med. Teach. 31, 910–917.

Hodges, B.D., Lingard, L., 2012. The Question of Competence. ILR Press, Ithaca, New York and London.

Holmboe, E.S., Sherbino, J., Englander, R., et al., 2017. A call to action: the controversy of and rationale for competency-based medical education. Med. Teach. 39 (6), 574–581.

Jonker, G., Hoff, R.G., Max, S., et al., 2017. Connecting undergraduate and postgraduate medical education through an elective EPA-based transitional year in acute care: an early project report. GMS J. Med. Educ. 34 (5), Doc64.

Mager, R.F., 1962. Preparing instructional objectives. Fearon Publishers, San Francisco, USA.

McGaghic, W.C., Sajid, A.W., Miller, G.E., et al., 1978. Competency-Based Curriculum Development in Medical Education. World Health Organisation, Geneva. Public Health Paper 68.

Spady, W.G., 1994. Outcome-Based Education: Critical Issues and Answers. The American Association of School Administrators, Arlington, VA.

ten Cate, O., Billett, S., 2014. Competency-based medical education: origins, perspectives and potentialities. Med. Educ. 48, 325–332.

3 明确学习结果和胜任力

可以使用一系列方法来识别和定义预期的学习结果和胜任力。

需要解决的问题

结果导向或胜任力导向方法的一个关键因素是明确预期学习结果或胜任力。然而，就这些问题达成一致具有挑战性。

在明确预期学习结果时需要解决的问题是：

- **完成本科和毕业后培训课程后，医师需要具备哪些胜任力或能力？**当医学生成为低年医师时必须具备有效实践的胜任力。毕业后学员需要具备在其领域或专业中独立实践的胜任力。除了知识和技术性技能外，同理心、情商、职业素养、团队合作能力和领导力都是必要的。结果和胜任力的范围将在第 4 章中讨论。
- **学生需要具备哪些胜任力才能为他们的继续职业发展**和紧跟最佳医疗实践的需要**做好准备？**这些能力包括评价自身能力，以及当需要相关信息时，通过询问正确的问题，知道在哪里找到答案，并评估答案（Friedman et al.，2016）。
- **学习成果中是否包含了结业时需要掌握的学习结果？**这些可能包括对必要的解剖学、生理学、药理学和行为科学的理解。
- **在培训计划的每个阶段，胜任力需要掌握到什么程度或者标准是什么？**它可能包括第六章所述的置信职业行为（EPAs）中规定的监督级别。
- **长期的学习结果是什么，而不仅仅是短期的学习结果？**换言之，20 年后什么可能与学习者相关？这被描述为对该主题的持久性理解。20 年前我（RMH）教给学生的关于甲亢患者诊断和治疗的细节，包括检查和药物治疗的选择，已经不再适用，但支撑这些方法的原则，即做出诊断并让患者参与治疗决策，仍然有效。
- **特定情境或国家的学习结果在多大程度上可以跨地域共享？**纽约国际医学教育研究所根据学习结果定义了他们认为的医师“全球最低基本要求”（global minimum essential requirements），无论在中国还是美国，均可适用（第 4 章）。

学习结果和胜任力的明确应该是一个动态过程。应该认识到，对医师的期望将随着医疗实践的变化、医学科学的进步以及患者期望的改变而不断变化，预期结果和胜任力随着改变而发展。

明确学习结果和胜任力的责任

明确学习结果（learning outcomes，LOs）和胜任力是所有利益相关者的责任（图 3.1）。在国际层面，世界医学教育联合会、世界卫生组织和联合国教科文组织等机构可能会提供意见。确定培训方案结束时所需学习结果的过程通常在国家层面进行。在英国，英国医学总会在《明日医生》（*Tomorrow's Doctors*）中阐述了他们对英国医学院毕业生学习结果的期望。美国、加拿大、澳大利亚、荷兰、沙特阿拉伯和许多其他国家的监管或认证机构也采取了类似的举措。国家考试，如果有的话，也可以间接地看作对预期学习结果的陈述。

国际机构
国家机构
学校或机构
阶段或课程
课堂结果

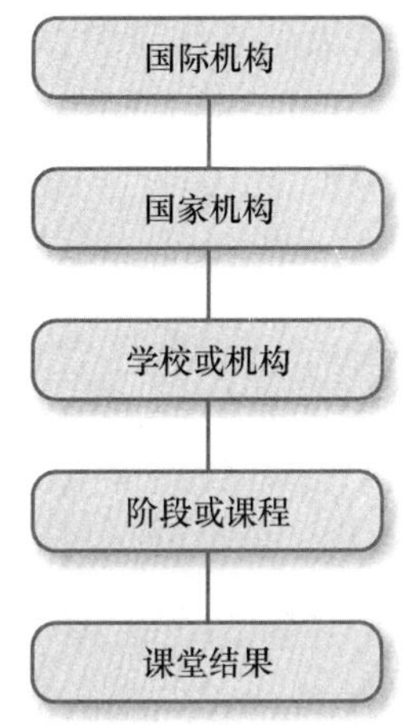

图 3.1　利益相关者参与明确学习结果和胜任力
在每个层面上，都可以在更细的层面上明确结果

相关研究生培训机构或管理部门还为不同的医学专业指定了学习结果和胜任力。美国毕业后医学教育认证委员会（ACGME）和加拿大皇家内科医师和外科医师学会在该领域处于引领地位。

学习结果的明确，既可以是自上而下的活动，也可以是自下而上的活动。医学院可以在国家层面的学习结果的基础上，根据学校的特殊使命进行调整和扩展。以面向社区的医学院或以培养未来医学研究者或领导者为目标的院校将在其学习结果中反映这些导向。苏格兰医学院在“苏格兰医生”报告中规定了所有 5 所苏格兰医学院都认同的最高级别的学习结果领域，如临床技能。更详细的学习结果陈述因学校而异，这些差异反映了 5 所学校课程的差异。

在每个机构内，教师负责说明每门课程以及课程中的每次授课或临床培训的学习结果。这些结果的陈述确定了每项特定的学习经历如何有助于达成院校教育课程结业时的学习结果。

参与明确学习结果的利益相关者包括：

- 该领域的专家
- 医院和社区的执业医师
- 大学教师和教育学家

- 学生和应届毕业生
- 其他专业人士，例如护士
- 管理层代表
- 患者及患者群体代表
- 公众

关于对预期的学习结果或胜任力进行更广泛的协商的必要性现在已被接受，这与更强调以患者为中心的照护方式和更普遍地让客户参与产品开发的做法是一致的。许多利益相关者现在都积极参与到课程委员会中。这种合作可能有助于协调本科、毕业后和继续医学教育。

可采用的方法

明确的学习结果必须与我们希望看到的未来提供的医疗卫生服务相匹配。可用于明确预期学习结果的方法包括：

- 智者方式（wise-man approach）
- 现有课程和出版物的研究
- 焦点小组讨论和名义小组技术（nominal group technique）
- 德尔菲法
- 关键事件调查
- 从实践中的错误学习
- 任务分析
- 对近年来毕业生的访谈

智者方式

一种广泛使用的说明预期学习结果和胜任力的方法是由一组利益相关者进行讨论，并就所需内容达成共识。该小组通常包括该领域的专家，同时可以包括上述利益相关者群体的代表。

现有课程和出版物的研究

明确学习结果的另一个出发点是研究目前在一系列医学院或毕业后课程中所教授的内容，并在此基础上根据当地情况和相关学习结果进行调整。

分析当前教科书和其他出版物的内容也可能有所裨益。

焦点小组讨论和名义小组技术

可以组织利益相关者代表参加的焦点小组，来探讨学习结果的明确。这可能是迭代过程的一部分。名义小组法已被用于确定胜任力。当小组中的某些成员比其他成员更愿意发言，以及担心一些成员不参与时，这很有帮助。该过程从与胜任力相关想法的生成开始。然后分享和讨论。最后，对要采用的胜任力达成共识。

德尔菲法

德尔菲技术是一种成功地确定预期学习结果的常用方法。它依赖于专家小组的判断。“专家”通常需要大约 20 人，但也可能更多，他们需要定义他们认为医疗实践所必需的学习结果。然后，课题组对专家回复进行分析、修正，并进行必要的补充或删减，这一过程不断重复，直至学习结果列表最终达成共识。德尔菲法已被用于确定院校医学教育和一系列医学专业培训课程的学习结果。

关键事件调查

要求合格人选（不一定是医师）描述发生在他们身上或他们观察到的反映良好或不良医疗实践的医疗事件。随着描述的个体事件数量的增加，这些事件会发生自然聚集，医学中的基本胜任力领域开始呈现。Blum 和 Fitzpatrick（1965）描述了美国骨科医师委员会使用这种方法的经典示例。关键事件调查的一种变体是研究那些“最佳表现者”，并确定“最佳表现者”的特征。

从实践中的错误学习

医疗实践中发生的错误可以作为现有课程存在问题的指标，对这些错误的识别可以促进学习结果的发展。这可以通过与医务部门或医疗保险机构合作进行。对医疗实践中由于沟通技能低下导致的常见错误模式的识别表明，在制定学习结果和课程中应更多地重视沟通技能。

任务分析

任务分析需要研究人员在工作中跟随医师工作 1 周左右的时间，并仔细列出医师执行的任务。该列表描述了构成医疗实践的活动，并可作为制定学习结果的基础。这种方法基于当前的实践，告诉我们医师今天做了什么，而不是将来可能会做什么。它没有说明承担记录的任务所需的胜任力或能力。

对近年来毕业生的访谈

对近年来毕业生的调查可以确定现有教育课程及其学习结果的优势和劣势。可以通过访谈、焦点小组或问卷调查来完成。

混合方法

没有一种技术能够适用于明确所有的学习结果。开发出一套合适的学习结果很可能需要结合使用不同的方法。

思考

在明确学习结果或胜任力时，请考虑：

1. 您应该解决的问题，例如，在完成培训和准备继续职业发展时，对医师的期望是什么？
2. 利益相关者和不同层面的责任。
3. 确定学习结果应被采用的方法。

深入阅读

Blum, J.M., Fitzpatrick, R., 1965. Critical Performance Requirements for Orthopedic Surgery: I, Method: II, Categories of Performance. (AIR-56-2/65-TR). American Institutes for Research, Pittsburgh, PA.

Dunn, W.R., Hamilton, D.D., Harden, R.M., 1985. Techniques of identifying competencies needed of doctors. Med. Teach. 7, 15–25.

Englander, R., Frank, J.R., Carraccio, C., et al., 2017. Toward a shared language for competency-based medical education. Med. Teach. 39 (6), 582–587.

Frank, J.R., Snell, L., Englander, R., et al., 2017. Implementing competency-based medical education: moving forward. Med. Teach. 39 (6), 568–573.

Friedman, C.P., Donaldson, K.M., Vantsevich, A.V., 2016. Education medical students in the era of ubiquitous information. Med. Teach. 38, 504–509.

Jonassen, D., Tessmer, M., Hannum, W., 1999. Task Analysis Methods for Instructional Design. Lawrence Erlbaum Associates, Mahwah, NJ.

Laidlaw, J.M., Harden, R.M., Morris, A.M., 1995. Needs assessment and the development of an educational programme on malignant melanoma for general practitioners. Med. Teach. 17, 79–87.

Lockyer, J., Bursey, F., Richardson, D., et al., 2017. Competency-based medical education and continuing professional development: a conceptualization for change. Med. Teach. 39 (6), 617–622.

Paterson, A., Hesketh, E.A., Macpherson, S.G., et al., 2004. Exit learning outcomes for the PRHO year: an evidence base for informed decisions. Med. Educ. 38, 67–80.

描述与交流学习结果和胜任力　4

可以使用不同的框架或模型对学习结果进行分类和交流。

学习框架

学习结果和胜任力通常围绕一定数量的领域进行表述——通常不超过 12 个。每个领域代表一类学习结果，例如临床技能或健康促进和疾病预防。然后对每个领域的学习结果进行了更详细的说明。

已经描述了许多用于对学习结果进行分组的框架或模型。毫不奇怪，这些框架虽然存在显著差异，但仍有很多共同点，并且具体胜任力之间存在明显重叠。下面描述了一些广泛使用的框架。

您可以采用或调整现有框架，或开发自己的框架，以满足特定需求。

学习结果框架的标准

学习结果框架应符合以下标准：

1. 确定的关键领域应反映包括公众在内的各利益相关者所认可的机构愿景和使命。它们应该以适当的价值观清晰地反映出对医师的期望。
2. 领域的定义应具有适当的通用性。领域的数量应该既要足够少，以便于管理，但又要足够多，以区分胜任力的不同方面。数量可能在 6 ～ 12 个之间。
3. 该框架应从医疗实践的整体和综合视角出发，并表明不同结果领域之间的关系。
4. 该框架应有助于每项特定、关键领域中“有利于”结果的发展。
5. 框架应清晰明确，直观且便于使用。

Dundee 三环结果模型和“苏格兰医生”框架

该框架基于包含在三环模型中的 12 个领域。它不同于其他框架，因为它强调不同领域之间的关系，并展示了患者照护的不同方面是如何相互影响的。例如，不能孤立地看待医师的技术方面的表现，重要的是医师如何处理每一项任务。成功的医师可以将所有的胜任力整合在一起（图 4.1）。我们在第 1 章中描述了一名好教师的类似模型。

在三环框架模型中，内环代表医师的技术性技能或医师能够做的事——“做正确的事”。它包括七个领域：

1. 临床技能
2. 实践操作
3. 患者调查
4. 患者管理
5. 健康促进与疾病预防
6. 沟通交流
7. 信息处理能力

中环代表医师处理内环任务的方式——“正确地做事”：

8. 理解基础、社会和临床科学
9. 适当的态度和对伦理的理解
10. 决策能力和临床判断

外环代表个人属性的发展——“正确的人执行”：

11. 医师的角色
12. 个人发展

该模型在框 4.1 中有更详细的描述。

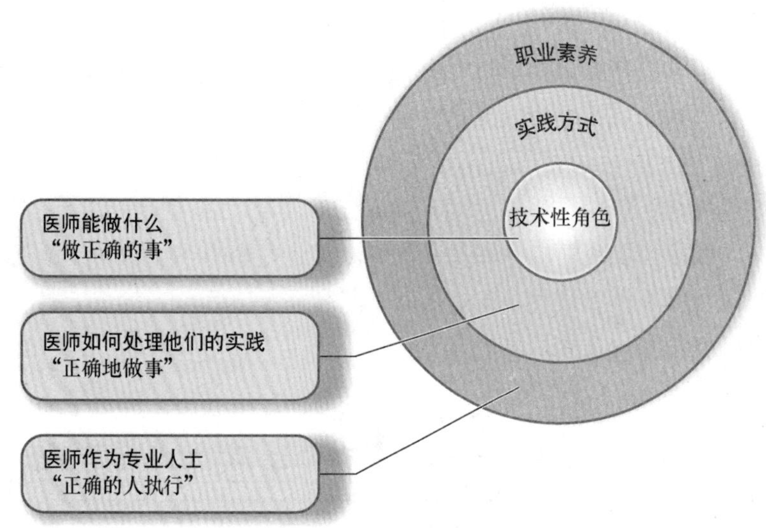

图 4.1　学习结果的三环模型

框 4.1　基于三环模型的合格从业者的学习结果

A

医师能做什么——“做正确的事”

技术方面

关键技能	实践操作	患者调查	患者管理	健康促进和疾病预防	沟通	适当的信息处理技巧
病史采集	心脏病学	基本原则	基本原则	识别威胁健康和面临风险个体的原因	与患者	病历记录
体格检查	皮肤病学	临床影像	药物	实施适当的基础预防	与亲属	访问数据来源
解读结果	内分泌学	生化	手术	在健康促进和疾病预防方面与其他卫生专业人员合作	与同事	使用电脑
诊疗计划的制定	胃肠病学	血液学	心理治疗		与机构	遵照专业指南执行
	血液病学	免疫学	物理治疗		与媒体 / 报刊	个人记录（日志、档案袋）
	肌肉骨骼		放射治疗		教学	
	神经系统		社会		管理	
	眼科学		营养		患者倡导者	
	耳鼻喉科学		急诊		调解和协商	
			急症照护		通过电话	
					书面	

框 4.1　基于三环模型的合格从业者的学习结果（续）

	B 医师如何实践——“做正确的事”		C 作为专业人士的医师——“正确的人执行”	
知识方面	*情感方面*	*分析性和创造性方面*	*个人方面*	
理解社会、基础和临床科学以及基本原理	适当的态度、对伦理的理解和法律责任	适当的决策技巧，以及临床推理和判断	医师在卫生服务中的作用	个人发展
正常结构和功能	态度	临床推理	了解医疗卫生系统	自学者
正常行为	对伦理原则的理解	循证医学	了解医师的临床职责和角色	自我意识
生命周期	伦理标准	批判性思维	接受行为准则和所需的个人属性	检视自我的能力
病理生理学	法律责任	研究方法	认同医师作为研究者	情绪意识
疾病的社会心理模型	人权问题	统计理解	认同医师作为导师或教师	自信心
药理学和临床药理学	尊重同事	创造力 / 智慧	认同医师作为管理者，包括质量控制	自我调节
公共卫生医学	多元文化社会中的医学	应对不确定情况		自我照护
流行病学	对社会心理问题的认识	优先排序	认同医师作为多学科团队的成员以及其他医疗卫生人员的角色	自我控制
预防医学和健康预防	对经济问题的认识			适应变化
教育	承担促进医学进步的责任			个人时间管理
卫生经济学	对专业机构和卫生服务机构的适当态度			动机
				成就驱动
				奉献精神
				首创性
				职业选择

（使用获得授权：Harden et al.，1999. AMEE Guide No. 14：Outcome-based education Part 5）

“苏格兰医生”采用了具有12个结果领域的三环模型，用来描述5所苏格兰医学院的医学毕业生的能力（Simpson et al.，2002）。

CanMEDS 医师胜任力框架

加拿大皇家内科医师和外科医师学会开发出围绕医师7个角色的框架。该框架1996年首次推出，2005年和2015年再次修订。该框架明确了高水平医师的能力。角色包括：

1. 医学专家：将知识、技能和态度应用于患者照护
2. 沟通者：与患者、家属、同事和其他专业人士进行有效的沟通
3. 合作者：在医疗团队中有效地工作
4. 健康倡导者：促进患者和系统的健康和福祉
5. 领导者：有效地参与医疗卫生系统的组织工作
6. 学者：致力于反思性学习以及医学知识的创造、传播和应用
7. 专业人士：致力于基本伦理的实践和高标准的个人行为

CanMEDS 胜任力框架已被用于加拿大及全球的毕业后和继续教育，也被用于本科教育。

美国毕业后医学教育认证委员会（ACGME）

美国毕业后医学教育认证委员会开发出一个与医疗卫生质量目标密切相关的模型，包含6个胜任力领域和36项胜任力。胜任力领域包括：

1. 患者照护 *你做什么*
2. 医学知识 *你知道什么*
3. 职业素养 *你如何执行*
4. 跨专业和沟通技巧 *你如何与他人相互交流*
5. 基于实践的学习和改进 *你如何变得更好*
6. 基于系统的实践 *你如何在系统内工作*

ACGME 胜任力应用于国际和美国毕业后医学教育方案，以促进和评价住院医师在6个领域的发展。它们已被美国的持续认证（MoC）项目采用，也被用于院校（本科）教育。

Brown 能力（Brown abilities）

美国布朗大学是首批采用基于9项能力的结果导向的教育方法的医学院之一。

Brown 能力对学习结果的描述很有趣，它描述了学生在培训的初级、中级和高级阶段的 9 项能力中必须展示的所对应的可观察的行为。

描述成功医师的 9 种能力是：

1. 有效沟通
2. 临床基本技能
3. 在医学实践中应用基础科学
4. 诊断、预防和治疗
5. 终身学习
6. 职业素养
7. 社区健康的促进和倡导
8. 道德理性和临床伦理
9. 临床决策

全球最低基本要求（GMER）

纽约的中华医学会国际医学教育研究所与国际医学教育专家在线合作，制定了全球最低基本要求（global minimum essential requirements，GMER）作为一套学习结果。特别重要的是，它们从一开始就围绕着世界各国医学院校毕业生的预期胜任力进行设计。

这 7 个领域是：

1. 职业价值观、态度、行为和道德
2. 医学的科学基础
3. 临床技能
4. 沟通技巧
5. 群体健康和卫生系统
6. 信息管理
7. 批判性思维和研究

英国医学总会

英国医学总会（2018）在 3 个领域列出了英国医学院毕业生的预期结果。

1. 职业价值观和行为

- 职业和道德责任

- 法律责任
- 患者安全和质量改进
- 处理复杂和不确定情况
- 保护弱势患者
- 领导力和团队合作

2. 专业技能

- 沟通和跨专业技能
- 诊断和医疗管理
- 安全开具药物医嘱
- 有效、安全地使用信息

3. 专业知识

- 四个国家的卫生服务和医疗卫生系统
- 应用生物医学科学原理
- 应用心理学原理
- 应用社会科学原理
- 健康促进和疾病预防
- 临床研究与学术

思考

1. 如果您的机构拥有学习结果或胜任力框架，它是否符合本章所述的 5 个标准？与其他框架相比，遗漏了什么？
2. 如果您的机构没有学习结果或胜任力框架，请考虑采用或调整现有框架之一后应用。

深入阅读

Australian Curriculum Revision Working Group. Australian Curriculum Framework for Junior Doctors. http://curriculum.cpmec.org.au

Brown University, 2015. Evaluation and Assessment: The Nine Abilities. http://www.brown.edu/academics/medical/education/evaluation-and-assessment.

CanMEDS, 2015. In: Frank, J.R., Snell, L.S., Sherbino, J. (Eds.), Physician Competency Framework. Better Standards. Better Physicians. Better Care. The Royal College of Physicians and Surgeons of Canada, Ottawa.

Fischer, M.R., Bauer, D., Mohn, K., 2015. Finally finished! National competence based catalogues of learning objectives for undergraduate medical education (NKLM) and dental education (NKLZ) ready for trial. GMS Z. Med. Ausbild. 32 (3), Doc35.

General Medical Council, 2018. Outcomes for Graduates. General Medical Council, London.

Harden, R.M., Crosby, J.R., Davis, M.H., et al., 1999. AMEE Guide No. 14: Outcome based education Part 5 – from competency to meta-competency a model for specification of learning outcomes. Med. Teach. 21, 546–552.

Simpson, J.G., Furnace, J., Crosby, J., et al., 2002. The Scottish Doctor – learning outcomes for the medical undergraduate in Scotland: a foundation for competent and reflective practitioners. Med. Teach. 24, 136–143.

Scottish Deans' Medical Education Group, 2008. The Scottish Doctor. Learning Outcomes for the Medical Undergraduate in Scotland: A Foundation for Competent and Reflective Practitioners. Association for Medical Education in Europe (AMEE), Dundee.

van der Lee, N., Fokkema, J.P.I., Westerman, M., et al., 2013. The CanMEDS framework: relevant but not quite the whole story. Med. Teach. 35, 949–955.

Zaini, R.G., Abdulrahman, K.A.B., Al-Khotani, A.A., et al., 2011. Saudi meds: a competence specification for Saudi medical graduates. Med. Teach. 33, 583–584.

建立结果导向或胜任力导向方法的十二个步骤 5

如果实施得当，OBE/CBE 为更安全和更高质量的医疗卫生提供了更大的保障。

OBE 的实施很重要

第 2 章讨论说明了采用结果导向的医学教育方法的原因。没有人会反对这一需要，即对医师或其他医疗卫生专业人员在完成培训课程后预期的胜任力达成一致，并使胜任力公开透明。然而，在如何解释 OBE 的概念以及如何在实践中实施方面可能存在问题。在实践中实施 OBE 具有挑战性，教师们发现将这种方法融入他们的课程并不容易。一些学习结果，例如职业素养或患者安全难以纳入课程，并且从时间导向模型转向结果导向模型也难以付诸实践。

引入结果导向方案

在本章中，我们描述了在实践中实施 OBE 和 CBE 的 12 个步骤。

1. 建立重视 OBE 的文化

课程常常受到传统的禁锢，强调课程大纲、教与学的方法以及评价。如第 37 章所述，变革存在阻力。不同的要素和课程是相互独立的，学习者的进步依靠每门课程的培训时间。如果 OBE 要成功，就需要改变。将重点转向预期的学习结果至关重要。为此，必须得到所有利益相关者的承诺，包括认证机构、专业人士、项目主任、院长和其他课程负责人、教师、从业者以及学生或学员（Lockyer et al.，2017）。临床实践必须到位，使有关课程内容、教与学的方法以及评价的决策与学习结果保持一致。这必须配套相应的职责。重要的是，参与这些改革的人需要全身心投入。

一些教师将 OBE 视为昙花一现的时尚，既没有努力准备学习结果，也没有将其纳入教学。他们把头埋在沙子里，好比鸵鸟。还有一些教师努力工作，制作出一套或一系列的学习结果，在显眼的地方展示给参观者或项目评估员——好比孔雀。不幸的是，他们在教学中没有采用结果导向的方法，所以他们的努力是徒劳的。成功实施 OBE 方法的教师是那些相信这是设计、实施和记录教学的途径的人。他们努力工作来实现这一目标——好比海狸。

在院长和其他领导教师的支持下，建立一种 OBE 的文化至关重要。

2. 确定合适的结果框架

需要明确说明预期的学习结果和胜任力，这需要与所有相关人员进行沟通并使其接受（Harden，2007a）。如第 4 章所述，结果框架或模型应描述通常展现的能力。例如，在苏格兰医生框架中，有 12 个领域。可以制定一个新的框架，或者调整或采用现有的框架。

3. 确定预期的学习结果

在每个领域内，结果都会被详尽说明。例如，在患者管理的大领域中，一系列详细的学习结果包括手术治疗、药物、物理治疗、社会干预和替代疗法。

第 3 章介绍了确定适当的学习结果可以采取的方法。这可能需要根据上报的医疗缺陷、患者安全的缺失和实践中的错误，重新定义整个培训方案及其重点。

4. 认同课程贡献

一旦确定了结业的学习结果，由此倒推，就可以为课程体系中的每门课程或实习规定更详细的结果。这些将确定每门课程如何为学校的学习结果做出贡献。例如，在解剖学课程中取得的学习结果可能超出对解剖学的掌握和理解，正如梅奥诊所的 Pawlina 所确定的那样，还可能包括沟通技巧和团队合作。

然后，为课程或实习中的每一个学习经历，例如讲座、临床课程或实践经历进一步确定结果。制作一个表格或蓝图，将每个学习经历与课程的学习结果联系起来是很有帮助的。

5. 与利益相关者沟通

有必要让参与教育方案的每个人了解所采用的结果导向教育方法和学习结果框架。结果导向的教育之旅，不应该是只有司机知道最终目的地的“魔幻的神秘之旅”。第 4 章框 4.1 中为苏格兰医生框架显示的总结表可能会对您的理解有所帮助。

6. 在 OBE 方法的情境下审查课程

课程的方法应反映结果导向的方法：

- 课程及其内容应反映特定的学习结果，包括任何新主题，例如职业素养、患者安全和全球健康。

- 所采用的教育策略，如跨专业教育、基于社区的教育、整合，对学习结果产生影响。
- 结果导向教育促进了教育的连续性，打破了本科、毕业后和继续教育各自的孤岛，促进了不同阶段之间的平稳过渡。
- 应该向第 2 章所述课程时间弹性化转变，其中不变的是所需达到的标准，可变的是达到标准花费的时间。
- 学生在课程中的进步可以根据预先确定的里程碑来判断。在学习者从新手再到专家的能力发展过程中，这些都是可识别的步骤。
- 学习结果可以用作课程地图的基础，其中结果是地图上的目的地，教育策略和教与学的机会是到达目的地的手段。

7. 审查学生可用的教与学的机会

教与学的机会通常根据可用内容或教师的兴趣所在随意安排，特别是在临床教学中，查看“黑箱”内部，以确定所提供的培训是否满足提供具有不同胜任力水平的一系列任务的需要（Bugaj et al.，2017）。

准备一个将学习机会与学习结果相关联的表格或蓝图。任何不支持学习结果的学习机会都是多余的，可以弃之不用。

8. 审查评价方法

精心策划的评价计划至关重要，这是成功实施结果导向教育的关键。时间不应被视为能够替代能力，学生的进步应根据全方位的学习结果来衡量。

- 应该制作一个表格，将评价与学习结果联系起来。学习结果的定义越明确，越能有效地规划对学生的评价。
- 对某些结果的掌握程度的评价可能比其他结果更困难，标准化测试（例如多项选择题）可能并不适用。在临床环境中，可能需要对学习者进行更频繁和直接的观察。
- 随着时间的推移，可能需要多次判断，并采用程序化评价方法（见第 28 章）。
- 在结果导向教育中，教师对学生的进步负有责任，需要定期向他们提供成绩反馈。需要清楚地了解每名学习者期望和观察到的表现与相关的学习结果间的差距或差异。
- 可以为每个学生制作一份评价档案，突出显示已经取得的学习结果和尚未取得的学习结果。据此有可能识别出处于困难和挣扎状态中的学习者，可以提供早期和个性化的支持，以帮助他们完成培训计划（Schultz and Griffiths，2016）。
    - 评价时可考虑置信职业行为（EPAs）——能够置信足以胜任的学习者或专业人士执行的专业实践单元。EPAs 将在下一章中详细描述。

- 考虑到要收集、分析和作为反馈提供的信息量，使用某种形式的数据处理或学习分析很重要。

9. 与学生和学员一起工作

- 在学生看来，实施起来可能很复杂，有时甚至繁琐。他们在这一过程中的参与及对获益的理解是很重要的。
- OBE 为学习者赋能，更强调以学生为中心，使学习适应学生的个体需要。

10. 安排适当的教师发展

教师发展对于成功实施 OBE 非常重要。

- 需要认识到对于大多数教师来说，OBE 代表了一种新的、陌生的教育方法。
- 与教师讨论他们对学校毕业生或完成培训计划的学员的期望。
- 通过在教育方案中赋予教师一定的职责和自主权来为他们赋权。
- 鼓励教师作为团队成员工作。
- 认识到可能会对教师的个人教学产生影响，包括课程内容、教与学的方法以及评价。
- 更明确和讨论 OBE 的优点和潜在缺点。

11. 考虑具有时间灵活性的方案

OBE 和时间灵活性的教育可以在保持质量的同时，实施更有效的培训方案。这虽可能，但实施中确实存在问题，并不容易实现。

多伦多大学实施胜任力导向的骨科住院医师培训项目的 9 年经验表明，一些学员有可能缩短培训时间（Nousiainen et al.，2018）。为了平稳过渡到时间灵活性的培训，需要与医院管理人员保持一致（van Rossum et al.，2018）。如果学员在自身级别上花费的时间较少，则可能会对承担的临床工作量产生负面影响，从而导致教学医院的成本增加（van Rossum et al.，2018）。

在本科课程中，混合方法更容易实施，其中可以在时间导向的系统中引入胜任力导向方法元素。例如：

- 根据学生对学习结果（如胸部听诊）的掌握情况，而不是需要花费的时间，调整学生在学习情境（如使用模拟器的临床技能实验室）中花费的时间。
- 一旦学生达到课程要求的学习结果，就为他们提供继续学习的机会。他们可能会收到徽章或证书，这些徽章或证书可能会计入他们以后的培训。
- 根据学生对自身能力的评价，改变学生使用资源（例如录制的讲座）的时间。

12. 将 OBE 视为一个动态过程

最后，将 OBE 视为一个动态过程，根据经验的积累以及对新的压力和需求的应对，不断审查期望学习结果并不断发展。

OBE 实施清单

OBE 实施清单可用于描述学校或毕业后教育机构在其教育方案中采用 OBE 方法的程度。如图 5.1 所示，这可以从 9 个维度，采用 5 分制进行评分。

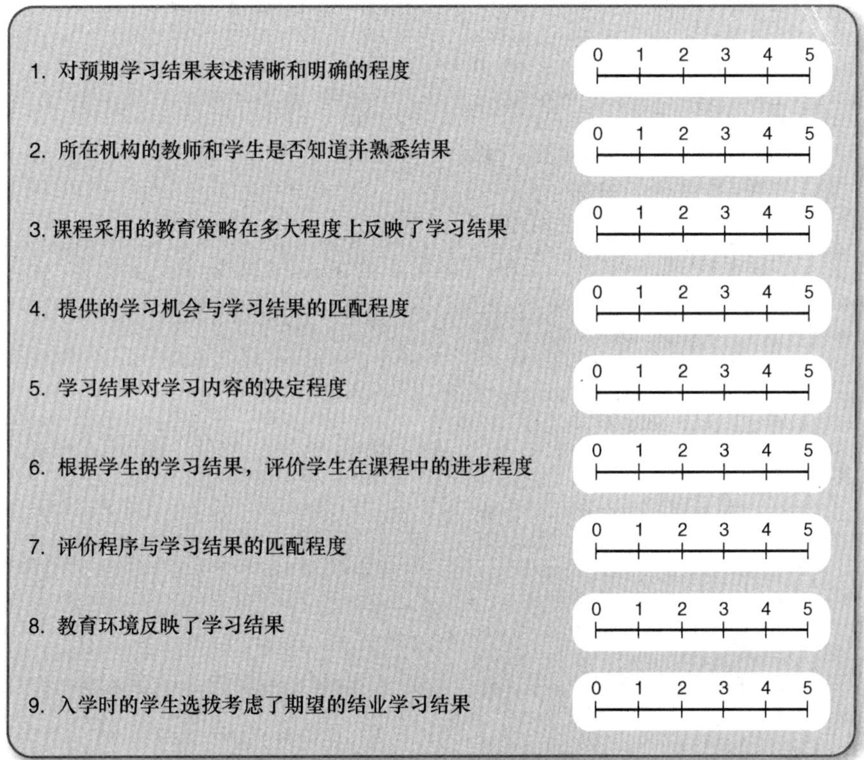

图 5.1　OBE 实施清单

思考

1. 如果我们要彻底改变医学教育，并提供更高质量的医疗照护，应默认院校（本科）教育、毕业后教育和继续教育采用结果导向的教育。
2. 您的学校或毕业后机构处于 OBE 清单的哪个位置？您是否正在采用结果导向的方法，还是仍处于实施的早期阶段？

3. 您是否明确您的教学职责领域的结果？是否清楚这些结果对培训或教育方案的总体结果有何贡献？
4. 考虑如何使用学习结果来监控和指导学生的进步。

深入阅读

Bugaj, T.J., Schmid, C., Koechel, A., et al., 2017. Shedding light into the black box: a prospective longitudinal study identifying the CanMEDS roles of final year medical students' on-ward activities. Med. Teach. 39 (8), 883–890.

Dath, D., Iobst, W., 2010. The importance of faculty development in the transition to competency-based medical education. Med. Teach. 32, 683–686.

Fain, P., 2014. Competencies Come to Campus. https://www.insidehighered.com/news/2014/04/22/new-competency-based-programs-lipscomb-could-be-model-liberal-arts-colleges.

Harden, R.M., 2007a. Outcome-based education – the ostrich, the peacock and the beaver. Med. Teach. 29, 666–671.

Harden, R.M., 2007b. Learning outcomes as a tool to assess progression. Med. Teach. 29, 678–682.

Holmboe, E.S., Ward, D.S., Reznick, R.K., et al., 2011. Faculty development in assessment: the missing link in competency-based medical education. Acad. Med. 86, 460–467.

Keshmiri, F., Gandomkar, R., Hejri, S.M., et al., 2019. Developing a competency framework for Health Professions Education at doctoral level: the first step toward a competency based education. Med. Teach. 41 (11), 1298–1306.

Lockyer, J., Bursey, F., Richardson, D., et al., 2017. Competency-based medical education and continuing professional development: a conceptualization for change. Med. Teach. 39 (6), 617–622.

Nousiainen, M.T., Mironova, P., Hynes, M., et al., 2018. Eight-year outcomes of a competency-based residency training programme in orthopedic surgery. Med. Teach. 40 (10), 1042–1054.

Schultz, K., Griffiths, J., 2016. Implementing competency-based medical education in a postgraduate family medicine residency training programme: a stepwise approach, facilitating factors, and processes or steps that would have been helpful. Acad. Med. 91 (5), 685–968.

Sklar, D.P., 2015. Competencies, milestones and entrustable professional activities: what are they, what they could be. Acad. Med. 90, 395–397.

Turner, S.R., White, J.S., Poth, C., et al., 2012. Learning the CanMEDS roles in a near-peer shadowing program: a mixed methods randomized control trial. Med. Teach. 34, 888–892.

van Rossum, T.R., Scheele, F., Sluiter, H.E., et al., 2018. Effects of implementing time-variable postgraduate training programmes on the organization of teaching hospital departments. Med. Teach. 40 (10), 1036–1041.

置信职业行为（EPAs） 6

EPAs 将胜任力与日常实践联系起来。

什么是置信职业行为（EPAs）？

在本部分的前几章中，我们强调了结果导向或胜任力导向教育的重要性。对学生或学员的期望是根据在培训阶段结束时取得的学习结果或胜任力来确定的。表达成果或培训结果的另一种方式是确定临床行为可被置信具备足够胜任的学习者或专业人员去执行。学习结果和胜任力描述了学生或医生的属性和能力。EPAs 确定学习者是否具有执行指定任务所需的胜任力。

正如 ten Cate（2018）所描述的，EPAs 具有以下特征。

- 它们是专业人员在临床实践中所做工作的一部分
- 它们可以在一个时间范围内执行
- 他们需要在培训期间获得知识、技能、态度和胜任力
- 它们可观察和可测量
- 他们通常仅限于合格的人员执行
- 它们可以独立执行

单项 EPA 可以被认为是一件可以置信学习者能够执行的工作。检验单项 EPA 的标准是，您能否要求一个人在没有监督或直接监督的情况下完成任务。置信和 EPAs 的概念已被证明对许多临床医生很有吸引力，因为它捕捉到医生的工作内涵。

EPAs 的示例包括提供术前评价、提供姑息治疗、管理常见的胃肠道感染以及进行风险评价（ten Cate et al.，2015）。美国医学院校协会提出 13 项与本科教育相关的 EPAs（框 6.1）。

EPAs 的说明

如 ten Cate（2019）所述，EPAs 可以在不同情境中进行。

框 6.1　美国医学院校协会（AAMC）制订的本科医学教育置信职业行为（EPAs）

1. 病史采集和体格检查
2. 接诊后对鉴别诊断排序
3. 推荐和解释常规诊断性检查和筛查检查
4. 开具并讨论医嘱和处方
5. 在病历中记录接诊情况
6. 口头汇报接诊情况
7. 提出临床问题和检索证据以提高患者照护质量
8. 转入或转出患者时照护责任的交接
9. 参与跨专业团队
10. 识别急重症并进行评估和管理
11. 获取检查和（或）操作的知情同意
12. 执行基本操作
13. 发现系统缺陷，致力于安全文化和改进

Greenberg，R.，2014. Core Entrustable Professional Activities for Entering Residency. http://www.aamc.org/cepaer（Accessed 07 Jan 2019）.

- 日常定期行为，例如管理重症监护室的患者
- 疾病相关的定期行为，例如管理哮喘门诊的患者
- 主诉或症状相关的行为，例如管理胸痛患者
- 特定操作，例如动脉置管
- 通用操作，例如执行外科基本操作
- 非照护行为，例如开展质量保障和核查工作
- 管理任务，例如成为对患者最负责任的医生

没有一种最佳分类方式，选择将取决于 EPAs 的使用情境。对外科毕业后培训而言，外科手术和症状相关行为可能是最重要的。

EPAs 与学习结果和胜任力之间的关系

每项 EPA 要求学习者整合来自不同领域的多项胜任力。EPAs 与学习结果或胜任力之间的关系可以用矩阵表示。每项 EPA 都需要集合一定数量的学习结果或胜任力（图 6.1）。结合来自不同能力领域的胜任力，对患者进行整体照护。这如同在第 4 章中重点描述的三环或**苏格兰医生**学习结果框架。医生需要结合内环的技术性技能、中环的患者照护方法和外环的职业素养（图 6.2）。例如，病史采集并记录至少需要掌握三环模型中的 5 个领域，包括领域 1 临床技能，领域 6 沟通技巧，领域 7 信息处理技能，领域 8 对临床医学的理解，领域 9 态度、伦理和职业素养，领域 10 临床推理，以及领域 11 作为专业人士的角色。

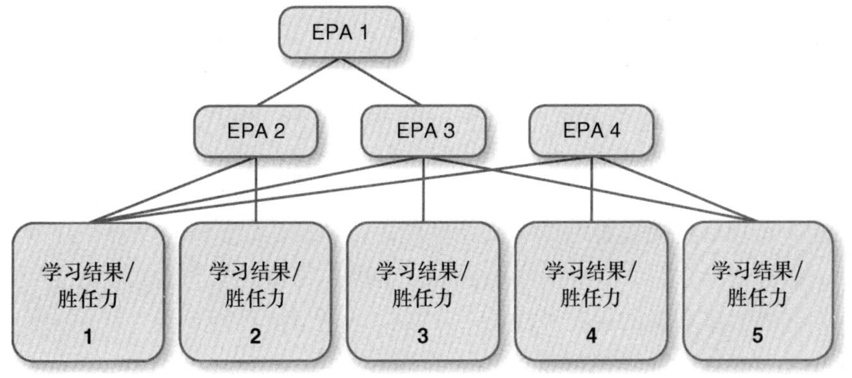

图 6.1　每项 EPA 都需要集合一定数量的学习结果或胜任力

较小的 EPAs 可能嵌套在一项更大的 EPA 中

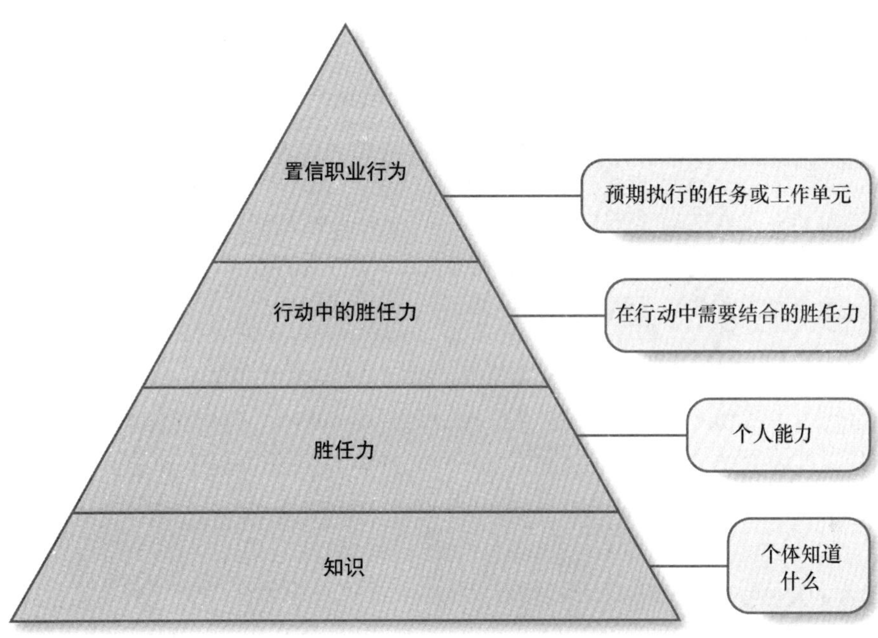

图 6.2　胜任能力金字塔

EPAs 和任务颗粒度 / 大小

EPAs 既可能是小任务，如测量血压或采集病史，也可能是比较复杂的任务，例如对病情稳定的成年患者进行常规检查或管理临床病房。建议教育方案中 EPAs 的合理数量是 20 ～ 40 个（ten Cate，2018）。但是，每项 EPA 的规模或任务颗粒度 / 大小仍是个问题。设定过多的小 EPAs 的风险在于，这可能会导致与教学目标相同的问题，即大量目标变得难以管理及在实际环境中难以应用。为了避免这种情况的发生，EPA 应该足够大，例如“对病情稳定的成年患者进行常规检查”。较小的 EPAs 应“嵌套”在一起以形成一项更大的 EPA，如图 6.1 所示。

EPAs 和监督级别的具体规定

每项规范的 EPA 在培训方案的特定节点上应设定特定的监督级别，并据此对学习者进行评价。这可以将能力归类为：

1. 在指导者现场直接监督下执行
2. 在间接监督下执行，指导者不在同一个房间，需要时立即出现
3. 在指导者远离现场的情况下执行
4. 在没有监督的情况下执行
5. 监督他人

EPAs 的应用

在本科和毕业后教育中，EPAs 越来越多地被用于各种目的。它们可以用于：

- 作为基于工作的评价的框架——确定学习者是否有能力执行
- 定义培训方案的结果——学习者完成培训时的预期
- 辅助开发课程——为课程提供框架

尽管 EPAs 已被开发成为本科和毕业后教育中评价学生和学员的工具，但也可用于评价教师的能力（Dewey et al.，2017；Iqbal and Aleraky，2018）。EPAs 已被用于医学教育硕士项目的框架（Gruppen et al.，2016），并且它们还被用于定义美国住院医师培训项目主任的角色和职责的机制（Bing-You et al.，2017）。

EPAs 和本科课程

虽然 EPAs 在毕业后教育中具有公认的价值，但它们也可能用于本科教育。ten Cate 等描述了采用 EPAs 的本科医学课程。乌得勒支医学院课程框架包括 5 项核心 EPAs 和 31 项嵌入的小 EPAs，如框 6.2 所示。临床实习中学生掌握了必要的胜任力，置信决定反映了学生独立性的逐渐增加和所需督导的减少。在本科课程中，监督级别的设定与毕业后教育中描述的有所不同。它们包括：

- 可在场观摩，但不允许执行
- 指导者在场的直接监督
- 间接监督，指导者不在现场但能够立即出现

虽然 EPAs 在特定的本科课程中发挥作用，但不能简单地根据 EPAs 构建课程。EPAs 可能会忽略本科医学教育的某些理想化但重要的目标（Krupat，2018）。课程中涵盖的某些学习结果并未在 EPAs 中提及，例如医生职业认同的发展、监控自身行为表现

框 6.2 乌得勒支医学院课程中的 5 项核心 EPAs 和 31 项嵌入的 EPAs（ten Cate et al.，2018）

EPA 1：临床咨询

- 全面的病史采集和体格检查，包括生命体征
- 妇科的临床咨询
- 孕妇的临床咨询
- 新生儿及婴儿的临床咨询
- 儿科的临床咨询
- 临床遗传学的咨询
- 神经科的临床咨询
- 精神科的临床咨询
- 老年医学的临床咨询
- 初级保健中短暂发作问题的咨询
- 初级保健中慢性疾病规律性随访咨询
- 公共卫生咨询
- 门诊临床咨询
- 住院危重病患者咨询
- 围术期患者咨询
- 急诊咨询

EPA 2：通用的医疗操作

- 静脉穿刺
- 外周静脉管路的置入和连接
- 参与手术室的工作
- 窥器 / 阴道检查
- 尿管的置入
- 肌内、皮内和皮下注射
- 直肠检查
- 伤口护理

EPA 3：告知、建议和指导患者和家属

- 讨论诊断方案并获得知情同意
- 讨论检测结果、预后和管理计划
- 出院谈话

EPA 4：与同事沟通与合作

- 患者交接的记录和汇报
- 在跨专业团队中工作

EPA 5：特殊患者照护

- 确认死亡
- 基础生命支持

的能力，以及管理个人学习和与时俱进的能力。在加拿大，医学院采用了美国医学院校协会（AAMC）EPAs 的改进版本，其中包含了每位毕业生在入职住院医师时将能够执行的 12 项核心行为（框 6.3）（Touchie et al.，2016）。

框 6.3　加拿大医学院协会（AFMC）对从医学院毕业入职住院医师时的置信职业行为（2016）

EPA 1——获取病史并进行适合患者临床情况的体格检查
EPA 2——制定并论证鉴别诊断优先级
EPA 3——根据诊断假设制定初步检查计划
EPA 4——解释和沟通常规诊断性检查和筛查检测的结果
EPA 5——制定、沟通和实施管理计划
EPA 6——口头和书面汇报接诊情况
EPA 7——转入或转出患者时照护的交接
EPA 8——识别需要紧急照护的患者，初步处理，并寻求帮助
EPA 9——困难情况下的沟通
EPA 10——参与医疗质量改进行动
EPA 11——执行医师基本操作
EPA 12——针对疾病管理、健康促进和预防医学践行患者教育

思考

1. 采用 EPAs 作为您的教育方案的框架成为可能。执业医师可能会对 EPAs 感兴趣，因为它们捕捉到医生的工作内涵。
2. 采用 EPAs 作为评价策略的一部分。

深入阅读

Angus, S.V., Vu, T.R., Willett, L.L., et al., 2017. Internal medicine residency program directors' views of the core entrustable professional activities for entering residency: an opportunity to enhance communication of competency along the continuum. Acad. Med. 92 (6), 785–791.

Bing-You, R., Holmboe, E., Varaklis, K., et al., 2017. Is it time for entrustable professional activities for residency program directors? Acad. Med. 92 (6), 739–742.

Carraccio, C., Englander, R., Holmboe, E., et al., 2018. Driving care quality: aligning trainee assessment and supervision through practical application of entrustable professional activities, competencies, and milestones. Acad. Med. 91 (2), 199–203.

Dewey, C.M., Jonker, G., ten Cate, O., et al., 2017. Entrustable professional activities (EPAs) for teachers in medical education: has the time come? Med. Teach 39 (8), 894–896.

Gruppen, L., Burkhardt, J., Fitzgerald, J., et al., 2016. Competency-based education: programme design and challenges to implementation. Med. Educ. 50, 532–539.

Iqbal, M.Z., Al-eraky, M.M., 2018. Using entrustable professional activities (EPAs) to assess teaching competence and transfer of training: a personal view. Med. Teach. 41 (1), 107–108.

Jonker, G., Hoff, R.G., Max, S., et al., 2017. Connecting undergraduate and postgraduate medical education through an elective EPA-based transitional year in acute care: an early project report. GMS. J. Med. Educ. 34, 1–6.

Krupat, E., 2018. Critical thoughts about the core entrustable professional activities in undergraduate medical education. Acad. Med. 93 (3), 371–376.

Lucey, C., Thibault, G., ten Cate, O.,

2018. Competency-based, time-variable education in the health professions: crossroads. Acad. Med. 93, S1–S5.

ten Cate, O., 2016. Entrustment as assessment: recognizing the ability, the right, and the duty to act. J. Grad. Med. Educ. 8, 261–262.

ten Cate, O., Chen, C., 2019. Entrustable professional activities. https://www.askamee.org/epa. [Accessed 17 July 2019].

ten Cate, O., Chen, H.C., Hoff, R.G., et al., 2015. Curriculum development for the workplace using entrustable professional activities (EPAs). AMEE guide No 99. Med. Teach. 37 (11), 983–1002.

ten Cate, O., Graafmans, L., Posthumus, I., et al., 2018. The EPA-based utrecht undergraduate clinical curriculum: development and implementation. Med. Teach. 40 (5), 506–513.

ten Cate, O., Scheele, F., 2007. Competency-based postgraduate training: can we bridge the gap between theory and clinical practice? Acad. Med. 82 (6), 542–547.

Touchie, C., Boucher, A. (Eds.), 2016. Entrustable Professional Activities for the Transition from Medical School to Residency. Association of Faculties of Medicine of Canada, Ottawa, Canada.

第 3 部分

规划课程

（课程）

译：李春青　马璇璇　校：吴红斌　齐　心

7　实境课程

课程不仅仅是一个教学大纲或时间表。它包含所有正式和非正式的学习机会。

课程的概念

上一章着眼于学生或学员将会学到什么。本章着眼于如何在课程中达到预期的学习结果或胜任力。过去，课程等同于教育方案的教学大纲和时间表：课程文件包括关于内容、涵盖科目和学生应参加课程的说明。今天，课程的概念已经扩大到包括学习者的所有体验，使他们能够实现特定的学习结果（Grant，2014）。这包括：

- 学习结果
- 教与学的方法
- 教育策略
- 学习情境
- 学习环境
- 评价程序

课程的每个方面都将在后面的章节中进行详细探讨。

课程可以被视为教育方案的目的、机制和情境的表达，需要所有利益相关者的投入，包括教师、学生、管理人员、出资方、政府和广大公众。课程是个体发展其知识、技能和态度的重要部分。

规划的、实施的和学到的课程

在考虑课程时，可以区分（图 7.1）：

- “规划的”课程，由课程规划者和教师记录并商定，体现了他们的意图和愿望——纸面上的课程。
- “实际的”或“实施的”课程，这是学生或学员经历的真实情况，是在实践中实施或发生的事情——实际的课程。
- “学到的”课程，代表学生从学习体验中获得的知识、技能和态度——包括“隐性课程”。

有必要从规划的课程转变为实施的课程。然而，任何课程的现实永远不会完全符合规划者的希望和意图。“规划的”和“实施的”课程之间的不匹配可能是由于教师不熟悉或无法接受的特定课程。有时，问题可能出于教师有意强调他们认为重要的教学内容，而不是课程中规定的内容。教师可能破坏课程。他们需要致力于规划的课程并接受基本原则。教师有责任将规划和实施的课程之间的差异保持在最低限度。如果存在显著差异，应分析原因并采取必要的措施。应解决后勤保障问题、学生或学员的问题，或规划的课程的内在问题。

部分“学到的课程”是“隐性课程”。这可以被认为是不属于课程规划者的明确意图的结果。这些可能是知识和技能，但更重要的是态度和信念。正式课程在课程文件、说明和学习指南中进行了描述。隐性或非正式课程由教育环境决定，并与学生的体验有关。可能会有冲突，特别是在隐性课程和正式课程所教内容之间的相关伦理问题上。

“实境”课程：从象牙塔到真实世界

在医学教育中，有一种被称为“实境课程”的做法，这种做法的首要任务是在工作场所中培养学生作为医生的行为表现能力。事实上，这是当今医学教育的核

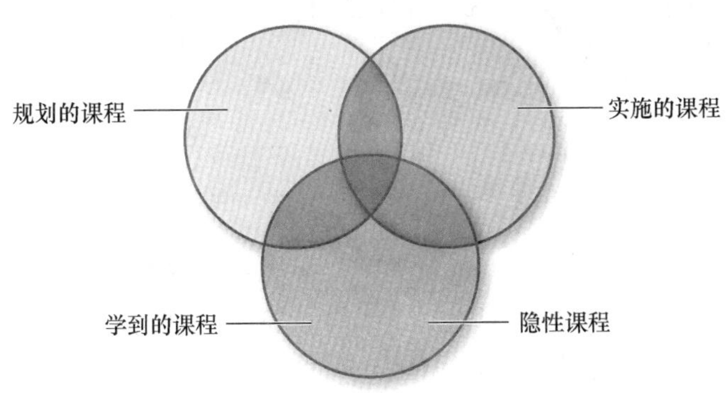

图 7.1 “规划的”“实施的”和“学到的”课程

心。医学院正被迫确保受过培训的医生能够满足他们所服务人群的医疗卫生需求。Samarasekera 等（2018）提醒我们，“医学教育的核心使命是要提高医生提供的医疗卫生质量：医生做什么、如何做以及何时做取决于医学教育的质量”。实境课程强调规划的内容、教授的内容和学到的内容。

实境课程特征

我们已经确定了以下七个特征，如图 7.2 所示。

相关性

相关性是实境课程的关键特征。FAIR 原则（见第 19 章）中描述的相关性是有效学习的关键。研究表明，学生对学习的投入与他们对内容相关性的认知直接相关。如图 7.3 所示，相关性可以被视为与所教内容的内在价值有关，例如，甲状腺激素合成途径的知识将帮助学生理解抗甲状腺药物在治疗甲状腺功能亢进患者中的作用。相关性的另一个方面是“工具价值”。这是一个相关性的证明，其中的内容被证明在实践中是立即有用的。图中显示了 4 个象限。左下象限可被认为“象牙塔”，这里所教的内容没有内在价值或工具价值。可悲的是，这仍然是医学课程中所涉及的大部分内容的归宿。在右下象限，学生有机会应用他们所学的知识，但这与医学实践无关。这是许多实践课程的典型特征，现在已被更有意义的学习体验所取代。左上象限是表面的真实性。在这里，教学通过参照现实世界的元素去突显其真实可信。然而，这可能只是象征性的，这种伪装并不真实。仅仅告诉学生他们所学的知识在医学上可应用是不够的。在实践中，他们必须通过看到的患者认知到这一点，“对一个学科的未来效用进行狭隘的宣传通常无法引起学生的兴趣”（Cooper，2014）。右上象限是真实世界中的实境课

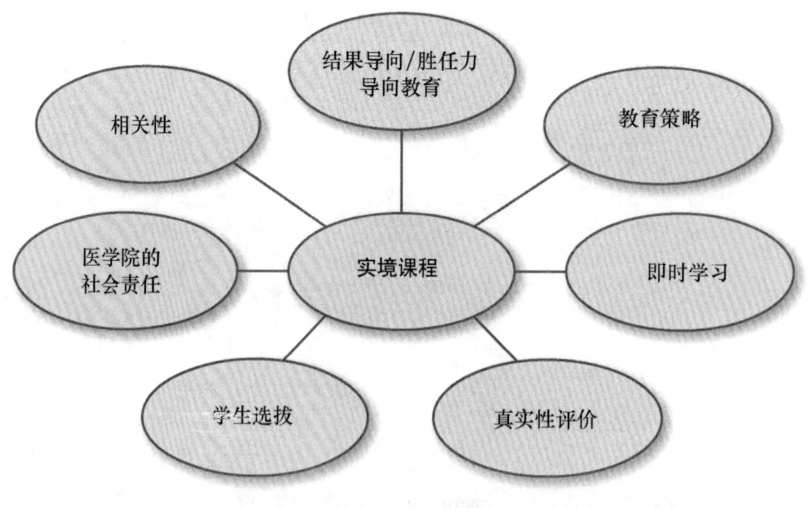

图 7.2 实境课程

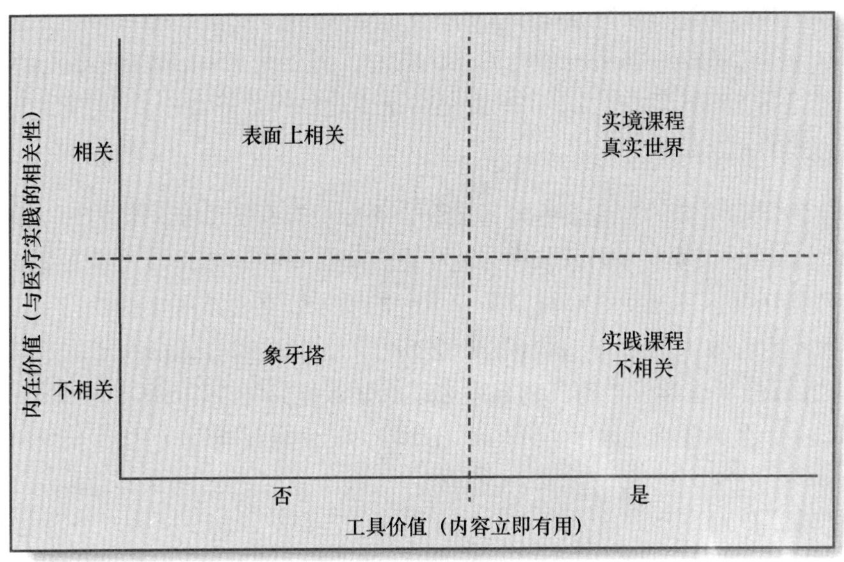

图 7.3　实境课程

程。例如，临床体验或虚拟病人的使用使学生能够在实践中看到他们所学内容的相关性。实境课程中的学习活动涉及真实世界的问题（Rule，2006）。

采用结果导向教育

明确要求学生在完成本科培训和毕业后培训时应具备的知识、技能和态度。上一章描述的结果导向课程模型确保课程内容和策略与医生毕业时的期望能力保持一致。在实境课程中，注重医学院所学的内容与真实世界中问题、难题和应用建立联系。与传统课程中强调获得知识和技能以通过考试的情况不同，在实境课程中，学生获得了作为医生执业所需的基本技能、知识、认知和态度。它包括对职业素养、共情、自我调节和文化敏感性等问题的强调。这涉及“关联性”，若如此，教学方能在真实世界中具有价值和意义。

胜任力导向课程和第 6 章所述的置信职业行为的使用，可能会使学生在开始时为毕业后培训做好准备，因为他们更清楚、更专注于他们对患者医疗的责任。

适当的教育策略

在已有数百年历史的传统学徒制模式中，知识和技能是从一个人传授给另一个人的。学徒通过观察师傅治疗患者的过程向他学习。在 20 世纪初，作为以学徒制模式为特征的“真实世界”学习体验在许多国家被对医学科学的重视所取代。这产生了将基础医学科学和临床实践分开的意外后果。直到 20 世纪后期，基础科学知识应该具有临床目的，而不是将其本身作为目标这一事实，才被再次重视。

Dornan（2005）认为学徒制在今天和 1 个世纪前一样重要："我认为轮子已经转了一圈。学徒制是 Osler 和 Flexner 教育愿景的核心，需要振兴……挑战不是创建新的教育理论，而是将旧理论重新应用于 21 世纪高速变化的医疗环境中。" 实境课程很可能包含学徒模式的元素。

具有实境课程特征的教育策略包括整合、跨专业教育、基于问题的学习和基于任务的学习。这些将在接下来的章节中讨论。在实境课程中，越来越关注在城市和农村环境中实践基于社区的培训，以反映医疗卫生的需求。在实践医学的背景下进行基于工作的学习特别有效（Bleakley and Bligh，2008）。Krajcik 和 Blumenfeld（2006）认为，"真实的学术任务要求学生参与到内容中去，就好像他们是该领域的从业者"。我们应该尝试创造一个尽可能接近医疗实践的学习环境，让学生在那里应用他们学习的内容。

即时学习

实境课程的一个基本特征是接受学生无法在医学院学完一生医疗实践所需一切的现实。不仅医学知识在高速增长，即使截止到目前，医学中仍存在超过 60 000 个诊断，以及超过 6000 种干预措施，全部学会是不可能的。我们需要转变（图 7.4），从"备用"学习向"即时"学习转变，重点是掌握词汇和核心知识，培养提出正确问题、确定信息来源并评估所获得答案的能力（Friedman et al.，2016）。

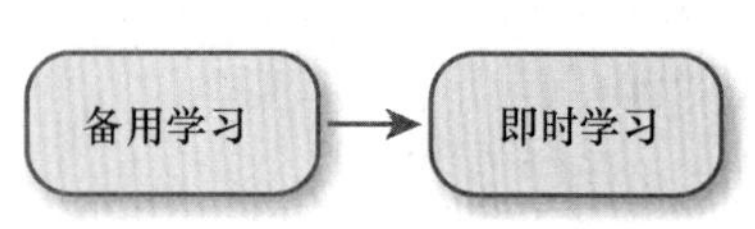

图 7.4　向即时学习的转变

真实性评价

正如后面章节所述，评价是课程的关键组成部分，对学生的学习具有很大的影响。如果实境课程要成功，真实性评价是必要的，重点是评价医生是否具备服务患者所需的能力。

医学生的入学选拔

随着我们现在对好医生所需特征的了解，人们对选拔过程有了新的认知，从仅仅根据学术标准录取学生进行医学研究，转向对其他属性，如沟通能力、团队合作能力、决策、态度和共情的考虑。这将在第 34 章中进一步讨论。

医学院的社会责任

实境课程的更广泛含义是医学院应该对当地人群的健康负责。正如 ASPIRE-to-Excellence 社会责任卓越标准（http://www.aspire-to-excellence.org）所描述的那样，医学院社会责任的本质是它们与社区、地区和国家的需求相联系、合作并做出回应。学生和学员的职业素养应包括公民职业素养要素，即他们对家庭暴力、枪支使用和气候控制等问题负有社会责任。

强调社会责任的学校培养出与传统医学院一样能胜任的医务人员，但更致力于卫生公平，服务于缺医少药的人群，并解决当地的健康需求（Woolley et al.，2019）。

与实境课程相关的问题

通过深思熟虑和适当的教师发展计划，有可能从传统的课程转变为“实境”课程。引入实境课程，尤其是在早期，并非毫无问题：

- 教师可能没有相关背景和临床经验。如果能为基础医学教师腾出时间，例如胃肠生理学家与胃肠临床医生共事数周，以更好地了解临床情况和对学生的期望，这可能会有所帮助。
- 可以认为基础医学科学的重要性正被削弱，学习并不充足。如果未来基础科学得到整合，将会有所帮助。
- 如果不恰当地引入临床学习经验，学生可能会感到不舒服，甚至无法胜任。模拟可以提供帮助。
- 学生可能会发现难以整合从多个来源获得的知识和技能。教师的责任是促进整合。

思考

1. 您对您所在机构的课程细节有多熟悉？您会将其描述为本章中定义的“实境课程”吗？
2. 您的课程如何符合实境课程的特征——相关性、结果或胜任力导向教育、真实的教育策略、即时学习、真实性评价、适当的学生选拔和社会责任？
3. 规划和实施课程具有何种相关程度？

深入阅读

Bleakley, A., Bligh, J., 2008. Students learning from patients: let's get real in medical education. Adv. Health Sci. Educ. Theory Pract. 13, 89–107.

Cooper, K., 2014. Six common mistakes that undermine motivation. Kappan 95, 11–17.

Davis, M.H., Harden, R.M., 2003. Planning and implementing an undergraduate medical curriculum: the lessons learned. Med. Teach. 25, 596–608.

Dornan, T., 2005. Osler, flexner, apprenticeship and 'the new medical education'. J.R. Soc. Med. 98, 91–95.

Friedman, C.P., Donaldson, K.M., Vantsevich, A.V., 2016. Educating medical students in the era of ubiquitous information. Med. Teach. 38, 504–509.

Grant, J., 2014. Principles of curriculum

design. In: Swanwick, T. (Ed.), Understanding Medical Education: Evidence, Theory and Practice. Wiley–Blackwell, Chichester (Chapter 3).

Hafferty, F.W., Castellani, B., 2009. The hidden curriculum: a theory of medical education. In: Brosnan, C., Turner, B.S. (Eds.), Handbook of the Sociology of Medical Education. Routledge, London, pp. 15–35.

Kelly, A.V., 2004. The Curriculum: Theory and Practice, fifth ed. Sage, London.

Krajcik, J.S., Blumenfeld, P.C., 2006. Project based learning. In: Sawyer, R.K. (Ed.), The Cambridge Handbook of the Learning Sciences, second ed. Cambridge University Press, New York, pp. 475–488.

Rule, A.C., 2006. Editorial: the components of authentic learning. J. Auth. Learn. 3, 1–10.

Samarasekera, D.D., Goh, P.S., Lee, S.S., et al., 2018. The clarion call for a third wave in medical education to optimise healthcare in the twenty-first century. Med. Teach. 40 (10), 982–985.

Woolley, T., Clithero, A., Elsanousi, S., et al., 2019. Does a socially-accountable curriculum transform health profession students into competent, work-ready graduates? A cross-sectional study of three medical schools. Med. Teach. 41 (12), 1427–1433.

Yardley, S., Brosnan, C., Richardson, J., 2013. The consequences of authentic early experience for medical students: creation of metis. Med. Educ. 47, 109–119.

规划课程时需要询问的十个问题 8

规划和实施课程需要仔细注意细节。十个问题提供了一个有用的清单。

十个问题

课程开发是一项严肃的工作，需要仔细考虑和规划。在本章中，我们重点介绍了需要解决的十个问题：

1. 医学院或培训项目的愿景或使命是什么？
2. 期望的学习结果是什么？
3. 内容应该包含什么？
4. 内容应该按何种顺序安排？
5. 应该采取什么教育策略？
6. 应该采用什么教学方法？
7. 应该如何进行评价？
8. 应该如何沟通课程的详细信息？
9. 应该营造什么样的教育环境或氛围？
10. 应该如何管理过程？

医学院校或培训项目的愿景或使命是什么？

学校的目标是培养什么样的医生？如果学校是一家汽车厂，它的项目是否会被设计为生产经济型轿车、家庭轿车、豪华轿车、跑车或越野四轮驱动车？学校的目标是培养出能够与当地社区合作的未来教师或学者、研究人员或医生吗？也许是所有这些。医学院校的目的是培养医生在乡村社区执业吗？在澳大利亚、加拿大、苏格兰和其他国家，需要医生在乡村地区工作。从学校毕业的学生在多大程度上反映了他们所要服务的人群的文化和种族背景？学校的使命是否反映了全球化和医疗实践的国际层面带来的挑战？现在医疗队伍的流动性更大，医生需要具备必要的技能，以便在世界任何地方工作时都能有效发挥作用。

在过去的十年中，医学院的社会责任概念得到了发展。学校的愿景是否反映了学校的社会责任？正如世界卫生组织（Boelen，1995）所定义的，社会责任要求“医学院校有义务引导其教育、研究和服务活动，以解决所服务社区、地区和（或）国家卫生的优先需求”。社会责任在 ASPIRE-to-excellence（卓越教学）倡议中得到认可，该倡议承认学校医学教育的国际卓越性，并规定了社会责任的标准（http://www.aspire-to-excellence.org）。

学校的愿景应反映在课程中。将课程与学校的愿景相结合常常被忽视或视为理所当然。退一步讲，考虑愿景如何影响课程设计的学习结果、教学方法、学习和评价以及创造的教育环境，是有价值的。

预期的学习结果是什么？

课程的关键是学习结果。我们在第 2 部分强调了学习结果的重要性，以及从强调教育过程转向注重成果的结果导向型教育模式。我们研究了如何描述与技术性能力和临床技能相关的学习结果；实践方法包括对基础科学的理解、适当的态度和决策策略，以及个人发展和职业素养。关于学习结果的决定应该为后面的问题提供答案。

内容应该包含什么？

随着医学和科学知识的迅速扩展及新专业的发展，信息爆炸已成为医学教育面临的主要问题。虽然可能的课程内容已显著扩展，但课程中可用的时间保持相对稳定。试图将越来越多的信息塞进已经超负荷的课程中，不可能有任何效果。内容越多会导致学习越少。需要对核心课程中包含哪些内容和省略哪些内容做出决定。例如，关于本科课程中解剖学和其他基础科学的覆盖范围，以及是否可以在不影响学生对与基础科学实践相关学科的理解的情况下缩减详细程度，存在相当大的争论。

在决定每个培训阶段包含哪些内容时，必须根据商定的学习结果以及如第 7 章所述的课程学习结果。存在所有学生都必须掌握的核心内容。如第 15 章所述，还应提供通过选修课程或学生自选课程的方式获得更深入地学习的机会。第 15 章还讨论了“阈值概念”的想法——学生必须掌握的关键概念。

医生现在可以在需要时通过互联网和其他来源轻松获取信息（即时学习）。核心内容课程必须为学生提供必要的词汇、理解和技能，以识别和解释在网络和其他地方获得的信息。这与过去的情况大不相同。过去假设学生需要学习医学实践必需的一切。

内容应该如何安排?

确定学习结果和内容后，下一步是考虑如何组织课程和内容安排。医学教育的传统方法是首先向学生介绍基础医学科学以及人体的正常功能、结构和行为。课程进展到后期，重点转向异常功能和临床技能的培养。学生们在管理患者的过程中锻炼了他们的临床胜任力。

这种安排虽然很值得称赞，但也存在很大的缺点。较早专注于基础医学，内容的相关性对学生来说并不明显，因此学习可能不太有效。随着学生在培训中不断进步，可以通过其他方式安排学习内容，从而提高学习效率。这一点非常重要，将在第 9 章介绍。

应该采取什么教育策略?

所采用的教育策略可能被视为课程的关键因素，课程甚至被贴上主导教育策略的标签，例如“基于问题的课程”或“基于社区的学校”。用于课程规划的 SPICES 模式确定了六种教育方法，并将每种方法呈现在一个连续统一体上（图 8.1）。对于医学院而言，每个连续体上最合适的点可能位于两个极点之间。Collier（2013）在论述移民问题时认为，问题不在于某件事情是好是坏，而在于它是否达到了最佳水平，“问移民这个问题就像问‘吃饭是好是坏’一样。在这两种情况下，相关的问题都不是好坏，而是多少最好。吃得太多会导致肥胖”。

同样，教育策略也不是简单的好坏，学生应该评价学校在某个维度上的立场，以作为规划课程的有用步骤。SPICES 模式也可用于课程评估，将当前位置与学校的期望或最佳位置进行比较。

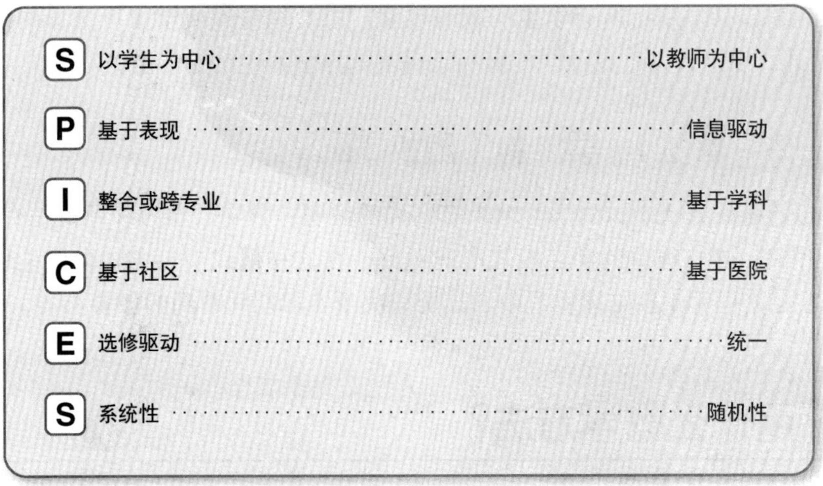

S	以学生为中心	以教师为中心
P	基于表现	信息驱动
I	整合或跨专业	基于学科
C	基于社区	基于医院
E	选修驱动	统一
S	系统性	随机性

图 8.1　教育策略的 SPICES 模式

以学生为中心 / 以教师为中心

如第 10 章所述，在课程设置方面，已经向以学生为中心的方法迈出了一大步，学生对自己的学习负有更多责任。重要的是学生学到了什么，而不是老师教了什么。教师受到挑战，课程也受到审查，以确定它们是否在内容、学习方法和完成时间方面满足了每名学生的需求。

基于表现 / 信息驱动

在过去的 20 年中，许多学校采用了基于问题的学习方法。学习的起点和重点是临床问题。学生需要知道什么才能解决问题，从而推动学习。课程可以围绕患者出现的常见问题来构建。这将在第 11 章进一步讨论。

整合 / 基于学科

从基于相关个别科目或学科的课程，如解剖学、外科学和病理学，到身体系统的整合课程，如心血管系统（第 12 章），已经有了很大的转变。基础医学科学和临床学科之间的整合也显著提高。一些教育方案正在探索和实施不同专业或多或少共享其学习体验的跨专业方法。鉴于学生需要培养团队合作能力，这是有道理的。第 12 章和第 13 章进一步探讨了跨专业教育。

基于社区 / 基于医院

学生的临床经验已经从完全基于医院场景的课程转变为在社区场景中学习，大多数患者在那里接受医疗服务。这将在第 14 章中介绍。

选修 / 统一

课程应该包括适用于所有学生的核心要素，以及选修课或学生可选择的部分。如第 15 章所述，以这种方式设计课程有利于自主选择学习主题的学生。

系统性（规划）/ 学徒制（随机）

在课程的系统方法中，对学习结果有明确的说明。教学、学习和评价是有计划的，并与结果相关。这与随机的学徒模式形成对比，在这种模式中，讲师会讨论他们感兴趣的任何主题，而学生在临床实习中的经历取决于实习期间看到的患者。

应该采用什么教学方法？

就期望的学习结果和将采用的教育策略做出决定后，应考虑所使用的教学方法。

过去十年见证了对传统教学方法（例如讲座）的重新审视，更加强调小组工作和独立学习、新学习技术的使用，包括模拟和在线学习，以及强调在不同的临床环境中学习。同伴辅助学习也受到关注，即学生正式参与到他们的同伴或低年级学生的教学中。

应该如何进行评价？

课程中的一个关键要素是评价，它会显著影响学生的行为。评价必须与规定标准或蓝图中展示的预期学习结果密切匹配，这需要保持结构性一致。

必须就总体评价策略和要采用的适当工具做出决策。引入客观结构化临床考试（OSCE）和评价档案袋，以满足对更真实和基于行为表现的评价工具的需求。基于工作的评价越来越受欢迎，尤其是在毕业后教育中。除了“对学习的评价”（assessment of learning）之外，还应关注将评价和学习更紧密结合起来的“促进学习的评价”（assessment for learning）。第 5 部分描述了既定的和更新的评价方法以及在规划评价计划时必须解决的关键问题，这包括制定适当的标准。

应该如何沟通课程的详细信息？

随着本科和毕业后教育课程的日益复杂，需要更系统的方法及基于问题的学习和整合等策略的使用，需要帮助学生和学员理解：

- 对他们的期望是什么
- 可利用的学习机会
- 他们如何才能最好地利用学习机会
- 如何评价他们在课程中的进步

教师和培训者可能难以把握自己在这一过程中的作用，难以理解在他们负责的课程阶段对学生的期望。

如果课程要取得成功，教师和学生需要知道对他们的期望。需要提供：

- 对期望学习结果的明确陈述和说明。
- 一系列将学习结果与可用学习机会、课程的各个阶段以及评价联系起来的范例。
- 显示课程中不同元素之间关系的课程地图，如第 17 章所述。

应该营造什么样的教育环境或氛围?

教育氛围或环境非常重要，但在考虑课程时经常被忽视。这代表了学生在任何地方学习时的整体氛围。例如，它包括学生觉得他们在支持性或威胁性环境中学习的程度，以及环境是否鼓励团队合作、适当的专业行为和创造力。可以使用多种工具来衡量教育环境。这个主题在第 16 章中讨论。

应该如何管理过程?

现在很明显，课程的开发和管理是一项重要且要求很高的行为，需要仔细规划、分配时间和资源。大多数医学院和毕业后教育机构已经认识到这一点，并成立了负责课程规划的委员会。课程规划委员会应代表所有利益相关者。医院和社区利益都应得到代表，且应包括低年资和高年资的教师和学生。

患者作为教育者的作用不应被忽视。

教师应被分配负责实施教育计划的不同方面，包括：

- 课程各阶段的协调
- 每门课程的组织和实施
- 选修课和其他选择的管理
- 学生评价
- 对学生的支持
- 计算机和信息技术
- 临床技能中心以及模拟器和模拟病人的使用

重要的是，对教育计划做出贡献的工作人员应得到认可，并根据他们对教学和教育学术的贡献进行晋升，以奖励他们的努力。

最成功的教育项目都有院长或临床主任的有力领导，并得到他们对课程改革和创新的支持。

思考

1. 想想这十个问题，把它们与您自己的教学情况联系起来。您可能不是课程规划委员会的成员或直接参与课程规划，但作为利益相关者，您可以发挥重要作用，如果您了解所涉及的问题，将能够更有效地履行职责。

2. 思考您所参与的教育项目的教育策略。您目前位于 SPICES 连续体中处于什么位置？您希望在什么位置？

深入阅读

Boelen, C., 1995. Defining and Measuring the Social Accountability of Medical Schools. World Health Organisation, Geneva.

Collier, P., 2013. Exodus: Immigration and Multiculturalism in the 21st Century. Oxford University Press, UK.

Fleiszer, D.M., Posel, N.H., 2003. Development of an undergraduate medical curriculum: the McGill experience. Acad. Med. 78, 265–269.

Harden, R.M., 1986. Ten questions to ask when planning a course or curriculum. Med. Educ. 20, 356–365.

Harden, R.M., Sowden, S., Dunn, W.R., 1984. Some educational strategies in curriculum development: the spices model. Med. Educ. 18, 284–297.

Stoddart, H.A., Brownfield, E.D., Churchward, G., Eley, J.W., 2016. Interweaving curriculum committees: a new structure to facilitate oversight and sustain innovation. Acad. Med. 91, 48–53.

Strasser, R., Worley, P., Cristobal, F., et al., 2015. Putting communities in the driver's seat: the realities of community-engaged medical education. Acad. Med. 90, 1466–1470.

9 课程内容顺序安排和螺旋式课程

课程内容顺序安排很重要，有些方法可能比其他方法更有效。

如何安排课程内容

在规划课程时，非常注重不同的元素，包括学习结果、涵盖的内容、教学和学习方法、教育策略和评价。考虑课程的大局以及课程的安排方式同样重要。课程顺序安排包括：

- 按特定顺序安排内容和课程。课程安排所选择的顺序代表了学生在教育课程中成长的学习轨迹。然而，一门课程的先决条件可能要求这些问题在早期课程中得到解决。在图 9.1 中，学生必须先掌握 A，然后才能进入 B 和 C。
- 建立课程的连接性和相互依赖性。应协助学生确定课程之间的联系。他们目前正在学习的内容应该与他们之前学到的内容以及他们将要学习的内容相关联。如第 17 章所述，这应在课程地图中明确说明。

在某些情况下，课程的顺序可能会受到实际情况的影响。例如，在临床轮转中，学生可能会按不同的顺序进行临床专业的实习，但并非都是最佳的。

应该注意的是，对专家来说显而易见的内容逻辑顺序，不一定是学生学习该学科的最合适方式。

排序方法

课程安排涉及学生学习路线的管理，以便他们更轻松地实现学习结果。一个主要的挑战是学生学习基础科学和临床医学的顺序，可以采用不同的方法：

- 基础医学→临床实践

  在传统的本科课程中，假设学生在学习病理学（图 9.1 中的 B）和临床医学（图 9.1 中的 C）之前，首先应该了解身体的结构和功能（图 9.1 中的 A）。学生开始学习与基础医学有关的课程，在完成这些课程后，进入以临床为基础的课程。

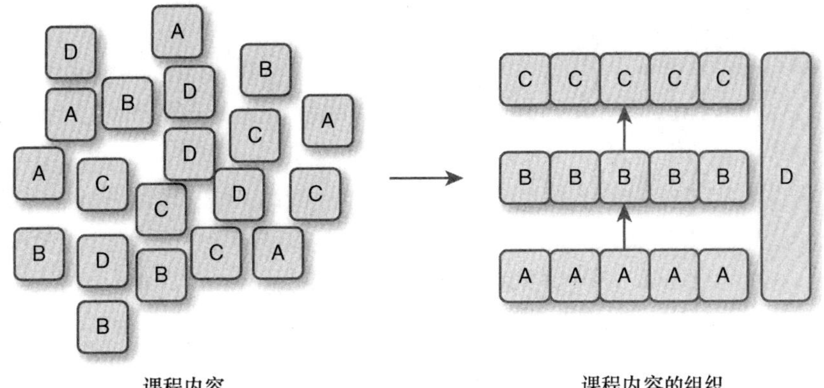

图 9.1　课程内容按序安排
学生掌握 A 后方能进入 B 和 C，并以 D 为线索贯穿整个课程

- 基础科学和临床实践→临床实践和基础科学

  然而，从基本原理到实践的进展并不一定代表学生的最佳学习顺序。如果学生看不到课程与其最终目标的相关性，他们可能会缺乏动力，学习也可能无效。这是在基础课程中早期引入临床课程和临床体验的原因之一。

- 临床实践→基础原理→临床实践

  在霍夫斯特拉医学院，学生们开始了沉浸在临床体验中的培训。他们作为医务人员工作了 8 周。在课程中尽早引入临床体验，为学生提供了学习基础科学的环境。

- 临床实践→基础医学

  Peter Garland 是邓迪大学前生物化学教授，建议将生物化学课程安排在课程的后期而不是早期。他相信，这个顺序能帮助学生更好地认识到他们正在学习的生物化学的重要性。虽然这种方法可能存在问题，但有强有力的证据支持在课程的后期继续进行基础医学科学的学习。

一个课程或主题可以作为一条主线，与其他课程一起贯穿整个课程（图 9.1 中的 D）。采用这种方法的主题示例包括沟通技巧、职业素养和伦理规范。

通过课程获得进步

课程中的课程顺序应使学生能够有效地朝着结业时的学习结果前进，每个阶段的学习结果都具有挑战性和可实现性，这应该包括学生发展中的医生身份认同。

在课程中与学生进步相关的因素，可以考虑以下四个方面（图 9.2）（Harden，2007）：

- **广度的增加**。随着课程的进展，学习者可以将他们的能力领域扩展到新主题和不同的实践环境。例如，在临床医学中，他们可以了解以前没有考虑过的心脏杂音，并了解儿童与成人不同的情况。

- **难度的增加**。学生可以通过更深入地探究学习结果来获得更深入的理解，从而取得进步。他们可能会更了解疾病的发病机制，或者能够解释已经学习过的心脏杂音的非典型例子。
- **实用性和实践应用的增加**。学生可以从理解某个学科的理论开始，发展到在医疗实践中应用。早期，学生可以与同伴或模拟病人练习沟通技巧。之后的几年里，他们开始在一系列临床环境中与患者进行交流，最初是有人监督，后来发展到无人监督。
- **熟练度的增加**。学生可能会表现出与更高效和有效行为表现相关的更高的熟练程度。这可能体现在完成临床任务所需的时间更短，或以更少的错误达到更高的标准。

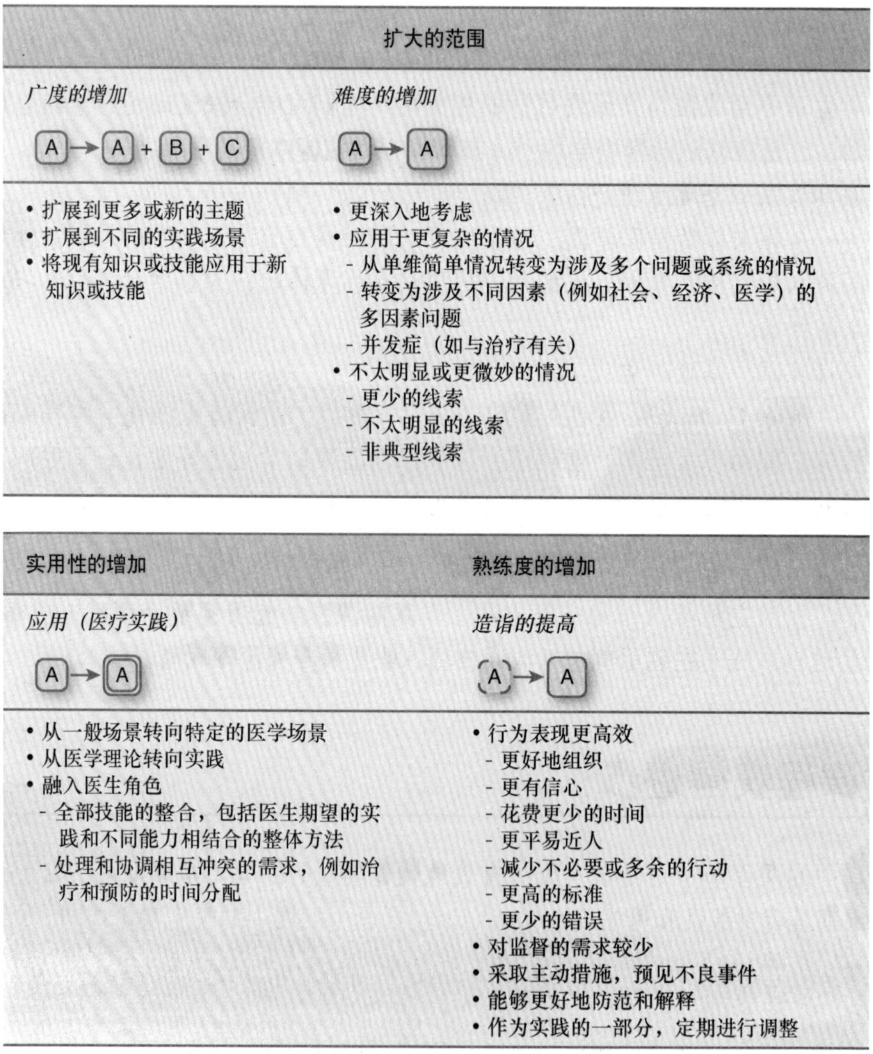

扩大的范围	
广度的增加 A→A + B + C	*难度的增加* A→A
• 扩展到更多或新的主题 • 扩展到不同的实践场景 • 将现有知识或技能应用于新知识或技能	• 更深入地考虑 • 应用于更复杂的情况 - 从单维简单情况转变为涉及多个问题或系统的情况 - 转变为涉及不同因素（例如社会、经济、医学）的多因素问题 - 并发症（如与治疗有关） • 不太明显或更微妙的情况 - 更少的线索 - 不太明显的线索 - 非典型线索

实用性的增加	熟练度的增加
应用（医疗实践） A→A	*造诣的提高* A→A
• 从一般场景转向特定的医学场景 • 从医学理论转向实践 • 融入医生角色 - 全部技能的整合，包括医生期望的实践和不同能力相结合的整体方法 - 处理和协调相互冲突的需求，例如治疗和预防的时间分配	• 行为表现更高效 - 更好地组织 - 更有信心 - 花费更少的时间 - 更平易近人 - 减少不必要或多余的行动 - 更高的标准 - 更少的错误 • 对监督的需求较少 • 采取主动措施，预见不良事件 • 能够更好地防范和解释 • 作为实践的一部分，定期进行调整

图 9.2 学生进步的四个维度

转载经许可。Harden，R.M. 2007. Learning outcomes as a tool to assess progression. Med. Teach. 29，679-682.

课程之间的衔接

随着学生在课程中的进步，不同阶段或课程之间的无缝衔接非常重要。为了促进这一点，可能需要一个衔接方案。过渡或衔接课程可能会考虑学生的个人成就和胜任力，并确保他们具备下一步培训计划所需的先决条件。如果发现不足，可以提供学习机会来弥补差距。当学生作为见习医生开始第一次接诊时，在本科和毕业后教育之间的课程衔接处尤为重要。这样的计划可能包括对低年资医生进行一段时间的见习，或者对低年资医生应有的实际技能进行审查，必要时进行补习。前培训课程还可以向新入职医生介绍行政和流程安排以及团队的其他成员。

螺旋式课程

与课程内容安排概念相关的是螺旋式课程的概念，其对话题、学科或主题进行反复回顾（图 9.3）。学习内容分割为小块方便回顾，这比整块学习更有效。例如，心血管系统在课程的第 1 阶段学习后，在第 2 和第 3 阶段再次回顾时，学习随时间而进展（“间隔学习”）。这有助于确保获得的信息和认知不会退化。

螺旋式课程不是简单地重复所教授的主题。它需要加深认知，连续的体验应建立在前一次的基础上。以下是螺旋式课程的特点（Harden and Stamper，1999）：

- 学生在课程中多次重温主题、题材或科目。如心血管系统的身体系统可以在早期学习，并在课程的后期再次学习。
- 访问的主题按难度级别依次解决。每次回顾都增强了学习结果，并提供了新的学习机会，帮助学生努力实现最终的学习成果。
- 引入的新信息或技能与螺旋式学习的前一阶段学习有关。例如，课程中第 3 年的心血管系统课程将建立在第 1 年心血管课程中对正常结构和功能的理解之上。在螺旋的第三环中，学生有机会在临床学习中根据患者情况学习心

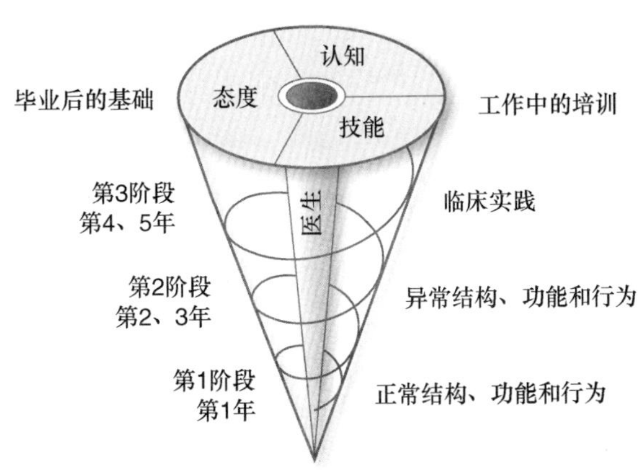

图 9.3　螺旋式课程的示例

修改自 Harden，R.M.，Stamper，N.，1999. What is a spiral curriculum? Med. Teach. 21（2），141-143.

血管疾患。

- 学习者的胜任力随着每次学习而增加，直到达到最终的学习结果。

思考

1. 贵校采用哪种方法安排基础科学和临床课程？
2. 您的课程中具备多大程度的螺旋元素？
3. 是否需要在您自己的课程与前后课程之间开设入门课程或衔接课程？

深入阅读

Dornan, T., Littlewood, S., Margolis, S.A., et al., 2006. How can experience in clinical and community settings contribute to early medical education? A BEME systematic review. BEME Guide No 6. Med. Teach. 28 (1), 3–18.

Harden, R.M., 2007. Learning outcomes as a tool to assess progression. Med. Teach. 29, 678–682.

Harden, R.M., Stamper, N., 1999. What is a spiral curriculum? Med. Teach. 21 (2), 141–143.

Harden, R.M., Davis, M.H., Crosby, J.R., 1997. The new Dundee medical curriculum: a whole that is greater than the sum of the parts. Med. Educ. 31, 264–271.

Jarvis-Selinger, S., Pratt, D.D., Regehr, G., 2012. Competency is not enough: integrating identity formation into the medical education discourse. Acad. Med. 87, 1185–1190.

Masters, K., Gibbs, T., 2007. The spiral curriculum: implications for online learning. BMC Med. Educ. 7 (52). https://doi.org/10.1186/1472-6920-7-52.

Sturman, N., Tan, Z., Turner, J., 2017. "A steep learning curve": junior doctor perspectives on the transition from medical student to the health-care workplace. BMC Med. Educ. 17, 92.

以学生为中心的方法和学生参与 10

学生被赋权为自己的学习承担更多责任。

从以教师为中心的学习转向以学生为中心的学习

医学院的两个主要参与者是学生和教师。重点从教师转向学生，从教什么转向学生学什么，已经发生了重大转变（图 10.1）。在这种从以教师为中心到以学生为中心的学习中，教师的角色已经从信息提供者变成了学习的促进者——从“讲坛上的圣人”变成了“身边的向导”（图 10.2）（Harden and Lilley，2018）。这与权力的转移有关。卡尔·罗杰斯（Carl Rogers，1983）在他的著作《自由学习》（*Freedom to Learn*）中描述了“权责从专家教师向学生学习者的转变……受到改变传统环境的需求的驱动，在传统环境中，学生表现得被动、冷漠和无聊”。

以教师为中心的方法强调预先设定的学习体验和课程或方案，为班级设计了一系列正式活动。这可以比作在有套餐菜单的餐厅用餐，在那里用餐者必须吃餐厅老板规定的食物。相比之下，以学生为中心的方法更像是单点菜单，用餐者从提供的菜单中选择他们想吃的东西，厨师满足用餐者的特定要求。以教师为中心的学习和以学生为中心的学习在学生对内容的参与、教学和学习方法、学习责任、评价和权责平衡方面有所不同（表 10.1）。当学生对自己的学习承担更多责任时，他们会做出积极的反应（框 10.1）。

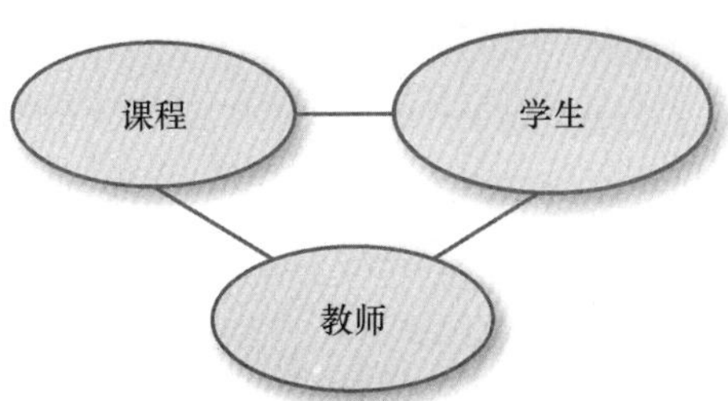

图 10.1　从教师到学生的重点转换

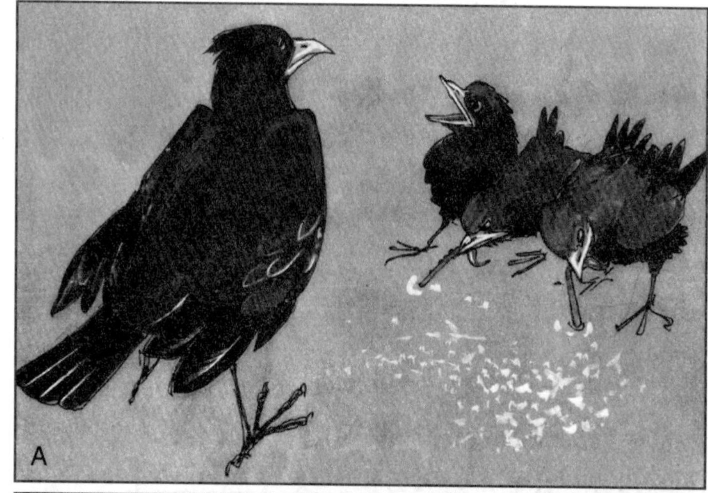

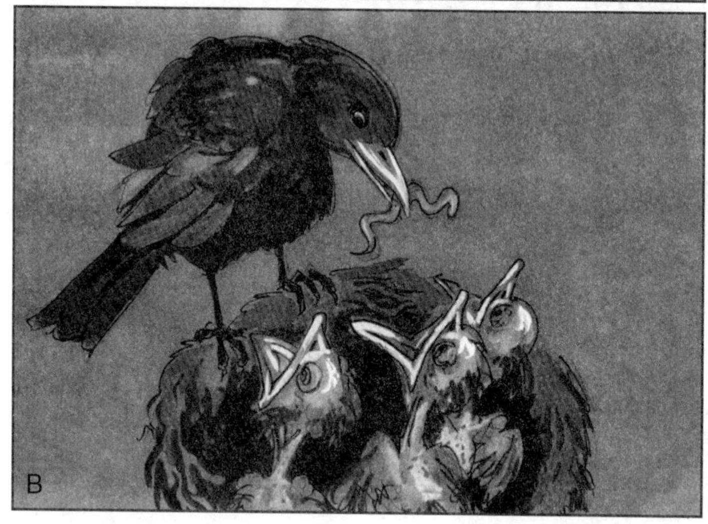

图 10.2 教师是学习的促进者（A）而不是信息提供者（B）

表 10.1 以学生为中心和以教师为中心的学习对比

	以教师为中心	以学生为中心
基本原则	重要的是教师教什么	重要的是学生学到了什么
学习的责任	教师负责教学并假设学生会学习	教师让学生对自己的学习负起越来越大的责任
对内容的参与	学生获得教师呈现的内容	学生反思内容并从中找到自己的意义
教学方法与学生取得学习结果的关系	教师没有将教学与学生取得的结果联系起来	教师使用多种方法，并将这些方法与学生取得的学习结果相匹配
个性化学习	学生适应课程	课程适应学生
权责的平衡	由教师决定课程、采用的方法、政策和截止日期	学生参与有关课程的决定

框 10.1　摘自学生学习课程的日记，其中大班授课被独立学习资源材料取代

在课程开始时：

"什么？没有讲课？"

1 周后：

"我更喜欢有可选的辅助线上内容的授课课程。"

2 周后：

"我现在会选择将线上学习、印刷材料和偶尔的讲座相结合的课程。"

4 周后：

"我认为应该取消大班授课课程。这是浪费时间。我以自己的速度在电脑上学得更好。现在我有时间学习内分泌学，而不仅仅是收集一套讲义。"

资料来源：改编自 Blumberg，P.，2009. Developing Learner-Centred Teaching：A Practical Guide for Faculty. Jossey-Bass，San Francisco

转变的原因

向以学生为中心的学习转变的原因有很多：

- 需要让学生做好准备，在完成本科和毕业后学习后承担继续学习的责任。
- 以学生为中心的学习对学生来说更有效、更有动力。正如温斯顿·丘吉尔所说，"就我个人而言，我总是准备好学习，尽管我并不总是喜欢被教导"。
- 在当今消费者驱动的社会中，学生既是学习的消费者，又是学习过程中的合作伙伴，这一点备受关注。
- 更多不同背景和不同学习需求的学生被医学院录取。
- 如第 3 章所述，结果导向教育承诺确保所有学生实现预期的学习结果。重要的是学生学到了什么。他们如何做到这一点会因学生而异。
- 如第 4 部分所述，新的学习技术可以让学生更好地掌控自己的学习。

以学生为中心的学习实践

以学生为中心的学习是一种以学生为核心的学习系统。它具有以下元素：

- **学生对自己的学习负责**。这需要自我调节的要素（Sandars and Cleary，2011），包括：
  - 学习者设定目标，激励他们并指导他们的行动
  - 监督和评价他们自己的学习
  - 适当调整他们的学习策略

- **权责关系从教师转变到学生**。学生不应再被简单地视为教育项目的消费者，而应被视为过程中的合作伙伴。下面将讨论学生对课程和教学计划的参与情况。这并不意味着教师放弃了学生，让他们自己去做。“自主学习”（SDL）已被用于描述该方法。一个更合适的术语是“有指导的自学”，因为学生从教师的指导或引导中受益。这将在第 23 章——促进自主学习中进一步描述。
- **学习是个性化的，以满足个别学生的需求**。如今，医学正朝着更加个性化的方向发展。在教育中，我们应该效仿这个例子，通过个性化或定制学习来满足个别学生在以下方面的需求：
  - 学到了什么
  - 如何学习
  - 什么时候习得
  - 与谁一起学习
  - 在哪里学习

这将在第 19 章中进一步讨论——运用合理的教育原则。

- **以学生为中心的学习得到了学习环境的支持**。应该支持学生为自己的学习承担更多的责任，并承认教师的角色正在从信息提供者转变为学习的促进者。学习环境将在第 16 章进行讨论。
- **明确预期的学习结果**。它们应包含在课程地图（第 17 章）中，以帮助学生规划学习。在一个真正以学生为中心的课程中，目标应该是从基于时间的模式，即学生在固定时间完成课程，转变为与学习结果的掌握程度相关的学习模式。
- **学生的幸福感是一个令人关切的问题**。以学生为中心的方法不仅会影响学术工作和进步，还会影响他们的幸福感。倦怠和压力越来越被认为是一个问题（Rotenstein et al.，2016）。需要认识到这一点，并采取措施使用正念训练等自我照护方法来解决这个问题（Daya and Hearn，2018）。

学生参与

学生参与通常是机构文化的一部分。它反映在学习环境中，通常与创新的教学方法相关联。

学生参与的特点是：

- 学生对课程和教学的反馈
- 学生代表参与课程委员会
- 学生的学习方法，包括以学生为中心的方法

随着学生与机构之间关系的根本变化，学生参与已成为质量控制指标（Baron and Corbin，2012），并且是医学院卓越教育被认可的领域之一（Harden，2018）。学术和社

会参与之间也有密切的联系，归属感有助于学生的学习（Bok，2006）。学生参与课外活动和志愿服务的重要性得到了强调。

文化、社会和其他问题可能会影响学生在学校的参与度，学生参与表现方式因学校而异。

如何鼓励学生参与

学生参与应该是学校教育愿景的核心（de Oliveira et al.，2018；Kusurkar et al.，2018）。它应该受到鼓励并可以体现在：

- 关于医学院使命的讨论
- 相关政策决定，例如学生的职业行为
- 课程的开发和实施
- 课程评估
- 教师和员工晋升的评估
- 教师发展活动
- 机构的学习氛围
- 同伴教学
- 学习资源的开发
- 学生参与和学校研究计划项目相关的活动
- 参与学生组织，包括国际医学生联盟（IFMSA）和欧洲医学生协会（EMSA）
- 学生对地方、国家和国际教育会议的参与和贡献
- 课外活动

促进学生参与

以下行为是根据增强学生参与的 12 项技巧（Peters et al.，2018）进行修改和扩展的：

- 解决教职员工和学生之间在参与责任方面可能存在的期望差距。
- 创建一个正式的学生参与框架，并明确说明关系。
- 界定并促进学生参与实施和改进教育方案的机会，包括同伴教学。
- 正式将学生纳入管理过程。
- 将学生纳入学术研究团体。
- 营造一个支持学生参与的教育环境。确保教师清楚地看到学生参与的益处。
- 让学生有机会接受教育培训。许多学生现在参加了 AMEE 医学教育基本技能（ESME）学生课程。
- 支持学生对教育会议的参与和贡献。
- 监督和评价学生的参与程度。

思考

1. 在以学生为中心和以教师为中心的方法的连续统一体中，您的方法处于什么位置？
2. 以您为例，您可以如何改进以促使您的课程实现以学生为中心，例如在表 10.1 中提到的方面？
3. 在何种程度上鼓励学生参与？学生以何种方式参与您学校的课程？

深入阅读

Baron, P., Corbin, L., 2012. Student engagement: rhetoric and reality. High Educ. Res. Dev. 31 (6), 759–772.

Blumberg, P., 2009. Developing Learner-Centred Teaching: A Practical Guide for Faculty. Jossey-Bass, San Francisco.

Bok, D., 2006. Our Underachieving Colleges: A Candid Look at How Students Learn and Why They Should Be Learning More. Princeton University Press, Princeton NJ.

Daya, Z., Hearn, J.H., 2018. Mindfulness interventions in medical education: a systematic review of their impact on medical student stress, depression, fatigue and burnout. med. Teach 40 (2), 146–153.

de Oliveira, D.F.M., Simas, B.C.C., Guimarães Caldeira, A.L., 2018. School of medicine of federal university of rio grande do norte: a traditional curriculum with innovative trends in medical education. Med. Teach. 40 (5), 467–471.

Dhaese, S., van de Caveye, I., Bussche, P.V., et al., 2015. Student participation: to the benefit of both the student and the faculty. Educ. Health (Abingdon) 28 (1), 79–82.

Dron, J., 2007. Control and Constraint in E-Learning, Choosing When to Choose. Idea Group Publishing, London.

Gibbs, G., 2014. Student engagement, the latest buzzword. https://www.timeshighereducation.com/news/student-engagement-the-latest-buzzword/2012947.article.

Harden, R.M., 2018. Excellence in medical education – can it be assessed? TAPS 3 (1), 1–5.

Harden, R.M., Lilley, P.M., 2018. 8 Roles of the Medical Teacher. Elsevier, London, UK.

Kusurkar, R.A., Daelmans, H.E., Horrevoets, A., et al., 2018. Reforms in VUmc School of Medical Sciences Amsterdam: student engagement, a minor elective semester and stakeholder collaboration in improving the quality of assessments. Med. Teach. 40 (5), 501–505.

Murad, M.H., Coto-Yglesias, E., Varkey, P., et al., 2010. The effectiveness of self-directed learning in health professions education: a systematic review. Med. Educ. 44, 1057–1068.

Peters, H., Zdravkovic, M., Costa, M.J., et al., 2018. Twelve tips for enhancing student engagement. Med. Teach. 41 (6), 632–637.

Rogers, C., 1983. Freedom to Learn for the 80s. Merrill, Ohio.

Rotenstein, L.S., Ramos, M.A., Torre, M., et al., 2016. Prevalence of depression, depressive symptoms, and suicidal ideation among medical students: a systematic review and meta-analysis. JAMA 316 (21), 2214–2236.

Sandars, J., Cleary, T.J., 2011. Self-regulation theory: applications to medical education. AMEE guide no. 58. Med. Teach. 33, 875–886.

Trowler, V., 2010. Student engagement literature review. The Higher Education Academy. https://www.heacademy.ac.uk/system/files/StudentEngagementLiteratureReview_1.pdf -.

围绕临床问题和表现构建学习 11

医务人员承担的临床问题或任务可以作为学习的基础。真实体验激发学生的积极性。

临床问题在学生学习中的重要性

在传统课程中，学习者首先考虑理论，然后将理论应用于实践（图 11.1A）。例如，他们首先了解甲状腺生理和该腺体分泌的激素，然后了解与甲状腺相关的异常病理情况。之后，他们继续查看表现为甲状腺肿大或甲状腺功能减退或亢进的患者。然而，还有另一种选择，如图 11.1B 所示。学习者可以从临床问题开始，然后获取处理问题所需的知识和技能。这个想法并不新鲜。在 20 世纪 60 年代，程序化学习（programmed learning）是一种公认的掌握一门学科的方法。在“从规划到实例”（rul-eg）方法中，学生从获得必要的原则或规则开始，然后将其应用于实例。学生们从例子开始，然后学习理解例子所需规则的“从实例到规则”（eg-rul）方法被发现具有优势。在基于问题的学习（PBL）中也是如此。学生首先考虑有甲状腺问题的患者。然后，他们必须确定评价和处理问题所需的知识和技能。

将临床问题作为学习重点的概念可以应用于整个课程、课程中的单元或模块，甚至是单门授课。在给一年级医学生的甲状腺生理学授课中，我（RMH）首先介绍了两名患者，一名患有甲状腺功能亢进症，另一名患有甲状腺功能减退症。学生们面临的挑战是根据从患者那里获得的信息来判断甲状腺激素的作用。

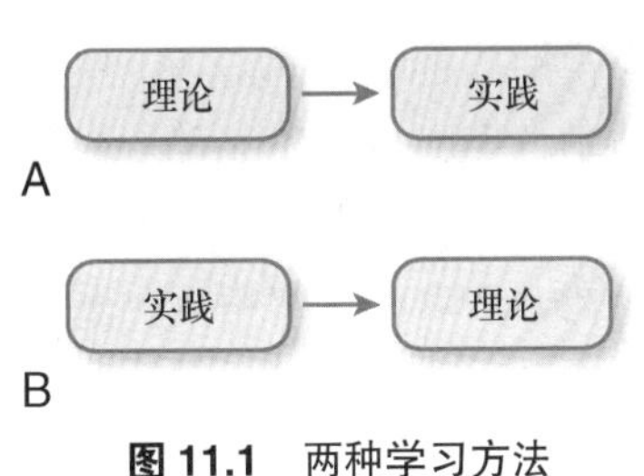

图 11.1　两种学习方法

问题或表现（例如腹痛患者）可用于为学生的学习提供重点和框架。在邓迪大学医学院，从第 1 ～ 5 年的课程是围绕 104 个临床表现问题构建的。

基于临床表现或问题的方法的优势

基于临床表现或问题的课程方法为医学课程的实施提供了一种合理、有效和高效的教育策略。它具备许多显著的优势。这些包括：

- 一种激励学生、将理论与实践联系起来并帮助他们理解所学内容相关性的方法。这有助于形成实境课程，如第 7 章所述。
- 向学生介绍临床实践并建立他们作为医生的个人身份认同。
- 在课程早期和晚期，支持整合教学和学习。
- 为课程开发提供组织和概念框架。
- 作为脚手架的一种组织方案，学生可以向其中添加新信息，为终身学习提供基础或框架。
- 促进未来知识提取，因为在这种情况下，知识的学习更接近于它的应用环境。

采用的方法

这种基于表现 / 问题的方法已在医学课程中以不同的形式被采用：

- 基于任务的学习
- 基于表现的学习
- 基于问题的学习
- 基于案例的学习

基于任务的学习

在基于任务的课程方法中，临床表现被确定为患者就诊的常见原因，并且毕业生将被期望能够处理这些问题，例如“腹痛的患者”或“呼吸困难患者”。在基于任务的学习中，目标不是简单地学习如何管理有问题的患者，而是通过学习与之相关的基础和临床科学来更深入地理解问题（图 11.2）。腹痛的病例中，在课程的早期，学生的注意力集中在腹部相关解剖学和生理学、对疼痛机制的理解以及腹部病理学等问题上。在后来的几年里，重点是腹痛患者不同的检查和处理方法。

基于任务的方法被 Phil Race 描述为“一种非常有用的整合医学课程的方法，尤其可用于培养与专业的技能、特质和胜任力高度相关的具有时效性和成本–效益的方法”（Race，2000）。

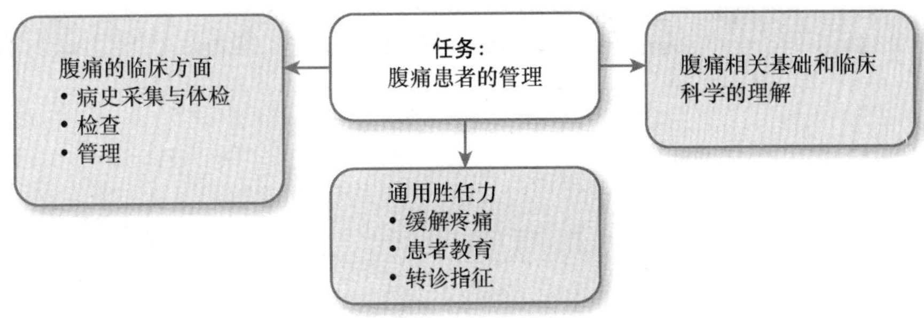

图 11.2　在基于任务的学习（TBL）中，学习围绕任务展开

临床情境中基于任务的学习

基于任务的学习支持课程整合，否则在临床实习的情境下很难实现，而且比 PBL 方法更合适（Harden et al.，2000）。基于任务的学习将责任赋予学生，并在本科课程或毕业后培训项目中整合一系列的临床轮转学习。在“腹痛”的例子中，学生专注于每个临床实习任务的不同方面，在这个过程中将会涉及并学习许多学习结果或胜任力，例如：

- 急性腹痛和外科实习中的急诊诊断和管理。
- 在临床实习中患者检查的方法。
- 妇科实习中与妇科病因有关的具体方面。
- 老年科或儿科中与年龄相关的鉴别。
- 精神病学中的身心方面。
- 医疗团队不同成员的角色、早期诊断、决策和在全科实践中处理不确定情况。例如，面对腹痛主诉患者时，确定选择何种检查，以及是否合适转诊到医院。
- 国外选修课的地理和文化差异。

基于任务的学习的实施

采用基于任务的方法的医学院通常会生成 100 ～ 150 个临床表现作为课程的重点或框架。随着课程的进展，学生对任务的理解也越来越深入。框 11.1 列出了邓迪大学医学院采用的 104 种表现。

应该制作评分细则或模板，以确定每项任务对学习结果和学生参与的一系列学习体验的贡献。如上所述，每一次临床实习可以不同的方式帮助学生掌握课程的学习结果。

正如第 7 章所讨论的，课程不仅仅是研究主题的集合或所遵循的教学大纲。Wragg（1997）在课程立方体（cubic curriculum）中描述了三个课程维度——课程内容、跨课程主题和议题，以及不同的教学和学习方法。在医学教育（图 11.3），这可转化为三个维度：

框 11.1 为基于任务的学习课程提供框架的临床表现

1. **疼痛**
   行进中的小腿痛
   急性腹痛
   腰痛和排尿困难
   关节痛
   背部和颈部疼痛
   消化不良
   头痛
   癌性疼痛
   耳痛
2. **出血和瘀斑**
   易发瘀斑
   苍白
   咯血
   呕血
   直肠出血
   尿血
   贫血
   术后出血
3. **发热和感染**
   胸部感染
   皮疹和发热
   尿道分泌物
   不明原因发热
   免疫原因
   多汗
   低体温
   脓毒症
4. **意识改变**
   活动困难
   跌倒
   晕倒
   意识模糊
   眩晕
   （癫痫等）发作
5. **瘫痪和运动障碍**
   一侧失能
   震颤
   周围神经病变
   肌无力
   行动不便
   儿童斜视
   儿童体内的异物
   跌倒
6. **结节、包块和肿胀**
   颈部结节
   腹股沟结节
   乳房结节
   阴囊肿胀
   关节肿胀
   踝部肿胀
   皮肤结节
7. **营养 / 体重**
   口渴和减重
   吞咽困难
   体重减轻
   严重超重
8. **身体功能的改变**
   喘息
   胸腔积液
   呼吸急促
   咳嗽
   排便习惯的改变
   排尿困难
   失禁
   血压升高
   心悸
9. **皮肤问题**
   皮疹
   瘙痒
   银屑病
   痣增大 / 流血
   水疱
   光敏感
   压疮
   黄疸
   烧伤
   创伤
10. **危及生命 / 事故和急症**
   休克
   发生事故
   骨折
11. **眼**
   视力丧失
   疼痛的红眼症
12. **耳鼻喉**
   耳鸣
   失聪
   耳痛
   咽痛
   嘶哑
   鼻塞

（续表）

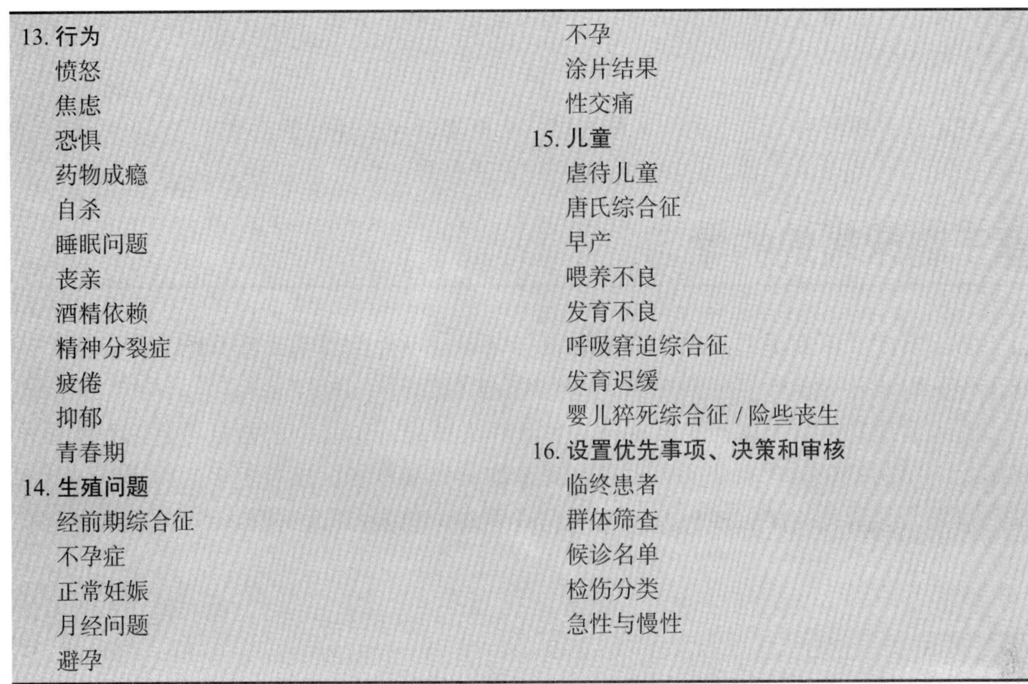

13. **行为**	不孕
愤怒	涂片结果
焦虑	性交痛
恐惧	15. **儿童**
药物成瘾	虐待儿童
自杀	唐氏综合征
睡眠问题	早产
丧亲	喂养不良
酒精依赖	发育不良
精神分裂症	呼吸窘迫综合征
疲倦	发育迟缓
抑郁	婴儿猝死综合征 / 险些丧生
青春期	16. **设置优先事项、决策和审核**
14. **生殖问题**	临终患者
经前期综合征	群体筛查
不孕症	候诊名单
正常妊娠	检伤分类
月经问题	急性与慢性
避孕	

经许可转载自 Harden，R.M.，Crosby，J.R.，Davis，M.H.，et al.，2000.Task-based learning：the answer to integration and problem-based learning in the clinical years.Med.Educ.34，391-397.

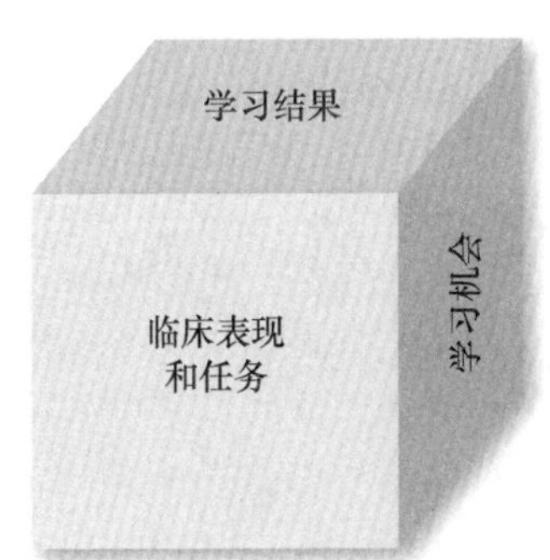

图 11.3　课程立方体

临床表现和任务与学习结果和学习机会相关

- 学习结果或胜任力
- 临床表现和任务
- 课程和学习机会，例如授课或 PBL 课程

在课程立方体中，每个临床表现或任务都与学习结果和学习机会相关。每个学习结果都与有助于掌握该学习结果的临床表现、所涉及的课程和学习机会有关。

基于任务的学习为毕业后教育提供了一个结构和重点，而这在以前常常是缺乏的。

它被认为有助于解决提供的服务与学生或学员教育之间的冲突。口腔医学学员常规执行的六项任务被确定为口腔科毕业后培训方案的基础。如框 11.2 中所示，每项任务均制定了期望的学习结果。

特定任务还可以为学生的档案袋提供一个框架以评价他们的进步。

基于临床表现的学习

由加拿大卡尔加里引入的“临床表现”课程是一种类似基于任务的学习方法。与基于任务的学习一样，它基于患者向医生展示出的问题（Mandin et al.，1995）。

临床表现是患者个体、患者群体、社区或人群展现给医生的常见或重要方式，也是毕业生应该面对的。确定的表现还必须足够重要和真实，涵盖更多的内容，以达到学习结果。大量的临床表现包含在广泛的类别下。例如，“鼻出血”包含在出血倾向 / 瘀斑下。

框 11.2　口腔医学培训的学习结果 / 任务掌握细目的前两部分

	学员执行的任务 *					
	龋齿和修复	牙周病	急性牙痛	牙髓问题	部分 / 完全义齿	小型外科操作
通用						
批判性评价和评估他自己的工作	+	+	+	+	+	+
与时俱进，继续他的教育	+	+	+	+	+	+
不仅了解他在做什么，而且知道为什么要这样做	+	+	+	+	+	+
与患者的沟通						
病史采集	+	+	+	+	+	+
临床情况说明	+	+	+	+	+	+
建议的治疗计划和备选方案的说明	+	+	+	+	+	+
费用和获得支付同意的说明	+	±	±	+	+	+
对患者问题预防方面的说明	+	+	+	+	−	−
治疗相关并发症的说明	+	−	+	+	+	+
器械使用不便或故障的说明	−	−	−	−	+	−
必需器械的说明	−	−	−	−	+	−

* 适用＋；可能适用 ±；不适用−

转载自 Mitchell，H.E.，Harden，R.M.，Laidlaw，I.M.，1999. Med. Teach. 20，91-98

基于问题的学习（PBL）

什么是 PBL？

在过去的 50 年中，基于问题的学习作为医学教育的一种教育策略被全世界采用。然而，它的使用并非没有争议。PBL 背后的主要思想是学习的起点是临床问题。这是学生学习的重点，并在“理解”的基础上推进学习活动。PBL 为医学教育做出了重大贡献，但围绕该术语的含义及其在实践中的实施方式一直缺乏明确的概念。基本的教育原则是：

- 向学生展示来自临床实践的例子，然后从基础科学和临床科学中找出原理或规则，使他们能够理解和解释问题。
- 学生积极参与学习，在小组中与同伴合作。
- 学生通过自学确保他们理解了主题。

在 PBL 中，关于过程中的步骤、“问题”的性质和形式，以及给予学生的支持程度与方法各不相同。PBL 通常基于小组学习，每组有 8 ～ 10 名学生，但可以有更多的学生参与。教师通常为小组提供便利，但学生可以充当引导者。尽管有些人认为小组学习是 PBL 的一个基本特征，但这种方式也可以在大班授课的情况下使用，也可以让个别学生在线自主使用。

实践中的 PBL

PBL 可以通过多种方式在实践中实施。例如，与问题相关的程序通常在 1 周内完成。

1. 在学生小组的第一次会议上：
    - 学生收到问题场景。传统上，这一直是以印刷格式出现的，通常是对患者表现的简短描述。然而，问题也可以用计算机、录像带或模拟器的多媒体方法来呈现。还可使用模拟病人。
    - 学生识别并澄清不熟悉的术语，然后定义并同意要讨论的问题。他们根据先前的知识考虑对所呈现情况的可能解释，并确定需要进一步学习的领域。导师帮助确保学生确定的学习结果是合适的，与课程的学习结果相匹配，并且可以在可用的时间内实现。
2. 接下来，学生自主学习并收集与学习结果相关的信息。其中一些工作可以使用谷歌等搜索引擎，在小组中在线完成。
3. 该小组重新汇总并分享他们的研究结果。然后将他们学到的知识应用于所提出的问题。
4. 可以向学生呈现关于患者的附加信息，并且重复上述过程。

要使 PBL 取得成功，学生和教师都需要有积极性，对原则有所了解，并接受他们的角色和责任（Bate et al.，2014）。

PBL 的问题不在于概念，而在于如何在实践中应用它，以及学生和学习者的投入。PBL 是一种教育策略，而不仅仅是一种教学方法。与 SPICES 课程模式（第 8 章）中确定的其他教育策略一样，问题不在于人们支持还是反对 PBL，而是人们找到在 PBL 连续体中的位置。表 11.1 总结了这些选择。

表 11.1　基于问题的方法和信息导向方法连续体中各点的总结

		术语	描述	示例
1	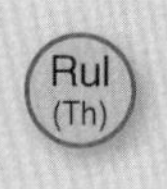 Rul (Th)	理论学习	提供有关该理论的信息	传统大班授课，权威教科书
2	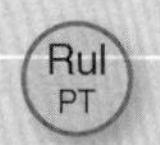 Rul PT	问题导向的学习	提供实用信息	讲授实用信息，手册或指南
3	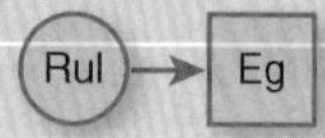 Rul → Eg	问题辅助的学习	提供的信息有机会将其应用于实际示例	大班授课之后进行实践或临床体验。包含问题或经验的书籍
4	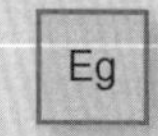 Eg	解决问题的学习	解决与具体示例相关的问题	案例讨论和一些实践课中的活动
5	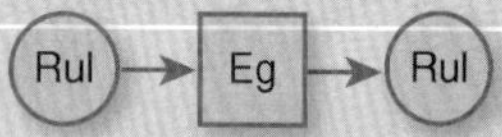 Rul → Eg → Rul	聚焦问题的学习	在提供信息的同时，也提供了一个问题。然后学习该学科的原理	入门或基础课程或讲座。学习指南中的信息
6	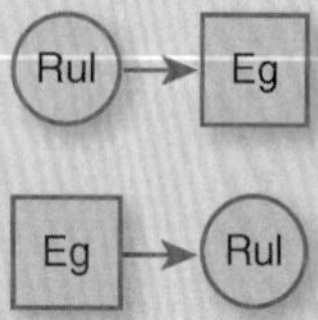 Rul → Eg Eg → Rul	基于问题的混合方法	基于问题和基于信息的学习相结合	学生可以选择信息导向或基于问题的方法
7	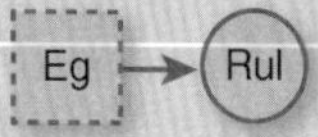 Eg → Rul	问题启动的学习	问题作为学习的开始	患者管理问题被用来提高学生对某一主题的兴趣
8	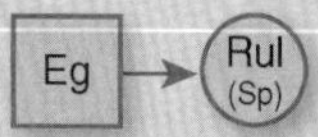 Eg → Rul (Sp)	以问题为中心的学习	对问题的学习是引导学生通过具体问题学习原则和规律	文本提供一系列问题，然后是解决这些问题所需的信息
9	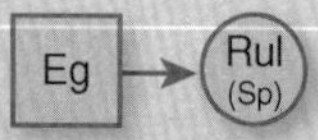 Eg → Rul (Sp)	以问题为中心的探索式学习	在提出问题之后，学生有机会推导出原则和规律	学生从文献或从事的工作中推导出原则
10	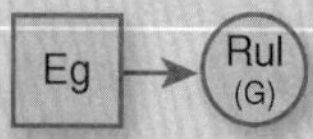 Eg → Rul (G)	基于问题的学习	原则的发展包括学习的归纳阶段	对甲状腺功能亢进患者的检查扩展到对甲状腺功能检查的全面了解
11	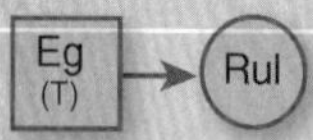 Eg (T) → Rul	基于任务的学习	真实世界的问题	一系列由专业人员承担的任务是呈现给学生的“问题”的基础

“Rul”是要学习的规律（rules）或原则。“Eg”是学生解决的问题或临床示例（example）。经许可转载。首次发表于 Harden，R.M.，Davis，M.H.，1998.The continuum of problem-based learning.Med.Teach.20，317-322

使用 PBL 的情境

PBL 最好在混合式课程中与一系列教学方法一起运用，包括授课、自主学习、临床教学和临床技能培训。PBL 通常在综合医学课程中使用，但该策略也可以在强调学科的课程中使用。

最常见的是，PBL 已用于本科教育的早期阶段。该策略也可以在本科教育的后期以及毕业后和继续教育中发挥作用，尽管在这些情况下基于任务的方法可能更合适。在继续教育中，医生可以远距离单独工作，通过线上或纸面提出问题。

基于案例的学习

基于案例的学习是一种在商业教育和其他领域长期使用的学习方法。在医疗行业，学习活动可以基于患者的案例，通过将学生的知识应用于案例，将理论与实践联系起来（Thistlethwaite et al.，2012）。病例可以表现为医院或社区中的真实患者、模拟病人、虚拟病人或基于文本的患者。案例通常是作为传统临床体验之外的正式学习活动而提出的。它通常用于课程的早期，以提供实境学习体验。这与 PBL 有明显的相似之处，但在以案例为基础的学习中，与 PBL 不同，案例的展示不一定是在学习模块或单元的开始。另外，在基于案例的学习中有更大程度的教师指导和互动，预期的学习成果也很明确。

每个案例都可能附有一组学习结果、嵌入式问题、相关学习材料、参考文献和作业（Kulasegaram et al.，2018）。与 PBL 和基于任务 / 表现的学习不同，这些案例被用作实际示例，而不是课程框架。文献表明，与 PBL 相比，学生和教师可能更喜欢基于案例的学习，但这可能是因为它对他们的要求更低（Thistlethwaite et al.，2012）。

与基于任务 / 表现的学习一样，基于案例的学习可以成为早期和后期课程整合的重点。

思考

1. 考虑使用一组任务或临床表现作为您课程的框架，并将它们与预期的学习结果联系起来。
2. 如果您使用基于案例或基于问题的学习，您在向学习者提出问题时是否充分利用了新技术？
3. 如果您使用 PBL，如表 11.1 所述，您处于 PBL 连续体中的哪个位置？

深入阅读

Bate, E., Hommes, J., Duvivier, R., et al., 2014. Problem-based learning (PBL). Getting the most out of your students – their roles and responsibilities. AMEE Guide No. 84. Med. Teach. 36, 1–12.

de Cates, P., Owen, K., Macdougal, C.F., 2018. Warwick Medical School: a four dimensional curriculum. Med. Teach. 40 (5), 488–494.

Davis, M.H., Harden, R.M., 1999. Problem-Based Learning: A Practical Guide. AMEE Medical Education Guide No. 15. AMEE, Dundee.

Dolmans, D., Michaelsen, L., van Merrienboer, J., et al., 2015. Should we choose between problem-based learning? No, combine the best of both worlds!. Med. Teach. 37, 354–359.

Harden, R.M., Crosby, J.R., Davis, M.H., et al., 2000. Task-based learning: the answer to integration and problem-based learning in the clinical years. Med. Educ. 34, 391–397.

Harden, R.M., Davis, M.H., 1999. The continuum of problem-based learning. Med. Teach. 20, 317–322.

Harden, R.M., Laidlaw, J.M., Ker, J.S., et al., 1998. Task-Based Learning: An Educational Strategy for Undergraduate, Postgraduate and Continuing Medical Education. AMEE Medical Education Guide No 7. AMEE, Dundee.

Kulasegaram, K., Mylopoulos, M., Tonin, P., et al., 2018. The alignment imperative in curriculum renewal. Med. Teach. 40 (5), 443–448.

Mandin, H., Harasym, P., Eagle, C., et al., 1995. Developing a "clinical presentation" curriculum at the University of Calgary. Acad. Med. 70, 186–193.

Race, P., 2000. Task-based learning. Med. Educ. 34 (5), 335–336.

Taylor, D., Miflin, B., 2010. Problem-Based Learning: Where Are We Now? AMEE Medical Education Guide No 36. AMEE, Dundee.

Thistlethwaite, J.E., Davies, D., Ekeocha, S., et al., 2012. The effectiveness of case-based learning in health professional education. A BEME systematic review: BEME Guide No. 23. Med. Teach. 34 (6), e421–e444.

Wragg, E.C., 1997. The Cubic Curriculum. Routledge, London, UK.

使用整合方法 12

整合课程汇集了不同学科、基础科学和临床医学，展现了巨大优势。

转向整合课程

自 20 世纪 70 年代以来，全球医学教育发生的最重要的变化是，从注重各自独立的基础科学和临床医学的学科课程，转变为教学与学习相结合的课程。在传统的以学科为基础的课程中，不同的课程教授不同的科目，每个课程都有自己的授课方案和评价。学生在解剖学课程中了解心脏的结构，在药理学课程中了解心脏治疗药物，在病理学课程中了解心脏的异常（图 12.1）。前 2 年致力于基础科学的学习，后 2 ～ 3 年致力于临床医学。

现在的情况大不相同，大多数学校的课程中都有整合元素。整合被描述为对不同知识领域的刻意统一（Goldman and Schroth，2012）。术语“横向整合”用于描述将不同学科课程中的相同阶段整合在一起。“纵向整合”适用于在整合课程的不同阶段进行学科教授。

整合作为课程开发的替代方法，已从边缘中脱颖而出，成为全球许多医学院的标准方法，并被许多国家的认证机构所要求，包括英国、美国、加拿大、澳大利亚和瑞典。在早期引入临床以及与之相关的基础科学，作为课程的一个重要特征，现在已经比较普遍（图 12.2）。然而，在课程的后期，确实需要更多地关注基础科学与临床医学的整合。

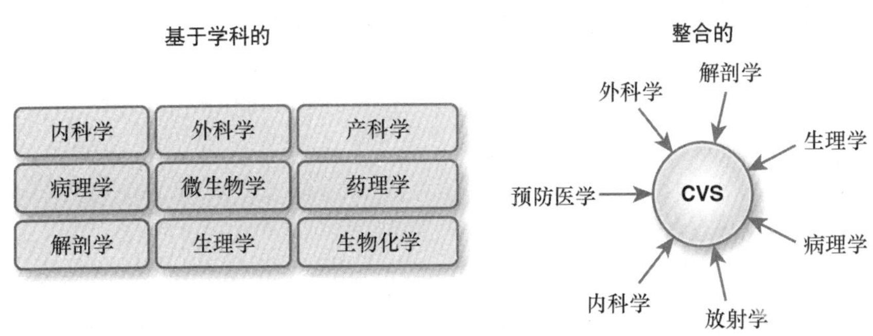

图 12.1　与心血管系统（CVS）相关的基于学科的课程和整合课程之间的科目比较

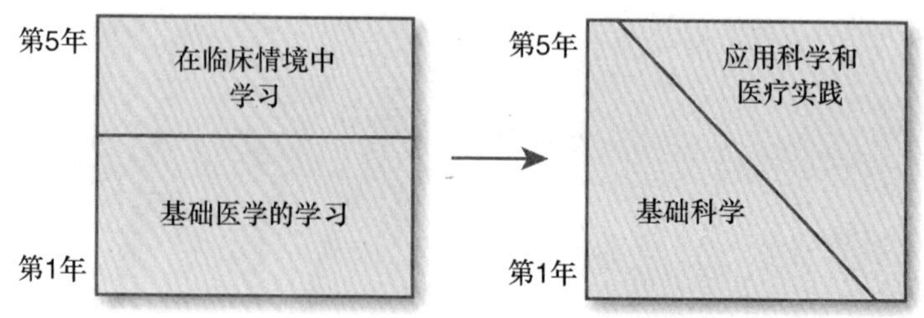

图 12.2　向基础医学与临床医学纵向整合的转变

整合的优势

对课程采用整合方法的原因有很多。

- **整合教学反映医学实践**。整合方法不是基于学科的方法，鼓励学生从整体上看待患者及其问题。在基于学科课程的医学院的期末考试中，我们观察到一名学生在被要求采集一位腹痛女性患者病史时，他应该采集内科、外科或妇科相关病史。但他显然未能将他在不同临床学科中学到的东西整合起来。
- **整合促进学生学习**。大多数学生对成为解剖学家或生理学家不感兴趣，他们可能不了解基础科学与医学实践的相关性。遗憾的是，传统课程在早期常常导致学生对医学的热情和兴趣下降。
- **整合理论与实践，使学习更有效**。在一个经典的实验中，潜水员分别在水下和水面上学习。随后，在水面上进行测试时，他们对在水面上学习的内容表现得更好。在水下测试时，他们在水下学习的内容表现得更好。这在其他研究中得到了重复。从记忆中检索某个条目的能力取决于学习该条目时的情境与要检索和应用该条目时的情境之间的相似性。重要的是学生在管理患者时如何使用他们的知识，而不是在课堂考试中。人们还认识到，孤立地学习而不应用的知识很容易被遗忘，这就是所谓的“惰性”知识。
- **整合课程有助于避免不必要的重复**。整合课程强调学生知道什么是重要的，可以看作对海量信息问题的回应。
- **整合课程可能更具成本效益**。通过共享教学资源，如临床技能实验室的设施，可以实现更大的效率。
- **整合方式可促进教师之间的合作和沟通**。教师需要讨论每个学科如何为学习结果做出贡献。在教学中合作的教师可以继续在他们的研究活动中进行合作。

整合关注点

整合课程可能基于一个或多个主题：

- **身体系统**。这是医学课程早期最常用的方法。例如，学生学习 6 周的心血管系统课程、5 周的呼吸系统课程等。
- **生命周期**。整合的重点可能是生命周期，包括新生儿、儿童、青少年、成人、老年人和临终者。这可以与基于系统的方法结合使用。
- **临床表现或对医生面临的任务的描述**。第 11 章中描述的基于任务的学习是一种有用的整合方法，尤其是在课程的后期（Harden et al.，2000）。

整合连续体

关于整合的讨论已经两极分化，一些教师赞成，另一些则反对整合教学。在教育策略的 SPICES 模式中，整合表现为一个连续统一体，一端是完全整合，另一端是基于学科的教学（Harden，2000）。可以采用整合阶梯中描述的两个极端之间的位置（图 12.3）。人们发现这是一个有用的工具，可以探索课程中的整合，并确定最合适的水平以适应特定的课程。

第 1 步——分离 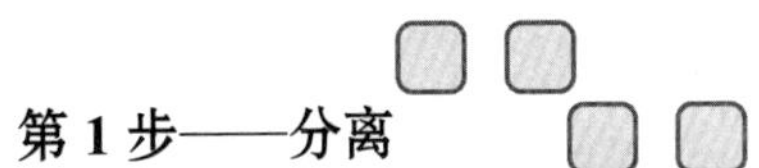

以方块为代表的主题或学科专家孤立地组织教学，不考虑其他学科或主题。

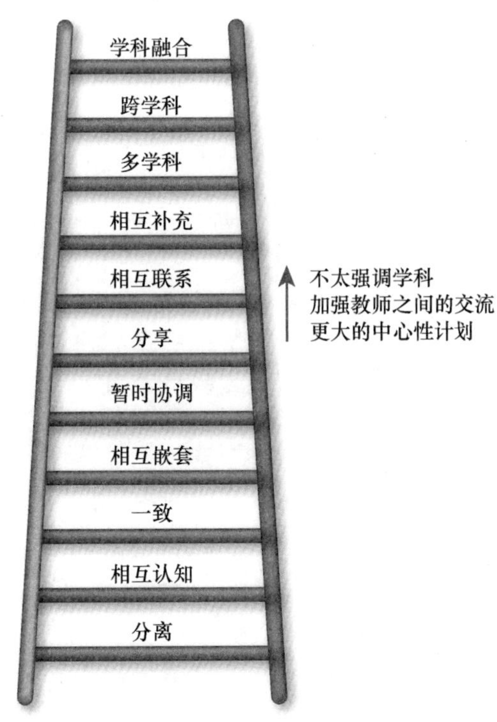

图 12.3　整合阶梯

修订自 Harden，R.M.，2000. The integration ladder：a tool for curriculum planning and evaluation. Med. Educ. 34，551-557

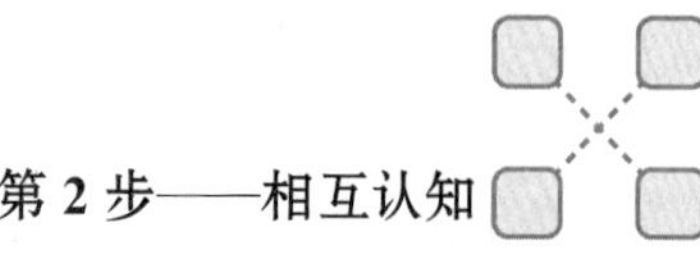

第 2 步——相互认知

与第 1 步一样，教学以学科为基础，但存在一些机制，使某一学科的教师了解课程中其他学科的内容。

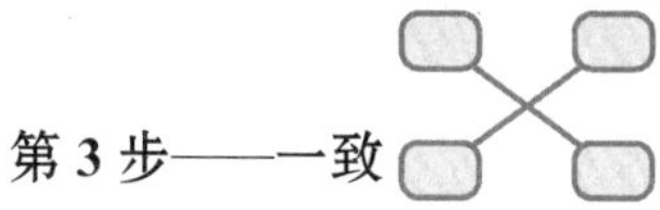

第 3 步——一致

在一致中，负责不同课程的教师相互协商并就他们的课程进行交流。

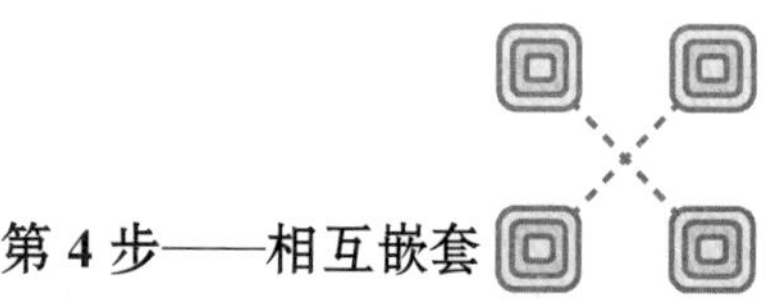

第 4 步——相互嵌套

在相互嵌套或灌输中，教师在基于学科的课程中纳入与其他学科相关的知识和技能。

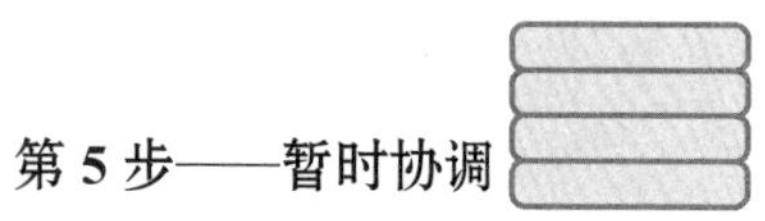

第 5 步——暂时协调

课表的调整是为了将学科内的相关主题安排在同一时间，相似的主题在同一天或同一周教授。

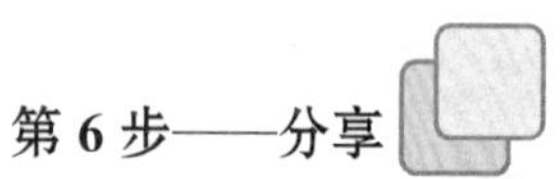

第 6 步——分享

如果有共同的内容领域，则在实施教学计划的两个部门或学科之间共享一些教学内容。

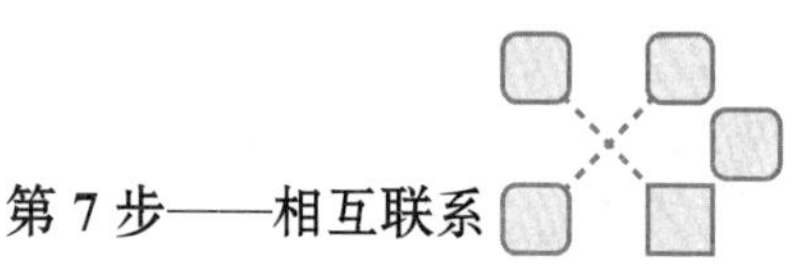

第 7 步——相互联系

除了基于学科的教学之外，还引入了整合教学课程，将每个学科的共同兴趣领域汇集在一起。

第 8 步——相互补充

既有基于学科的教学，也有整合教学，但整合部分是课程的一大特色。

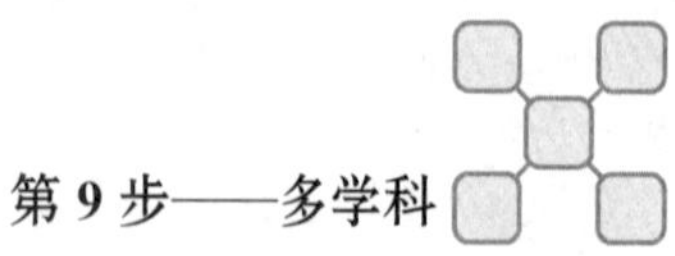

第 9 步——多学科

许多学科集中在一个具有整合主题的课程中，但明确确定了学科。

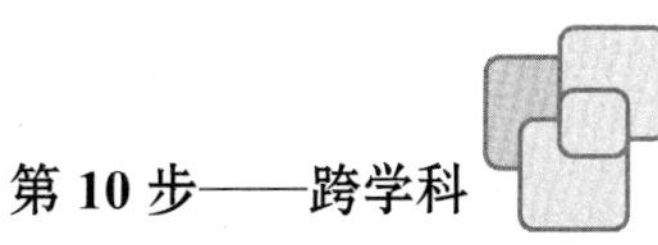

第 10 步——跨学科

新的整合方案中不再强调学科的身份。

第 11 步——学科融合

整合是围绕着真实世界中所体现的知识领域进行构建，而不是为了目的选择的主题或话题。

实施整合

由于课程强调实境性（第 7 章），整合很重要。本书其他章节描述的方法有助于引入整合。

- 在基于任务 / 表现的学习和 PBL 中，学生从第 1 年开始就围绕临床问题或表现进行整合（见第 11 章）。
- 在螺旋式课程中，不同的课程是相关的，伦理、健康促进和临床方法等主题贯穿所有课程（见第 9 章）。
- 课程地图使课程更加透明，并突出了不同课程所涵盖内容之间的联系和重叠（见第 17 章）。
- 概念图可用于评价知识的整合程度（Brauer and Ferguson，2015）。
- 纵向整合式见习鼓励临床环境中的整合（见第 14 章）。
- 学习指南的使用可以支持学生整合课程内容（见第 23 章）。
- 如第 3 章所述，开发具有特定学习结果领域的基于结果的课程，可用于支持课程整合。
- 档案袋评价包括学生如何在临床决策中使用基础科学概念（见第 32 章）。

整合课程的基本要素是学习和评价的一致性。无论是多选题、过程考核、档案袋，还是临床考试，评价都应以整合的方式评价预期学习结果的范围（Brauer and Ferguson，2015）。

为了成功整合课程，临床医生和基础医学科学家之间需要合作，学生也需要参与到这个过程中（Arja et al.，2018；de Cates et al.，2018）。

思考

1. 思考您课程中的整合方法。整合的重点是什么？您在整合阶梯上处于什么位置？您不应该停在阶梯的底部。

2. 课程的早期临床医学与基础科学相结合了吗？而在后期，基础科学被整合到临床医学中了吗？
3. 如果您开设整合课程，学习结果、提供的学习机会和评价是否都反映了整合方法？

深入阅读

Arja, S.B., Arja, S.B., Venkata, R.M., et al., 2018. Integrated curriculum and the change process in undergraduate medical education. Med. Teach. 40 (5), 437–442.

Bandaranayake, R., 2011. The Integrated Medical Curriculum. Radcliffe Publishing, London.

Brauer, D.G., Ferguson, K.J., 2015. The integrated curriculum in medical education: AMEE Guide No. 96. Med. Teach. 37 (4), 312–322.

de Cates, P., Owen, K., Macdougall, C.F., 2018. Warwick medical school: a four dimensional curriculum. Med. Teach. 40 (5), 488–494.

Cooke, M., Irby, D.M., O'Brien, B.C., 2010. Educating Physicians. Jossey-Bass, San Francisco.

Fogarty, R., 1991. How to Integrate the Curricula. IRI/Skylight Training and Publishing, Illinois, USA.

Goldman, E., Schroth, W.S., 2012. Deconstructing integration: a framework for the rational application of integration as a guiding curricular strategy. Acad. Med. 87, 729–734.

Harden, R.M., Crosby, J., Davis, M.H., et al., 2000. Task-based learning: the answer to integration and problem-based learning in the clinical years. Med. Educ. 34, 391–397.

Harden, R.M., 2000. The integration ladder: a tool for curriculum planning and evaluation. Med. Educ. 34, 551–557.

de Jong, P.G.M., 2015. Introduction to the theme for 2015: integration. Med. Sci. Educ. 25, 341.

Mennin, S., 2016. Integration of the sciences basic to medicine and the whole of the curriculum. In: Abdulrahman, K.A.B., Mennin, S., Harden, R.M., et al. (Eds.), Routledge International Handbook of Medical Education. Routledge, London. (Chapter 13).

跨专业教育 13

跨专业教育已被高度认为是帮助实现“改善照护体验、促进人口健康和降低人均医疗费用”这“三重目标”的一种方法。

Brandt 等，2014

转向跨专业教育

第 12 章中描述的整合教学涉及将医学内的学科结合起来。跨专业教育（interprofessional education，IPE）发生于两个或多个不同的专业相互学习、相互借鉴、相互了解。尽管实施起来并不容易，但 IPE 现在在某种程度上已经成为许多课程的特色，并被一些认证机构授权或推荐。对于上述这些已经有充分的理由（Harden，2015）。在临床实践中，跨专业照护现已成为常态。如果我们期望有资格的医生作为团队成员有效地执业，并具备所需的团队合作和沟通技巧，理解并尊重其他医护人员，但我们需要在课程和所采用的教育策略中体现这一点［Committee on Measuring the Impact of Interprofessional Education on Collaborative Practice and Patient Outcomes（跨专业教育对协作实践和患者结局影响评估委员会），2015］。

在今天的医疗实践中，没有任何专业可以对患者提出的一系列问题做出全部回应。医生需要与护士、药剂师、理疗师、随访员和医疗团队的其他成员一起工作，医生必须具备必要的团队合作技能和对不同角色的理解。医生的教育自成体系，很少考虑其他专业，也没有联合教育项目。IPE 使人们能够学习协作工作所需的知识和技能，并可以改善医疗实践。

本书第 2 部分所述的基于结果的教育的转变以及第 7 章所述的实境课程的需求，都鼓励采用 IPE。从医学院的早期阶段，到毕业后培训，再到继续职业发展，IPE 贯穿医学教育全过程。

跨专业学习的原则

英国跨专业教育促进中心（CAIPE）制定了七项原则，以指导跨专业教育的开发、实施和发展（Freeth，2014）。跨专业教育需要：

- 致力于提高照护质量
- 关注服务使用者和照护者的需求
- 涉及服务使用者和照护者
- 鼓励各行业之间相互学习，相互借鉴，相互了解
- 尊重各专业的职业操守和贡献
- 加强专业内的实践
- 提高职业满意度

跨专业教育的阶段

跨专业教育可以沿用 11 个阶段的连续统一体的描述，从分离状态，即医疗卫生人员彼此分开教学，没有接触，到专业融合教育，即在实践中学习（Harden，1998）。这些步骤类似于第 12 章整合阶梯中描述的步骤。需要确定学校预期在 IPE 阶梯上的位置，而这应该高于前两个阶段，并且在课程中应该对其他专业有一定的认可。随着时间的推移，学校应逐步提高在 IPE 阶梯上的等级。

学习结果和 IPE

与课程的其他元素一样，在 IPE 中明确学习结果很重要。对此，在学习结果中已经确定了七个特定领域（Steven et al.，2017）。

- 不同专业之间**服务于实践的知识**，包括相关的基础科学、心理学、社会学和公共卫生的原理以及围绕共同学科的知识。
- **实践技能**，包括沟通技巧、采集病史、患者评价、制定管理计划和用药安全。
- **以患者为中心的方法**，尊重患者的意见并让他们参与决策。
- **伦理方法**，包括知情同意、保密和记录保存相关问题。
- **继续职业发展**，包括跟进学科进展、应用循证方法和对实践的反思。
- **团队合作**，包括领导力、与同事合作，以及认可其他医疗人员的作用。
- **职业素养**，包括通过继续职业发展（CPD）保持技能和实践水平、平等和多元化相关问题、个人幸福感、患者安全和质量改进。

实施策略

IPE 的实施并不容易，可能会在课表、地点和课程相关问题方面存在问题。然而，

这些困难并非不可克服。通过构想、思考和协作，这些通常可以克服。为了使 IPE 取得成功，需要有清晰的愿景、适当的实施策略以及积极而非消极的心态。

IPE 的愿景

应该有一个明确的共同愿景和可实现的目标。跨专业教育应该具备可认知、弹性、可行、适当、聚焦和可交流的愿景。这些都很重要。课程组织者、不同专业的教师和学生需要具有共同的目标，并清楚地了解 IPE 的基本原理以及在此情境下构成 IPE 的内容。

在实践中的实施

如果 IPE 要取得成功，院长和领导的支持、充足的资源提供是必不可少的。在实施 IPE 时，需要明确说明课程的预期学习结果，以及 IPE 如何有助于实现学习结果（Thistlethwaite et al.，2014）。虽然几乎每个人都同意跨专业教育应该在教育项目中占有一席之地，但在实践中却采取了不同的方法来实施。IPE 的方法（图 13.1）包括：

- 规划课程，以便在一定时间内，来自不同医学专业的学生可以一起学习并相互了解。为了更有效，学习应该结构化，以便学生看到该方法的优点。例如，英国邓迪大学的医学和助产学学生在基于问题的结构化学习中，逐渐认识到他们各自对卫生保健的贡献，当小组工作需要助产学学生更多的实践经验和医学生更多的理论经验时，就会取得最大的进展（Mires et al.，1999）。结果是医学生对助产士的态度发生了积极的转变，反之亦然。其他报告的多专业团体的经验不太成功，原因是任务定义不明确，并不需要不同专业的经验。课程可以设计为大班授课共享，但效果较差。
- 可以开发包含跨专业实践的资源材料。我们与来自非洲的多专业团队合作，编写了供医疗团队成员使用的培训手册。该手册基于医疗卫生人员在日常工作中

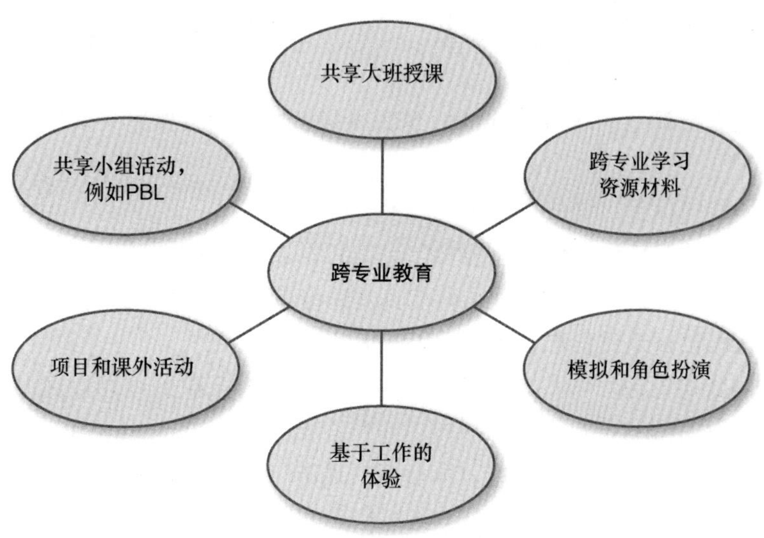

图 13.1　跨专业教育（IPE）的实施

遇到的常见临床问题，例如腹泻患者。每页的上半部分提供了与所有学科相关的问题的通用管理说明。在页面下半部分的三列中，描述了与问题相关的医生、护士和卫生官员的角色。团队成员掌握了与自己角色相关的技能，同时了解了医疗团队其他成员的角色。

- 在模拟的情况下提供体验，要求学生作为医疗团队的成员在提供照护服务时共同工作。使用模拟病房作为临床技能中心的一个特征已被证明是有效的。角色扮演和游戏也可以发挥作用。
- 基于工作的学习，并在临床环境中获得跨专业的工作经验可能特别有帮助。跟随另一位医疗专业人员可能是有效的。在美国范德比尔特医学院，内科、外科、药学、社会工作和神学院的学生在监督下，在诊所中共同负责未投保的患者。
- 在毕业后教育中，跨专业诊所是为 IPE 提供来自不同学科的学习者共同照护患者的有效方式（Bodenheimer et al.，2018）。
- IPE 应该是核心课程的一部分。它也可以包含在选修课和课外活动中。

应对消极心态

必须解决教职工和学生的消极心态。需要在领导层面解决 IPE 的潜在障碍。必须反驳那些影响 IPE 形象的观点，包括学术精英主义、公认的专业认证限制、IPE 破坏了个人特性、职业认同可能丧失、性格冲突很普遍、认为 IPE 不值得付出努力和付出，以及后勤支持工作太困难等。

评价和 IPE

在 IPE 课程中加入评价，可以促进学生的参与，而没有评价可能会促使学生认为 IPE 不如具体专业体验那么重要。采用跨专业学习结果评价的渥太华共识声明对 IPE 评价的原则和方法进行了回顾（Rogers et al.，2017），其描述的方法包括：

- **传统的医疗职业素养评价**使用简答题或基于情景的多选题来评价对基本角色的认知。
- **基于团队的项目**，跨专业团队的学生承担小项目。
- **模拟活动的观察**，提供机会观察学习者的团队合作和跨专业沟通技巧。
- **基于工作场所的评价**，由指导者在真实的患者照护场景下进行。
- **记录反思性日记或日志**，特别适用于情感学习结果。
- **基于团队的评论**，学习者必须对医疗团队进行有意识的批判性观察，以确定有效和无效的跨专业实践。
- **跨专业档案袋**，学生可以在其中记录其跨专业能力的证据。这种方法已经开始流行。
- **同伴评价**，学生评价自己和其他学习者的能力。

- **OSCE**，旨在评价跨专业胜任力。
- 使用专门设计的工具，包括自行完成的问卷和量表，例如协作医疗跨学科关系规划（CHIRP）量表、跨专业学习准备量表（RIPLS）、沟通和团队合作技能（CATS）工具以及团队合作迷你临床评估演练（T-MEX）(Havyer et al., 2016)。此类工具更常用于评估研究中的 IPE 干预措施。

思考

1. 在规划和实施培训项目的过程中，您是否考虑了跨专业方法及其优势和可能的策略？您是否和其他专业的教师讨论过这个问题？
2. 您的课程目前在跨专业阶梯上处于什么位置？您希望处于什么位置？
3. 您的机构应该采取什么行动来推进 IPE ?

深入阅读

Bodenheimer, T., Knox, M., Syer, S., 2018. Interprofessional care in teaching practices: lessons from "Bright Spots". Acad. Med. 93 (10), 1445–1447.

Brandt, B., Lutfiyya, M.N., King, J.A., et al., 2014. A scoping review of interprofessional collaborative practice and education using the lens of the triple aim. J. Interprof. Care. 28, 393–399.

Committee on Measuring the Impact of Interprofessional Education on Collaborative Practice and Patient Outcomes, 15 Dec 2015. Board on Global Health; Institute of Medicine. Measuring the Impact of Interprofessional Education on Collaborative Practice and Patient Outcomes. National Academies Press (US), Washington (DC). www.ncbi.nlm.nih.gov/books/NBK338360.

Forman, D., VanLeit, B., 2016. Implementing interprofessional education. In: Abdulrahman, K.A.B., Mennin, S., Harden, R.M., et al. (Eds.), Routledge International Handbook of Medical Education. Routledge, New York. (Chapter 14).

Freeth, D., 2014. Interprofessional education. In: Swanwick, T. (Ed.), Understanding Medical Education: Evidence, Theory and Practice, second ed. Wiley–Blackwell, Chichester. (Chapter 6).

Hammick, M., Freeth, D., Koppel, I., et al., 2007. The best evidence systematic review of interprofessional education. BEME Guide No. 9. Med. Teach. 29, 735–751.

Harden, R.M., 1998. Effective multiprofessional education: a three-dimensional perspective. Med. Teach. 20, 402–408.

Harden, R.M., 2015. Interprofessional education: the magical mystery tour now less of a mystery. Anat. Sci. Educ. 8, 291–295.

Havyer, R., Nelson, D., Wingo, M.T., et al., 2016. Addressing the interprofessional collaboration competencies of the Association of American Medical Colleges: a systematic review of assessment instruments in undergraduate medical education. Acad. Med. 91 (6), 865–888.

Hean, S., Craddock, D., Hammick, M., 2012. Theoretical insights into interprofessional education. AMEE Guide No. 62. Med. Teach. 34, e78–e101.

Mires, G.J., Williams, F.L.R., Harden, R.M., et al., 1999. Multiprofessional education in undergraduate curricula can work. Med. Teach. 21, 281–285.

Norgaard, B., Draborg, E., Vestergaard, E., et al., 2013. Interprofessional clinical training improves self-efficacy of health care students. Med. Teach. 35, e1235–e1242.

Rogers, G.D., Thistlethwaite, J.E.,

Anderson, E.S., et al., 2017. International consensus statement on the assessment of interprofessional learning outcomes. Med. Teach. 39 (4), 347–359.

Steven, K., Howden, S., Mires, G., et al., 2017. Toward interprofessional learning and education: mapping common outcomes for prequalifying healthcare professional programmes in the United Kingdom. Med. Teach. 39 (7), 720–744.

Thistlethwaite, J.E., Vlasser, P.H., 2017. Interprofessional education. In: Dent, J.A., Harden, R.M., Hunt, D. (Eds.), A Practical Guide for Medical Teachers, fifth ed. Elsevier, London. (Chapter 17).

Thistlethwaite, J.E., Forman, D., Matthews, L.R., et al., 2014. Competencies and frameworks in interprofessional education: a comparative analysis. Acad. Med. 86, 869–875.

课程中的临床教学 14

临床教学是医学教育的核心

临床教学趋势

在临床环境中学习是医学教育的一个基本特征，在临床环境中进行教学的价值和需求是显而易见的。无论模拟的价值如何，与真实患者打交道的经验必不可少。事实上，医学教育的传统学徒制模式虽然有其缺点，但也有很大的吸引力。在 19 世纪及更早的时候，医生被训练为执业医师的学徒。师傅接受了学生，学生为此付费，并接受方法和秘密的教导和指导（Calman，2006）。在 19 世纪末和 20 世纪初，由于本科教育缺乏对医学科学基础的重视、缺乏正规课程以及所提供的学徒经历质量参差不齐，导致了向基于大学的教育的重大转变。从而其重点放在课堂上更正式的理论教育和讲述型授课上。

多年来，人们对大部分教育脱离临床环境的做法越来越感到不安。如今，人们再次更加重视在工作环境中的学习。正如我们在第 38 章中所描述的，在规划课程时，嵌入临床环境的学习很可能成为常态。

在本章中，我们将着眼于临床教学面临的挑战，其中临床教学基于 SPICES 模式、在社区中学习、纵向整合式见习的概念，最后是在职或工作场所学习。所描述的一些方法在第 24 章中进一步发展。

挑战

临床教学面临的挑战包括：

- 需要为越来越多的学生安排临床培训机会。这引起了人们对临床经历弱化的担忧（Hays et al.，2018）。
- 需要在社区和其他临床培训经验较少的地方安排教学。
- 以医院为基础的医疗实践日益专业化。

- 医学日益复杂，医疗卫生取得进步。
- 患者安全和患者知情同意的问题。
- 临床教学的成本考虑和报酬。
- 临床教师的压力来自于他们的教学、患者照护、研究以及行政职责和投入。

通过适当的规划和教师发展，这些挑战是可以克服的。

临床教学的组织

我们在第 8 章中描述了课程规划的 SPICES 模式。您可以使用此模型评估和规划您的临床教学：

以学生为中心

临床教学的重点应该是学习者学到了什么，而不是教给他们什么。随着学生或学员变得更有能力，他们应该变得更加自主，并对自己在临床环境中的学习承担更多责任。

- 临床学习指南可以帮助学生指导他们自己的学习。它可以将提供的临床经验与学习结果联系起来，并建议使用其他学习资源，包括使用模拟器和虚拟病人。
- 应给予学习者足够的反馈，以指导他们进一步学习。
- 在可能的情况下，应调整医院和社区的培训计划，以满足每个学生的学习需要和职业抱负。
- 同伴支持小组可以促进临床实习教学所需的学术和社会化学习（Chou and Teherani，2017）。

基于问题 / 表现

应具体说明每项临床实习所能帮助解决的问题或表现，以及临床实习中所涉及的方面。以腹痛为例，内科实习的学生可以学习腹痛的检查，外科实习的学生可以学习急性腹痛的处理，妇科实习的学生可以学习妇女的疼痛，儿科实习的学生可以学习儿童的疼痛，全科实习的学生可以学习不确定的问题以及与优先级的确定和转诊有关的问题。

整合

20 世纪 70 年代，美国凯斯西储大学和英国邓迪大学等医学院引入了整合课程，在课程的早期将临床经验与基础科学的教学相结合。事实证明，向整合临床实习的转变不太成功，但近年来这种做法越来越受欢迎（de Cates et al.，2018）。

基于社区

过去，医学教育几乎完全以教学医院为基础。

然而，绝大多数医疗照护发生在社区，课程规划中反复出现的主题是需要将医学教育从 SPICES 连续体的医院端转向社区端。

选修课

一些临床实习可能被认为是必要的，因为它们有助于核心课程。课程安排可以使学生有机会在一系列适合他们特定兴趣或职业愿望的实习中获得额外的临床经验。

系统性

传统上，临床教学是随机的，学生的体验几乎是随机地学习医院病房的不同患者相关的情况。随着转向结果 / 胜任力导向的方法，现在每个实习或临床体验的学习结果都是明确的，并对提供的临床体验进行调整，以使学生达到所要求的结果。就临床实习的期望学习结果达成一致，并通过评价确认这些结果已经实现，这也有助于在一系列不同的临床教学场所中实现学习体验的标准化。

可以在课程地图上绘制学生在不同附属机构的经历和体验，并使其更加明确（第 17 章）。

基于社区的教育

基于社区的教育是指在三级或大型二级医院之外进行的医学教育。它通常基于全科实践，但可能包括其他的社区经验或与其他医疗卫生服务提供者合作。在苏格兰，建议将 25% 的课程时间用于参与社区医疗。可以在城市或乡村环境中提供基于社区的体验。乡村社区提供了丰富的学习环境，学生可以在其中快速获得必要的能力。乡村临床培训越来越多地被纳入世界各地的医学课程中（Maley et al.，2009；O'Sullivan，2018；Playford et al.，2019）。

基于社区教育的基本原理

在课程中特别强调学生在社区中的体验，其有充分理由：

- 基于社区的教育为学生提供了他们在医院环境中可能看不到的常见疾病和病症的经验。
- 学生在社会环境中从整体角度看待患者。
- 一些学习结果更容易通过社区实习实现，包括团队合作技能、职业素养、文化胜任力和对社区健康问题的理解。

- 学生将了解教育、住房和经济因素等社会条件与健康的互动作用。
- 一些学生被他们的经验所激励，希望从事全科医生的工作，并接受他们为此做准备的帮助。乡村医学院的毕业生更有可能在乡村社区长期工作。
- 当地社区参与学生教育，符合学校与其服务的当地社区之间的社会契约。
- 如果在早期整合，基于社区的经验可用于证明基础科学与医学实践的相关性（Dornan et al.，2006）。
- 促进学生形成他们作为医生的身份认同。
- 除了在医院的培训名额外，还提供了其他的临床培训名额，这有助于适应医学专业学生人数增加的情况。

实施基于社区的教育

现在许多医学院在它们的课程中加入了基于社区的教育元素。一些学校将基于社区的教育作为主要课程重点。健康一体网络（Network Towards Unity for Health）的成员来自致力于基于社区教育的学校。

在实施或至少是部分实施基于社区的方案时，应考虑：

- 明确说明与基于社区的学习相关的预期学习结果。如果学生同时进行基于医院和社区的学习，则应指明在社区而不是在医院环境中更容易实现的学习结果。
- 无论评价是笔试、OSCE，还是档案袋，都需要将评价与基于社区的学习结合起来。
- 所有利益相关者都参与，包括课程管理者和设计者、社区教师、患者和当地社区。
- 必要时针对课程、社区实习的预期结果以及所采取的教育战略，向社区教师进行介绍和培训。
- 确保互联网连接，远离医学院的学生也能获得在线学习资源。
- 为学生提供学习指南，帮助他们充分利用现有的机会。
- 如果需要，为学生提供导师或支持。
- 认可并奖励当地教师对基于社区的教学所做出的贡献。

从传统的临床实习转向纵向整合式见习（LIC）

学生轮转的传统临床实习一直是医学教育方案的主要内容。与传统的基于医院的临床实习模式相关的问题是：

- 学生只在患者住院的短时间内看到他们，看不到照护的连续性。
- 由于事故和经急诊科住院的患者无法代表广大的轻症或慢性疾病患者。
- 由于患者住院时间短或检查强度大，学生很难接触到患者。
- 临床实习是在不同的专科，强调的是专业化而不是整体照护。

- 由于临床实习时间短，学生很难在患者照护方面发挥有意义的作用。

LIC 的特点

由于这些困难，LIC 已被引入以取代或补充传统的临床实习（Norris et al.，2009）。LIC 的特点是：

- 学生在很长一段时间内与患者相处，最长可达 1 年。这突出了连续照护的重要性。
- 学生与他们的老师保持长期关系，并能够建立长期的学习关系。教师可能非常了解他们的学生，可以根据他们的个人学习需求定制教学（Snow et al.，2017）。
- 学生参与涉及多个学科、专业和医疗团队其他成员的整合临床照护。
- 学生作为医疗团队的成员积极参与，他们的学习通过与患者的连续接触和照护交织在一起。

LIC 的实施

LIC 最常见于社区，无论是城市，还是乡村，但也可能位于医院和门诊环境。在 LIC 的实施过程中，应处理社区教育方面的类似问题。学生的日程安排应提供所需的患者和学习机会的组合，并应与学校的核心课程相关。可能包括更正式的案例讨论和其他学习机会。学生可以与不同地点的其他学生在线共享学习机会。

世界各地的许多学校已将 LIC 作为其课程中的选修课或选项，并且越来越多的学校开设了必修 LIC。乡村 LIC 是可选的，所有学生都应该考虑，但学生需要有动力，并能够适应乡村生活，才能充分受益（Konkin and Suddards，2015；O'Brien et al.，2016）

纵向整合式见习联盟（CLIC）与已在课程中采用或正在考虑采用 LIC 的学校建立联系。

正如我们在 SPICES 模式中描述的一系列教育策略，传统的临床实习和纵向整合式临床见习可能只是一个连续统一体的两端，持续时间不同，两个极端之间的整合程度不同，学校决定他们希望在连续体上处于什么位置（Ellaway et al.，2016）。

连续统一体最右侧的 LIC，包含全年所有学科，实施整合课程，并且仅包含有限的特定学科的体验。这些被描述为“综合性 LIC”（Worley et al.，2016）。“混合 LIC”在学年的 50% ～ 90% 或以上的时间里包含了所有或大部分的学科。特定学科的临床实习只需完成年度计划（图 14.1）。

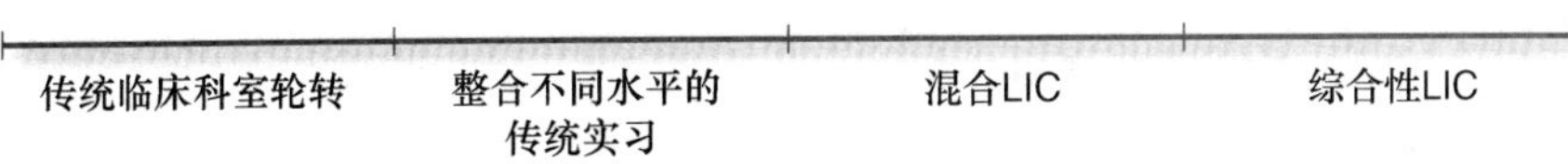

图 14.1　纵向整合式临床见习（LIC）连续体

位于连续体左侧的其他 LIC 结合了从许多学科中学习的知识。它们的时间可能比传统实习长，但少于 20 周，并构成一年中若干轮转的一部分。传统实习可能与其他学科的轮转相结合，例如外科和麻醉科。

基于工作的学习（WBL）

什么是基于工作的学习

基于工作的学习（work-based learning，WBL）是毕业后和继续教育的关键策略，但也与本科教育相关。它可以被视为一个连续统一体，从一端的正式培训（学生或低年资医生在监督下学习）到资深的执业医师与同事分享临床问题，作为他们继续职业发展的一部分。

许多术语已用于描述 WBL，这包括在岗学习（OJL）、基于服务的学习、基于体验的学习、从实践中学习和情境化学习。基于社区的学习通常被解释为基于工作的学习。主要特点是学生和学员参与真实的活动，这些活动构成了他们学习的基础。他们从自己的体验中学习，并将他们见过的患者推广到其他患者和情况。学生或学员在“工作”的同时，“在工作中”学习，如第 38 章所述，这可能会成为医学课程中越来越重要的特征。在工作场所的学习使学生能够了解他们以后的执业环境。在他们作为医学生的最后一年，在工作中的实习经历让他们为获得资格后的后续任职做好了准备，这有助于他们熟悉医疗卫生服务的工作环境，还可能有助于改善对特定职位的就业前景。

基于工作学习的原则

WBL 具有强大的学习潜力。一个关键的基本原则是，学习成为日常实践的一部分。“支持性参与”是 WBL 的核心条件。这包括学习者：

- **负责**寻找和参与学习体验
- 在工作环境中执行任务的背景下**积极参与**
- **反思**与导师、指导者、教师和同伴一起的学习经历
- 与同事和医疗团队的其他成员**互动**
- 从导师、指导者、教师和同伴那里**获得持续的反馈**

基于工作学习的优势

临床环境中的在岗学习有许多优势：

- WBL 专注于专业实践中的实际问题。相关性是第 19 章 FAIR 模型中描述的有

效学习的关键原则，也是其特点。它为学生 / 学员提供了在真实的工作环境中从事“真实工作”的满足感，而不是从事学术活动。

- WBL 需要积极参与和反馈——这是 FAIR 模型的另外两个要素。在 WBL 中，学生通过实践和练习更有效地学习，尤其是在提供反馈时。
- WBL 的性质决定了它可以被设计来满足学习者的需求——个性化是 FAIR 模型的第三个组成部分。
- WBL 提供多学科经验，可以帮助学生和学员作为团队成员工作，并发展他们的职业认同。
- 工作经验可以帮助学生和学员做出职业选择。

WBL 的实施

遗憾的是，WBL 的潜力往往没有得到充分的发挥，也没有达到期望的学习效果。教师可以通过以下几个步骤来优化本科教育和毕业后培训中的 WBL：

- 仔细规划体验，将学习体验与预期的学习结果相匹配。学生或学员希望看到哪些临床表现以及他们希望执行哪些操作？除非学校仔细规划，否则根本不用来学校上学。
- 明确期望，并与学生 / 学员一起起草和商定学习计划。
- 监测学习者的进展，并提供建设性和及时的反馈。
- 认识到医疗团队的其他成员对学生和学员体验的潜在贡献。建立令人满意的关系是学习的重要组成部分。
- 认识到教育环境的重要性。让学生或受训者感到受欢迎，他们就更有可能积极参与所提供的各种学习机会，更有可能在团队中发挥积极作用（图 14.2）。第 16 章探讨了教育环境的概念。
- 使医学生成为患者照护不可或缺的一部分。这可能涉及学生参与查房和患者管理的某些方面。例如，学生的笔记可能会成为患者记录的一部分，尽管这和其

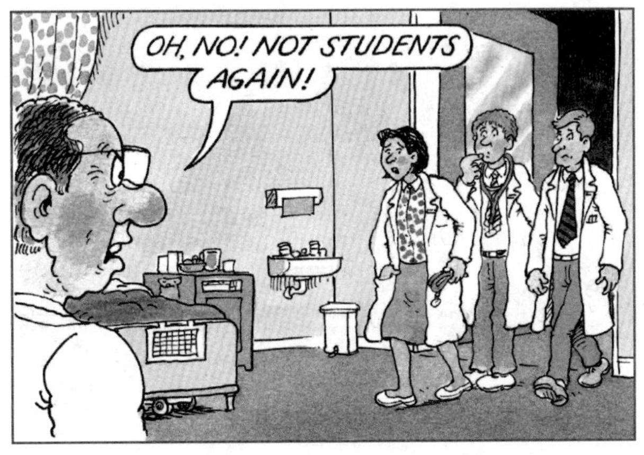

图 14.2　教师的消极态度会影响学生的学习

他学生的参与可能会带来法律挑战。

- 使用工作辅助工具，为学生将承担的任务提供分步指导。当任务冗长或复杂，以及错误后果严重时，这一点尤为重要。工作辅助工具可以以印刷品的形式呈现，也可以通过移动设备以电子方式呈现。
- 准备学习指南，帮助学生或学员了解对他们在工作场所的期望，以及如何从他们的经历中获得最大的教育效益。第 23 章描述了学习指南的使用。

基于工作的学习的问题和误区

实施 WBL 时可能会遇到问题和困难，但这些问题和困难应该得到承认，并且几乎都是可以克服的。

- 学习可能是随机的，并且完全基于学生或学员所见的患者。一些体验的重复是有用的，但应避免不必要的重复。
- 在向患者提供医疗卫生方面，给学生或学员分配责任可能会带来问题。重要的是不要给学习者分配超出其能力或权限的任务。
- 医生在培训中的教育需求与服务需求之间有时会出现冲突。在 WBL 中，应明确教育和服务组成部分之间的关系，并将教育与能够提供的服务相结合。
- 需要仔细监控学习者的进步，并提供适当的反馈，否则学习者有可能变得像高尔夫球手那样，继续在错误中练习，但没有改进他的比赛。不恰当或缺乏反馈是 WBL 中常见的问题（图 14.3）。评价学生的进步和他们的学习结果可能具有挑战性，这可能需要非传统的评价方法，这些将在关于评价的第 5 部分中讨论。
- 可能存在资金或成本影响。对于医学院来说，资金可能会跟随学生，而集中可用的资金较少。在毕业后培训中，如果雇用低年教师会需要更高的保险费，这可能会对医院产生影响。

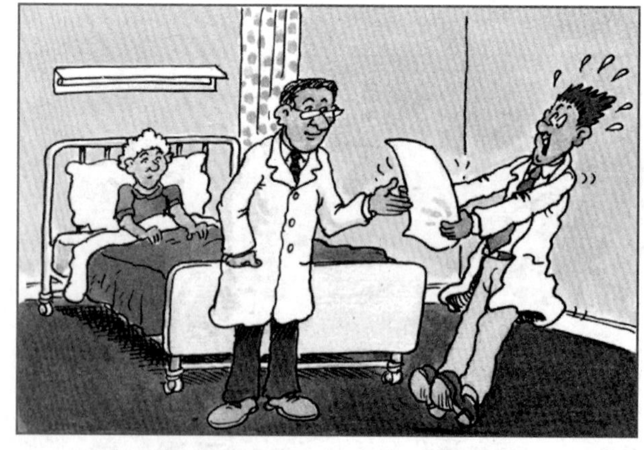

图 14.3　不恰当的反馈可能是个问题

思考

1. 在临床教学方面，您的学校处于 SPICES 模式的什么位置，您希望它处于什么位置？
2. 在基于社区的教育的背景下，是否考虑了第 92 页中描述的 8 项建议？
3. 贵校对纵向整合式见习的立场是什么？是否需要更改？

深入阅读

Birden, H., Barker, J., Wilson, I., 2016. Effectiveness of a rural longitudinal integrated clerkship in preparing medical students for internship. Med. Teach. 38 (9), 946–956.

Calman, K., 2006. Medical Education: Past, Present and Future. Churchill Livingstone, London.

Chou, C.L., Teherani, A., 2017. A foundation for vital academic and social support in clerkships: learning through peer continuity. Acad. Med. 92 (7), 951–955.

CLIC – The Consortium of Longitudinal Integrated Clerkships. http://wwwclicmeded.com

de Cates, P., Owen, K., Macdougall, C.F., 2018. Warwick medical school: a four dimensional curriculum. Med. Teach. 40 (5), 488–494.

Dornan, T., Littlewood, S., Margolis, S.A., et al., 2006. How can experience in clinical and community settings contribute to early medical education? a beme systematic review. BEME guide no. 6. Med. Teach. 28, 3–18.

Ellaway, R., Graves, L., Berry, S., et al., 2013. Twelve tips for designing and running longitudinal integrated clerkships. Med. Teach. 35, 989–995.

Ellaway, R., Graves, L., Cummings, B.A., 2016. Dimensions of integration, continuity and longitudinality in clinical clerkships. Med. Educ. 50, 912–921.

Hauer, K.E., Hirsh, D., Ma, I., et al., 2012. The role of role: learning in longitudinal integrated and traditional block clerkships. Med. Educ. 46, 698–710.

Hays, R.B., McKinley, R.K., Sen Gupta, T.K., 2018. Twelve tips for expanding undergraduate clinical teaching capacity. Med. Teach. 41 (3), 271–274.

Konkin, J., Suddards, C.A., 2015. Who should choose a rural lic: a qualitative study of perceptions of students who have completed a rural longitudinal integrated clerkship. Med. Teach. 37, 1026–1031.

Latessa, R., Beaty, N., Royal, K., et al., 2015. Academic outcomes of a community-based longitudinal integrated clerkships program. Med. Teach. 37, 862–867.

Maley, M., Worley, P., Dent, J., 2009. Using rural and remote settings in the undergraduate medical curriculum. AMEE guide no. 47. Med. Teach. 31 (11), 969–983.

Mitchell, H.E., Harden, R.M., Laidlaw, J.M., 1998. Towards effective on-the-job learning: the development of a paediatric training guide. Med. Teach. 20, 91–98.

Norris, T.E., Schaad, D.C., DeWitt, D., et al., 2009. Longitudinal integrated clerkships for medical students: an innovation adopted by medical schools in Australia, Canada, South Africa, and the United States. Acad. Med. 84, 902–907.

O'Brien, B.C., Hirsh, D., Krupat, E., et al., 2016. Learners, performers, caregivers, and team players: descriptions of the ideal medical student in longitudinal integrated and block clerkships. Med. Teach. 38 (3), 297–305.

O'Sullivan, B., McGrail, M., Major, L., et al., 2018. Rural work outcomes of medical students participating in a contracted Extended Rural Cohort (ERC) program by course-entry preference. Med. Teach. 41 (6), 703–710.

Playford, D., Ngo, H., Atkinson, D., et al., 2019. Graduate doctors' rural work increases over time. Med. Teach. 41 (9), 1073–1080.

Snow, S.C., Gong, J., Adams, J.E., 2017. Faculty experience and engagement in a longitudinal integrated clerkship. Med. Teach. 39 (5), 527–534.

Strasser, R., Worley, P., Cristobal, F., et al., 2015. Putting communities in the driver's seat: the realities of community-engaged medical education. Acad. Med. 90 (11), 1466–1470.

Teherani, A., Irby, D.M., Loeser, H., 2013. Outcomes of different clerkship models: longitudinal integrated, hybrid, and block. Acad. Med. 88, 35–43.

Thistlethwaite, J.E., Bartle, E., Chong, A.A., et al., 2013. A review of longitudinal community and hospital placements in medical education. BEME guide no. 26. Med. Teach. 35 (8), e1340–1364.

Worley, P., Prideaux, D., Strasser, R., et al., 2006. Empirical evidence for symbiotic medical education: a comparative analysis of community and tertiary-based programmes. Med. Educ. 40, 109–116.

Worley, P., Couper, I., Strasser, R., et al., 2016. A typology of longitudinal integrated clerkships. Med. Educ. 50, 922–932.

信息超载和具有核心内容与选修的课程 15

信息超载是医学教育的一大挑战

信息超载问题

信息超载是当今学生面临的最大问题之一。早在 1932 年，人们就已经认识到这是一个问题。然而，医学的进步和所谓的“信息爆炸”已经给学生带来了越来越大且可能无法忍受的负担（图 15.1）。课程委员会被期望讨论新主题和需要特别关注的相关主题，例如团队技能、职业素养、疼痛管理、临终关怀、健康教育和个体化医疗。然而，必须认识到，课程中可用的时间是有限的，教师不可能将更多的内容塞进已经拥挤的课程中。他们需要确保现有的时间能够得到充分利用。

对问题的回应

在应对信息超载的问题时，教师应该：

- 认识到课程中可用的时间是有限的，并且不可能延长培训项目的时长以涵盖其

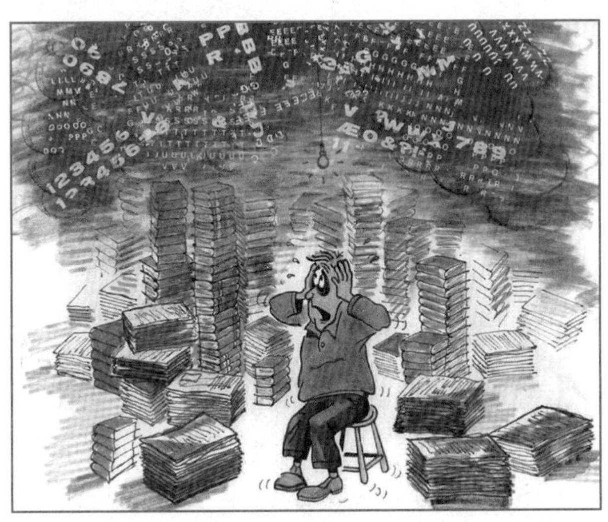

图 15.1 信息超载——医学教育面临的主要问题

他内容。这意味着如果添加新内容，必须减少现有内容。学校采用的原则是，如果提出新内容，则必须提交方案详细说明如何在课程中实现。

- 认识到目前医学中有超过 60 000 种可能的诊断和 6000 多种干预措施，学生们不再可能记住他们作为医生需要知道的一切。学生需要学会提出正确的问题，知道在哪里寻找答案，以及如何评估他们得到的答案（Friedman et al.，2016）。教师需要为学习者敞开大门，让他们能够找到作为学生和医生所需的信息。应该从备用学习（强调在需要时回忆出某些内容）转变为即时学习，即从业者知道如何在需要时找到必要的信息。Teodorczuk 等认为（2018），“照护患者过程中，依靠容易出错的人类记忆来回忆关键‘事实’，甚至有可能被视为不专业的做法”。
- 强调所需的核心或基本的学习要求以及关键阈值概念——在学生继续学习之前，他们有必须理解的内容。学生必须具备核心课程的知识，才能提出一个好问题。
- 更多地成为促进者，而不是信息提供者（Harden and Lilley，2018）。

具有核心内容和选修的课程

每个课程都应包括核心内容，为学生提供必要的语言和基本的学习范围（图 15.2）及选修内容，所描述的信息超载及具有核心内容和选修内容的课程，可以作为选修课或学生选择的部分（student selected components，SSCs），让学生有机会更深入地学习他们选择的领域。

1993 年，英国医学总会在《明日医生》中建议开设以选修课为基础的核心课程，这是课程规划方面的一项重大进展。应分配 10% ～ 30% 的课程时间给选修课，70% ～ 90% 的时间给核心课程。这相当于每周 0.5 ～ 1.5 天或一个学年的 3 ～ 9 周用于选修课。如第 8 章所述，介于标准、统一的课程和完全基于学生选择的课程之间的 SPICES 连续体，学校必须决定课程所处的位置。

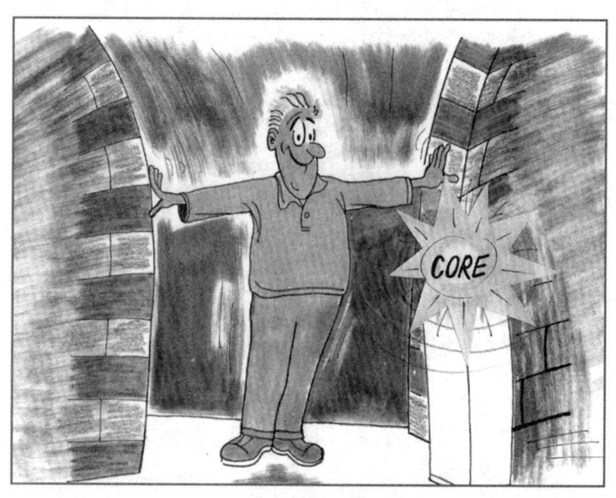

图 15.2　应突出核心学习结果

核心课程与 SSCs 相结合的优势

包含核心内容和 SSCs 的课程具有许多优势：

- 核心课程强调所有学生的基本学习要求，并与第 2 部分中描述的基于结果的教育方法一致。
- 核心课程提供了评价学生的标准。
- 对医学院的核心课程或培训项目的描述有助于确定不同学校或国家的培训的等效性，并促进医生的流动。
- 核心课程的建立有助于对抗日益增加的医学专业化将主导课程的危险。
- 学生有机会在课程的核心要素中学习广泛的知识，同时他们能够深入学习所选科目。
- 在课程中对于通常不会涉及的科目，可能会提供特殊学习模块。
- 完成一个学科的一系列 SSCs 可能计入该领域的毕业后培训，并缩短培训持续时间。目前这还不是常态，但未来可能会得到更广泛的认可。
- 教师重视在 SSCs 中与一群热情的学生互动，这些学生对他们的学科特别感兴趣，并且可能成为该学科的研究人员或未来的教师。
- 在 SSCs 期间的学科经验可能有助于学生的职业选择。

明确核心课程

明确核心课程应该是所有利益相关者的责任，包括临床医生和基础科学家。不应该由每个学科或专业来规定他们领域的核心课程。内容可按第 8 章所述确定。

符合以下条件的主题值得包含在核心课程中：

- 在临床实践中很常见。
- 临床实践中严重或危及生命情况的代表。
- 今后学习的重要前提，也是对重要原则的说明。

核心课程体现在：

- 对学习结果的陈述，如第 2 节所述。
- PBL 课程中出现的问题。
- 以患者表现作为课程框架。
- 为学生提供学习机会。
- 对学生的评价。

核心课程和阈值概念

阈值概念是医学教育中一个相对较新的理念。鉴于确定核心课程的需要，这是一个值得进一步考虑的方法。在英国开放大学的一份报告中，阈值概念被认为是有可能为教育实践带来重大转变的新教学法之一（Sharples et al.，2014）。

阈值概念是掌握一门学科的核心概念。如果不了解阈值概念，学习者就无法进步。它们是“课程中的瑰宝”，是一门学科需要掌握的核心概念（Cousin，2011）。对于学生来说，它们是学习中的“发现”时刻，帮助找到和打开以前无法理解内容的方式（Meyer et al.，2010）。

阈值概念可帮助教师决定学习者需要理解的与主题相关的内容，以便掌握它。这被描述为让学生获得新思维方式的门户或关卡。阈值概念已在一系列学科中得到发展，包括精神病学（Khatri et al.，2019）、口腔医学（Kinchin et al.，2011）和生物-心理-社会模式（Kempenaar and Shanmugam，2018）。Neve 等（2016）举例说明了医学“内稳态”“证据的本质”“不确定性”“共情”和“体现共享照护”中的阈值概念。

关键特征

Meyer 等（2010）描述了阈值概念的关键特征——使用了园艺进行类比：

- 它们具有**变革性**，带来了对主题的重要的新认知。园艺中的一个阈值概念是植物的栽培需要不同的水量。如果忽略这个概念并且为所有植物提供相同的水量，那么一些植物会茁壮成长，而另一些植物则无法生长。
- 它们是**整合的**，探索以前可能隐藏的联系。在园艺类比中，了解需水量可以更好地了解土壤要求。
- 它们是**不可逆的**，不太可能被遗忘或不学而知——只有通过相当大的努力。一旦了解到植物需要不同量的水的原理，就不太可能忘记这一点。然而，学生可能会忘记他们是如何掌握这个概念的，而老师可能会忘记他们自己在掌握这个概念时的挣扎。
- 从某种意义上说，它们很**麻烦**，因为它们可能是违反直觉的或似乎是不连贯的。常识实际上可能会抑制对阈值概念的掌握。外表相似的植物有不同的需水量，这一点并不明显，那些以前认为这些植物需要类似水量的人可能难以改变他们的想法。

阈值概念的重要性

课程中存在时间和空间的竞争，对阈值概念的考虑有助于决定包含哪些内容。未能掌握所需的阈值概念可能会阻碍学生取得进步。我（RMH）的孙女成功地辅导了一位同学，这位同学由于在学校数学考试中多次不及格而无法升学。她发现该学生对一些数学的基本原理缺乏理解。一旦认识到这一点并掌握了原理，该学生就在数学考试中表现良好，并正常升学。

在第 9 章所述的螺旋式课程中，确定螺旋的每个阶段所需的阈值概念，以及作为下一阶段的先备知识的必要条件，是很有帮助的。

选修课（SSCs）

选修课的概念并不新鲜。它们通常在国外进行，为学生提供国际视野和体验不同文化的机会。与“核心和选修”课程概念不同的是，有多种选择或 SSCs 可用，它们与课程紧密结合，并对核心课程成果有所贡献。SSCs 的学习结果可能独立于内容，并包含更高层次的胜任力，例如自主学习、自我评价和职业素养。通过这些选择，学生可能有最大的机会指导自己的学习，并学会评价自己的进步。

SSCs 也可以帮助学生澄清未来潜在的职业道路的重点。如果学生选择将他们的 SSCs 限制在一个科目上，如病理学，这可能计入他们在该学科的毕业后培训。虽然这不是选修课 SSCs 的初衷，但我们可能会看到这个想法得到进一步发展，减少了作为专科医师的培训总时间。

SSCs 的主题

在 SSCs 中可以学习广泛的主题。这些包括：

- 对核心课程中包含的科目进行更深入的研究。随着课程中分配给基础科学的时间减少，对该领域感兴趣的学生有机会更深入地学习解剖学或其他基础科学。
- 课程未涵盖的临床实践的特殊方面，例如整形外科。
- 与医学无关，但可能与医生未来职业相关的主题，例如外语学习、工程或商科学习。
- 医学教育和教学技能。现在许多学校都将此作为一个选择。我们已经看到学生在 SSC 期间对课程做出了有用的贡献，并生成了有用的学习材料。
- 跨专业经验，例如作为跨专业团队的成员或跟随护士一起工作。后者在英国邓迪大学被证明是一门受欢迎的 SSC。
- 研究，可以关于临床、基于实验室或教育。

学生可以从医学院提供的经学校批准的选项列表中进行选择，或确定自己的深造领域。

SSCs 的评价

SSCs 的评价应该是透明的，并与 SSC 对学习结果的贡献相关。对学生在 SSCs 中的表现的评价必须与整体评价计划相结合，SSCs 评价应有助于确定学生在核心课程中的表现以及他们的进步。

可以使用一系列方法。如第 32 章所述，档案袋评价有许多优点。鉴于不同选修课的不同性质，需要解决与公平性和等效性有关的问题。

SSCs 与核心课程的整合

SSCs 可以通过不同方式与核心课程整合：

- **顺序**。一个核心教学课程，例如 8 周，之后是 2 周的 SSCs 选项。这允许学生更深入探索前一阶段的科目，或学习一个不相关的科目。
- **交替**。在课程中为 SSCs 设定分配成块的固定时间，例如 4 ～ 10 周。
- **并行**。SSC 主题每周与核心课程一起安排半天或一天，但主题不一定与核心课程相关。
- **整合**。SSC 被整合在核心主题课程中，使学生能够更深入地学习核心课程的不同方面。邓迪大学医学院提供的内分泌学课程的一个选择是，学生可以选择更详细地探讨内分泌疾病的实验室检查、内分泌手术或社区内分泌问题的管理。

国际选修课

国际选修课是许多学校本科医学教育的既定组成部分，学生通过旅行获得其他医疗环境的经验（Lumb and Murdoch-Eaton，2014）。管理选修课，最大限度地提高其教育效益，需要明确界定和现实可行的目标、风险评价、旅行和住宿安排、行前简报、学习期间的监管和随访。确定本国医学院和选修课提供者的共同利益非常重要（Wiskin et al.，2018）。

思考

1. 无论您是从事本科还是毕业后培训，您的课程是否在核心课程和选修课或 SSCs 之间取得了适当的平衡？是否规定了核心课程，以便为选修课或 SSCs 留出时间？
2. 您的课程是否考虑过阈值概念？如果没有，应该考虑吗？
3. 学生和指导者是否清楚 SSCs 的学习结果，并对其进行了适当的评价？
4. 是否有足够的 SSCs 可供学生选择？他们是否得到了足够的指导来做出选择？
5. 如果提供国际选修课，是否对其进行管理以最大化其教育获益？

深入阅读

Cousin, G., 2011. Researching Learning in Higher Education. Routledge Taylor & Francis Group, New York.

Friedman, C.P., Donaldson, K.M., Vantsevich, A.V., 2016. Educating medical students in the era of ubiquitous information. Med. Teach. 38 (5), 504–509.

Gencral Medical Council UK. 1993. Tomorrow's Doctors: Recommendations on undergraduate medical education. Education Committee of the General Medical Council, London, UK.

Harden, R.M., Davis, M., 2001. The core curriculum with options or special study modules. AMEE Education Guide No 5. Med. Teach. 23, 231–244.

Kempenaar, L.E., Shanmugam, S., 2018. Inclusionary othering: a key threshold concept for healthcare education. Med. Teach. 40 (9), 969–970.

Khatri, R., Wilkinson, I., Knight, J., 2019. Threshold concepts: transforming the way that students engage in the world of psychiatry. Med. Teach. 10, 1–9.

Kinchin, I.M., Cabot, L.B., Kobus, M., et al., 2011. Threshold concepts in dental education. Eur. J. Dent. Educ. 15, 210–215.

Law, I.R., Worley, P.S., Langham, F.J., 2013. International medical electives undertaken by Australian medical students: current trends and future directions. Med. J. Aust. 198, 324–326.

Lumb, A., Murdoch-Eaton, D., 2014. Electives in undergraduate medical education. AMEE Guide No 88. Med. Teach. 36, 557–572.

Meyer, J.H.F., Land, R., Baillie, C. (Eds.), 2010. Threshold Concepts and Transformational Learning. Sense Publishers, Rotterdam, The Netherlands.

Neve, H., Wearn, A., Collett, T., 2016. What are threshold concepts and how can they inform medical education? Med. Teach. 38, 850–853.

Riley, S.C., 2009. Student selected components. AMEE Guide No 46. Med. Teach. 31, 885–894.

Sharples, M., Adams, A., Ferguson, R., et al., 2014. Innovating Pedagogy 2014: Open University Innovation Report 3. The Open University Press, Milton Keynes.

Teodorczuk, A., Fraser, J., Rogers, G.D., 2018. Open book exams: A potential solution to the "full curriculum"? Med. Teach. 40 (5), 529–530.

Wiskin, C., Barrett, M., Fruhstorfer, B., et al., 2018. Recommendations for undergraduate medical electives: a UK consensus statement. Med. Educ. 52, 14–23.

16 学习环境的重要性

虽然它经常被遗忘或被视为理所当然，但学习环境对学生的学习和他们在培训期间及之后的行为产生影响。

什么是学习环境？

“学习环境”一词的字面意思是学生周围的环境。Genn（2001）将其比作气象学中的气候或环境，并提出如果我们不营造一种教育的氛围，就不能指望能够最大限度地提高教育产出。我们可以阅读课程文件，我们可以检查期望的学习结果，我们可以体验各种各样的教学方法，但我们可能对在教育项目中的学生体验知之甚少。学生或学员学习的关键是在教室或临床环境中体验到的气氛或氛围——什么是有价值的？什么是被认可的？什么是被鼓励的？Genn 将教育氛围描述为医学院的灵魂和核心。

最佳学习环境会因情境而异：例如，在外科手术室学习和在社区学习时，环境会有所不同。然而，与学校政策和文化相关的环境因素可能渗透到课程的所有方面。例如，营造全科医生的作用受到重视的氛围，并鼓励学生参与其中。

为什么学习环境很重要？

学习氛围决定了学生的行为以及他们学习的内容和方式。Genn 等强调，虽然教育氛围看起来相当无形、虚幻和脆弱，但它的影响是普遍、巨大、非常真实和有影响力的。有人认为，氛围如同雾霭——你不能在雾霭中待太久，否则就会被彻底浸透。

对毕业后培训的担忧涉及工作时间长、监督不力、教学不稳定和不可预测、缺乏连续性、提供的反馈意见没有建设性，以及强调服务而不是教育需求。这些都可能与教育环境有关。未达最佳的学习环境已被证明会产生严重的不利影响。学习环境很重要：

- 学习者学习什么以及他们学习的程度受学习环境的影响。教育环境对预测学生的成就和成功做出了独特而显著的贡献。
- 有观点认为，随着学生在医学课程中的学习，他们会变得更加愤世嫉俗和缺乏同理心，这是一个令人担忧的问题，其原因可能部分在于教育环境。这往往是以任务为导向，强调由各专业科学家或临床医生来讲授。适当的教育环境应该鼓励培养对患者及其困境的同情和认同能力。

- 教育环境以及其他因素会对学生的学习动机、职业认同和职业选择产生重大影响。偏好在学术中心做外科医生，或在农村社区做全科医生，都可能归因于培训项目的教育环境。
- 糟糕的学习环境可能与教师和学生的倦怠和压力有关。如果一个机构拥有“良好”的教育环境，教师可能更愿意留在岗位上，而且这样的机构更容易吸引新教师的加入。
- 如果学习者参与患者照护，较差的医疗质量可能影响学习环境。这不仅仅是短期影响。学生时期糟糕的学习环境可能会影响以后医生执业时提供的医疗质量。

学习环境受到更多关注

出于多种原因，学习环境已列入当今医学教育的议程。

- 欺凌、性别歧视、工作时间和监管水平等问题都受到关注。
- 教师面临着越来越大的时间压力，教学、科研和临床要求相互竞争。
- 课程的变化，包括强调跨专业教育和评价的变化，例如转向程序性评价和通过 / 不通过系统，都反映在学习环境上。事实上，可以说这些变革成功的关键是支持性的学习环境。
- 现在可以使用工具来评价学习环境。
- 对学校进行认证时，英国医学总会等监管机构现在认识到学习环境的重要性。

学习环境要素

学习环境非常复杂，部分原因是它包含不同的元素（图 16.1）。

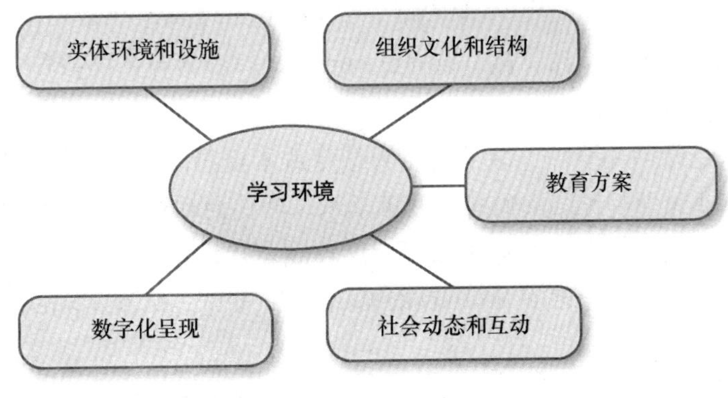

图 16.1 有助于学习环境的要素

实体环境和设施

学习可能会受到学生可用的实体环境和设施的限制或促进（Nordquist and Laing，2014；Nordquist et al.，2016）。在教室，座位、视听设备、暖气和冷气、噪声水平都很重要。传统的教室布局可能会阻碍小组工作，但对空间的创造性使用可以促进同伴学习和个性化学习。

组织文化和结构

机构或培训方案的文化有助于营造学习环境。

- 这种文化可能会鼓励学生之间的**合作或竞争**。对于合作的教育环境，学生需要在团体或团队中培养"归属感"。应鼓励他们与同事一起工作，并作为病房团队的一部分参与临床实习。在 PBL 课程和基于团队的学习中，团队合作过程是有价值的。矛盾的是，团队合作和协作被确定为医学培训中的重要学习结果，这在跨专业团队中也得到认可，但学生和学员的培训方案往往会促进竞争而不是合作。对学生的认可和奖励是基于他们的个人表现，而不是他们作为团队或小组成员的表现。
- 文化可能是**支持性的**，也可能是**惩罚性的**。过去，学生或学员不得不自行处理学术或个人问题。一些学生发现教学具有威胁性或令人紧张，尤其是当他们受到羞辱或煎熬时。这种类型的环境被视为有助于学生变得坚强，能够通过被视为通过某种仪式而生存下来。学习者被鼓励掩盖遇到的任何困难或避免泄露他们的知识差距。幸运的是，现在的氛围已经改变。现在鼓励学生评价自己的进步，考虑他们可能遇到的任何困难，并确保提供支持和咨询。在支持性教育环境中，学习者可以自由地进行实验、表达他们的担忧、发现他们的知识缺陷并拓展他们的极限。这被描述为学生的"心理安全"（Bynum et al.，2016；Caverzagie et al.，2019）。
- 可能存在**专科或全科实践导向**。医学教育一直被批评存在以象牙塔式的学术中心为基础，远离社区中家庭医疗的日常实践的现实。对于学生，具有国际知名度的教授和专家是其主要模式。在过去，全科医生或乡村社区的职业被学生认为"不是最佳"选择而不屑一顾。幸运的是，这种态势现在已经被认识到，并且更加重视学生在社区和乡村环境中的学习，在乡村地区建立了一些医学院。
- 可能存在**研究或教学导向**。教学和学习项目可能是在重视和奖励研究的环境中进行，在这种环境中，教学被认为是侵占了撰写研究论文或获取基金资助的时间。一些医学院正试图通过将教学学术作为任命和晋升的标准来重建这种平衡。新任命的教师应展示或通过教师发展计划获得教学专业知识。现在医学院的卓越教育得到了 ASPIRE-to-Excellence 倡议（http://www.aspire-to-excellence.org）的认可。

教育方案

包括隐性课程在内的课程，以及所有学习者的经历和机会，以多种方式对学习环境造成影响：

- 方案在 SPICES 课程模式的六个维度上所处的位置将影响学习环境（第 8 章）。例如，课程在多大程度上是以教师为中心或以学生为中心的？
- 对跨专业学习的关注对学习环境产生影响。
- 胜任力导向的掌握性学习和适应性课程的学校与更传统的学校有着不同的学习环境。
- 螺旋式课程和纵向临床见习（第 14 章）的连续性程度有助于营造学习环境。
- 评价方法是造成终结性评价和形成性评价之间可能存在紧张关系的一个关键因素，是否提供了适当的反馈和有意义的补习。如果评价与教学和期望的学习结果不一致，就会出现与学习环境有关的问题。
- 患者作为教育者参与课程规划，学生体验也会对学习环境产生影响。

社会动态和互动

与教育方案相关的动态和互动对学习环境具有强大的影响。重要的是：

- 教师和学习者之间的关系。学习者是否相信教师会支持他们的学习？教师和学习者之间是否存在双向沟通和反馈？学习者在多大程度上可以控制他们的学习？
- 教师树立的榜样。
- 同伴和近似同伴教学和学习。
- 充满激情而优秀的教师，教师因其教学投入和专业知识而受到认可和奖励。
- 教师理解和接受现有课程和教学方法。
- 课外活动的价值。

数字化呈现

随着越来越多地使用数字方法进行教学、学习以及临床实践，应该关注数字化学习环境（Thoma et al.，2019）。这包括：

- 数字通信以及互联网和社交媒体的使用，包括诸如 WhatsApp 实践社区。
- 支持学习的数字资源，提出与内容的信度和适当性相关的问题。
- 新的评价方法，包括使用学习分析和电子档案袋，以及将临床缺陷纳入电子档案袋的潜在法律影响。
- 隐私问题和教师的全天候服务。

学习环境评价

可以使用定性和定量方法评价教育环境。定性方法包括使用带有开放式问题的调查工具收集数据，例如“您最喜欢您的培训方案的哪些方面？”，或者通过焦点小组获取反馈。使用定量工具，学生被要求回答一系列问题，每个问题都与教育环境的一个方面或维度有关。过去忽视教育环境的一个原因是缺乏合适的工具或手段来衡量它。许多经过验证的工具现在可用于不同的环境（Chan et al.，2018；Gruppen et al.，2017）。经常使用的是 Dundee 合格教育环境评估量表（Dundee ready education environment measure，DREEM）（Roff et al.，1997）。它有五个子量表：

- 学生对学习的感知
- 学生对教师的感知
- 学生学业的自我认知
- 学生对氛围的感知
- 学生的社会自我认知

DREEM 包含 50 个涵盖这些维度的题项，如图 16.2 所示。每个题项的评分采用 5 分制，从 0“非常不同意”到 4“非常同意”。这样一来，最高分是 200 分，表示学生所认为的理想教育环境。151 ～ 200 分表示卓越。

此外，已经开发出用于评价毕业后教育（PHEEM）、麻醉室（ATEEM）和手术室（STEEM）中的教育环境的工具（Roff et al.，2005）。

环境测量的使用

对学习环境的研究有助于回答以下问题：

- 是否鼓励学生之间的合作或竞争？
- 是鼓励学生提出问题和创造性地思，考还是被动参与并遵守规则？
- 课程是为了满足学习者的需求，还是教师的需求？
- 课程是否对学生有挑战和拓展，或者只要求最低限度的能力？
- 是教师支持并容忍错误的一个值得信赖的环境，还是教师被怀疑并视为学生的“敌人”？

如果不考察教育环境，这些问题就没有答案。Genn（2001）建议，“如果我们希望描述、评价或以其他方式‘掌握’医学院的课程，我们就需要考虑与课程和医学院相关的环境、教育和组织”。

教育环境的测量可用于：

- 为一个机构建立档案，并获得对课程的整体看法。

Dundee 合格教育环境评估量表 (DREEM)

年龄 ☐ 学习年限 ☐ 男性 ☐ 女性 ☐

医学院 ☐

请说明您是否：
非常同意 (SA)、同意 (A)、不确定 (U)、不同意 (D) 或非常不同意 (SD) 以下陈述。请圈出适当的答案。

1. 我被鼓励参与到课程中	SA	A	U	D	SD
2. 教师知识渊博	SA	A	U	D	SD
3. 当学生感受到压力时，有一个很好的支持体系	SA	A	U	D	SD
4. 我太累了，无法享受课程	SA	A	U	D	SD
5. 以前对我有效的学习策略，现在继续对我有效	SA	A	U	D	SD
6. 教师对患者很有耐心	SA	A	U	D	SD
7. 教学往往很有启发性	SA	A	U	D	SD
8. 教师嘲笑学生	SA	A	U	D	SD
9. 教师很专制	SA	A	U	D	SD
10. 我有信心我今年肯定能通过	SA	A	U	D	SD
11. 病房教学期间气氛轻松	SA	A	U	D	SD
12. 学校的时间安排得很好	SA	A	U	D	SD
13. 教学以学生为中心	SA	A	U	D	SD
14. 我很少对这门课程感到无聊	SA	A	U	D	SD
15. 我在这所学校有好朋友	SA	A	U	D	SD
16. 教学有助于发展我的能力	SA	A	U	D	SD
17. 在这所学校内，作弊行为是个问题	SA	A	U	D	SD
18. 教师具备与患者良好沟通的技巧	SA	A	U	D	SD
19. 我的社交生活很好	SA	A	U	D	SD
20. 教学重点突出	SA	A	U	D	SD
21. 我觉得我正在为我的职业做充分准备	SA	A	U	D	SD
22. 教学有助于培养我的信心	SA	A	U	D	SD
23. 讲座期间气氛轻松	SA	A	U	D	SD
24. 教学时间得到充分利用	SA	A	U	D	SD
25. 教学过分强调事实学习	SA	A	U	D	SD
26. 去年的工作为今年的工作做了很好的准备	SA	A	U	D	SD
27. 我能记住所有我需要的	SA	A	U	D	SD
28. 我很少感到孤独	SA	A	U	D	SD
29. 教师善于向学生提供反馈	SA	A	U	D	SD
30. 我有机会发展人际交往能力	SA	A	U	D	SD
31. 我在我的职业中学到了很多关于同理心的知识	SA	A	U	D	SD
32. 教师们在这里提供建设性的批评	SA	A	U	D	SD
33. 我在课堂上感觉很自在	SA	A	U	D	SD
34. 研讨会/辅导课气氛轻松	SA	A	U	D	SD
35. 我觉得这种体验令人失望	SA	A	U	D	SD
36. 我能够集中注意力	SA	A	U	D	SD
37. 教师能够给出清晰的示例	SA	A	U	D	SD
38. 我清楚课程的学习目标	SA	A	U	D	SD
39. 教师们会在课堂上发火	SA	A	U	D	SD
40. 教师们为他们的课程做好了充分的准备	SA	A	U	D	SD
41. 我的问题解决能力在这里得到了很好的发展	SA	A	U	D	SD
42. 乐趣超过了课程压力	SA	A	U	D	SD
43. 教学氛围激励着我学习	SA	A	U	D	SD
44. 教学鼓励我成为一个积极的学习者	SA	A	U	D	SD
45. 我必须学习的大部分内容似乎都与医疗职业有关	SA	A	U	D	SD
46. 我的住宿环境很好	SA	A	U	D	SD
47. 强调长期学习，而不是短期学习	SA	A	U	D	SD
48. 教学过于以教师为中心	SA	A	U	D	SD
49. 我觉得可以问我想要问的问题	SA	A	U	D	SD
50. 学生激怒了教师	SA	A	U	D	SD

图 16.2　Dundee 合格教育环境评估量表（DREEM）

经许可转载自 McAleer，S.，Roff，S.，2001. Curriculum，Climate，Quality and Change in Medical Education：A Unifying Perspective. AMEE Guide No.23. Part 3 Appendix 1

- 了解学生对他们所经历的教育环境的认知，并将其与他们认为的理想环境进行比较。
- 比较不同利益相关者的认知，包括教师、学生和管理人员。
- 比较学校内不同部门或附属机构以及培训方案不同阶段的环境。
- 作为一个“学习组织”，向医学院或毕业后机构提供其课程中可能缺乏的内容以及可能需要改变的地方，同时保持不需要改变的方面。
- 评价课程改革的效果，并比较改革前后的教育环境。
- 比较不同医学院或区域的环境。

改善学习环境

营造适当的氛围几乎可以肯定是医学教师最重要的一项任务。改善学习环境的策略包括：

- 确保教师和高层领导认识到学习环境的重要性。
- 考虑上述每个影响因素，包括实体设施。
- 使用有效的工具评价学习环境，以帮助识别任何不足之处并向教师提供反馈。
- 将学习环境和如何保持积极的学习环境纳入教师发展计划。
- 通过与学生的讨论会议，探讨问题并让学生有机会提出建议，从而形成对学习环境的共同理解（Caverzagie et al.，2019）。
- 确保课程的不同要素保持一致，包括教学和学习、评价和预期的学习结果。
- 考虑教育和临床系统之间的关系，以及建立负责协调教育和临床系统的“桥梁领导者”的可能性（Myers et al.，2017）。
- 识别并考虑影响学习环境的数字活动。
- 确保为所有学习者提供公平的环境，无论他们的种族、计划、目标或背景如何。

临床学习环境是 2019 年 4 月这期 *Medical Teacher*（Nordquist et al., 2019）的主题。

思考

1. 教育氛围或环境是本科或毕业后教育方案成功的关键因素。考虑一下您作为学生希望拥有哪种类型的学习环境，以及与您培训方案中现有的学习环境相比，这种环境效果如何。
2. 考虑教育环境的不同要素，包括实体设施、制度文化、教育方案、社会动态和数字化呈现。
3. 不断审视教育环境，尤其是在课程、数字化呈现和公众期望发生变化时。
4. 使用有效的工具对教育环境进行测量，为评估和开发课程提供有价值的信息。

深入阅读

Bynum, W.E., Haque, T.M., 2016. Risky business: psychological safety and the risks of learning medicine. J. Grad. Med. Educ. 8, 780–782.

Caverzagie, K., Goldenberg, M., Hall, J., 2019. Psychology and learning: the role of the clinical learning environment. Med. Teach. 41 (4), 375–379.

Chan, M.K., Snell, L., Philibert, I., 2019. The education avenue of the clinical learning environment: a pragmatic approach. Med. Teach. 41 (4), 391–397.

Chan, C.Y.W., Sum, M.Y., Tan, G.M.Y., Tor, P.C., Sim, K., 2018. Adoption and correlates of the Dundee Ready Education Environment Measure (DREEM) in the evaluation of undergraduate learning environments – a systematic review. Med. Teach. 40 (12), 1240–1247.

Colbert-Getz, J.M., Kim, S., Goode, V.H., 2014. Assessing medical students' and residents' perceptions of the learning environment: exploring validity evidence for the interpretation of scores from existing tools. Acad. Med. 89, 1687–1693.

Genn, J.M., 2001. Curriculum, environment, climate, quality and change in medical education – a unifying perspective. AMEE Medical Education Guide No 23. Med. Teach. 23, 445–454.

Gruppen, L.D., Rytting, M.E., Marti, K.C., 2017. The educational environment. In: Dent, J.A., Harden, R.M., Hunt, D. (Eds.), A Practical Guide for Medical Teachers, fifth ed. Elsevier, London. Chapter 49.

Holt, M.C., Roff, S., 2004. Development and validation of the Anaesthetic Theatre Educational Environment Measure (ATEEM). Med. Teach. 26, 553–558.

Miles, S., Swift, L., Leinster, S.J., 2012. The Dundee Ready Education Environment Measure (DREEM): a review of its adoption and use. Med. Teach. 34, e620–e634.

Myers, J.S., Tess, A.V., McKinney, K., Rosenbluth, G., Arora, V.M., Tad-Y, D., Vidyarthi, A.R., 2017. Bridging leadership roles in quality and patient safety: experience of 6 US academic medical centers. J. Grad. Med. Educ. 9, 9–13.

Nordquist, J., Hall, J., Caverzagie, K., Snell, L., Chan, M.K., Thoma, B., Razack, S., Philibert, I., 2019. The clinical learning environment. Med. Teach. 41 (4), 366–372.

Nordquist, J., Laing, A., 2014. Spaces for learning – a neglected area in curriculum change and strategic educational leadership. Med. Teach. 36, 555–556.

Nordquist, J., Sundberg, K., Laing, A., 2016. Aligning physical learning spaces with the curriculum. AMEE guide 107 in medical education management series. Med. Teach. 38 (8), 755–768.

Roff, S., McAleer, S., Harden, R.M., et al., 1997. Development and validation of the Dundee Ready Education Environment Measure (DREEM). Med. Teach. 19, 295–299.

Roff, S., McAleer, S., Skinner, A., 2005. Development and validation of an instrument to measure the postgraduate clinical learning and teaching educational environment for hospital-based junior doctors in the UK. Med. Teach. 27, 327–331.

Shobhana, N., Wall, D., Jones, E., 2006. Can STEEM be used to measure the educational environment within the operating theatre for undergraduate medical students? Med. Teach. 28, 642–647.

Shochet, R.B., Colbert-Getz, J.M., Wright, S.M., 2015. The Johns Hopkins learning environment scale: measuring medical students' perceptions of the process supporting professional formation. Acad. Med. 90, 810–818.

Thoma, B., Turnquist, A., Zaver, F., Hall, A., Chan, T., 2019. Communication, learning and assessment: exploring the dimensions of the digital learning environment. Med. Teach. 41 (4), 385–390.

17 课程地图

课程地图有助于确保课程向所有利益相关者都开放。对教师和学生来说，清楚地了解课程的不同元素如何联系在一起至关重要。

课程地图的功能

课程地图是课程的直观表示，它显示了课程整体安排的图示，以及不同元素如何关联和链接在一起（图 17.1）。教师和学生如何知道课程中涵盖了哪些内容，以及在哪里讲到了这些内容。学生如何知道有哪些学习机会可以帮助他们掌握每项学习结果。利益相关者如何看待评价与教学计划的关系，以及教授的内容与评价的内容之间是否存在差距？学生和学员可能会将课程或教育计划视为“神奇的神秘之旅”，这些问题的答案尚不确定。他们并不十分清楚前面是什么，甚至不知道自己的目的地，只知道如果他们满意地完成课程，最终会获得一个资格证书。面临的挑战是确保教师和学生充分了解课程以及不同元素之间的关系。这就是课程地图的目的。

课程地图对所有教师、学生和其他利益相关者开放：

- 构成课程的不同元素

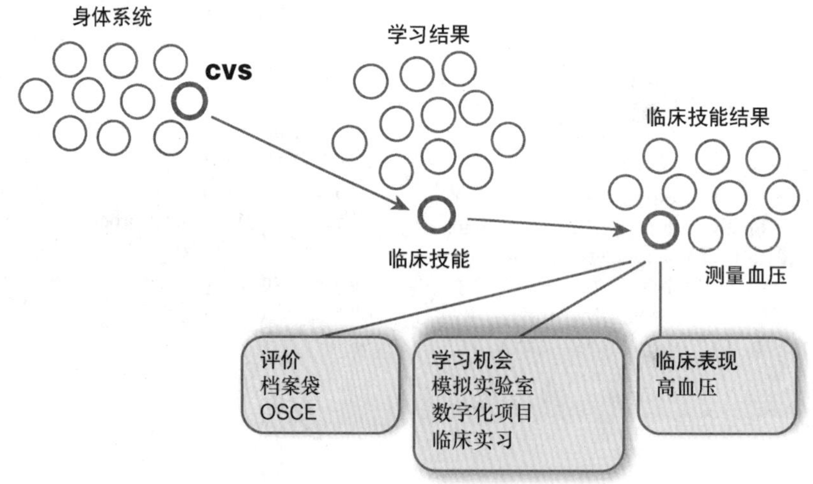

图 17.1　课程地图显示血压（BP）测量作为心血管系统（CVS）的一项必要临床技能
确定相关的临床表现和学习机会，以及如何评价学生在该领域的能力

- 不同元素之间的联系和关系

该地图将课程呈现为综合教育策略、课程内容、学习结果、教育经验、评价和课程方案的复杂整合。它基本上提供关于教授什么、如何教授、何时教授、在哪里教授以及如何评价学习的信息。课程地图应该是任何课程的一个关键特征，甚至可以被认为是将课程结合在一起的黏合剂。

课程地图列入当今议程

如前几章所述，规划课程是一件复杂的事情。它涉及将课程中的不同元素联系起来，包括学习结果、内容、时间表、可用的教学方法、学习机会和评价。在第 8 章描述的规划和设计课程的十个步骤中，一个相对被忽视的方面是如何将课程的细节传达给利益相关者。

课程地图现在成为规划和实施课程基本要素的原因有很多。

- **结果导向 / 胜任力导向教育**。该地图明确了不同课程和学习经历的期望学习结果，以及这些结果与评价的关系。课程地图支持医学教育向结果导向 / 胜任力导向教育的转变（Fritze et al.，2019；Nousiainen et al.，2018；Sterz et al.，2019；Stoddard and Brownfield，2018）。
- **以学生为中心和适应性学习**。课程地图帮助学生对自己的学习负责，领会他们正在学习的内容以及它在整体中的作用。它帮助学生根据自己的个人需求定制学习体验。
- **整合教学**。课程地图显示了每个学科如何以及在何处为教育方案做出贡献。
- **跨专业教育**。每个专业的课程地图的比较显示了共同的元素和差异。这有助于规划跨专业活动。
- **临床表现和基于问题的学习**。地图可以帮助学生理解和可视化用于课程框架的临床表现或任务、学习结果和学习机会之间的关系。它有助于澄清 PBL 中的学习结果，并确定不同学科的贡献。
- **评价与教学的整合**。地图中展示了教学与评价之间的关系，与第 28 章中描述的"评价促进学习"的举措保持一致。
- **分布式学习**。地图有助于确保在两个或多个地点进行教学的课程的一致性。
- **学生流动**。课程地图中隐含的学习方案的公开使学生的学习转移到不同地点时都能得到认可。正如博洛尼亚进程所设想的那样，学生在完成医学学习的第一个周期后，可能会转到另一所学校完成第二个周期。
- **教育的连续性**。课程地图所呈现的每个阶段的内容有助于本科、毕业后和继续教育的不同阶段之间的无缝衔接。
- **课程的分类**。正如第 38 章所述，人们越来越认识到，学校共享教育资源和专业知识会有很多益处。课程地图可以促进课程的规划和管理。

- **课程评估**。课程地图是对教育方案进行内部和外部评价的有效工具，包括更正式的认证和公众审查。它代表了一种持续改进质量的有效方法（Zelenitsky et al.，2014）。
- **医学的变化**。课程应该是动态的而不是静态的，以便能够适应未来的课程变化和医学实践的进步。地图中突出显示了整合进课程的新主体。同时，可以识别课程中的冗余和重复。

支持上述原因的关键要素总结在六个 C 中（图 17.2）。

实践中的课程地图

图 17.1 所示的课程地图的简化轮廓是以基于系统的课程为基础的。该地图通过学习结果这一窗口来查看课程。每个框架都提供了对预期学习结果的更详细的描述。例如，通过“行为科学”的窗口，地图显示了该主题在课程中的位置和方式，包括它与其他主题和专题的关系、涵盖该主题的课程、可用的学习机会，包括相关的学习资源，以及负责的教师。其结果在某种程度上类似于概念图。不同的是，课程地图还显示了行为科学与课程中不同元素之间的关系。通过行为科学的这一窗口来查看地图将显示其在整个课程中的相关性。课程地图的最大优势通过其多维性实现，能够从任何一个元素或窗口的角度来查看课程。例如，在课程中哪里涉及沟通技巧的学习结果？从评价的角度来说，职业素养在哪里测评？临床技能中心在培训方案中的作用是什么？

C 课程（curriculum）规划、实施和评估

C 胜任力（competency）导向教育

C 课程交流（communicating）

C 贯穿本科、毕业后和继续教育的连续（continuum）教育

C 与包括其他医疗专业在内的所有利益相关者合作（collaboration）

C 学习结果和教育方案中的变化（changes）

图 17.2 课程地图的六个 C

课程地图的潜在用户

课程地图可能对以下群体有价值：

- **教师**。课程地图提供了整个课程计划的概述，以便教师可以了解他们的课程在总体课程体系中的位置，并确定他们自己的角色和责任。学生或学员经常抱怨教师对课程中其他方面涵盖的主题做出了错误的假设。
- **课程规划者**。该地图提供了一个工具，协助规划者评估课程并保持更新。该地图可用于研究假定学生正在学习的内容（“公布的课程”）、呈现的课程（“实施的课程”）以及学生实际学习的内容（“学到的课程”）是否一致。
- **学生**。课程地图帮助学生对自己的学习承担更多责任，并计划他们的学习方案和评价他们的进展。
- **管理员和支持人员**。课程地图可帮助员工确定实施课程所需的资源，包括教职工、设备和场地。它还可能有助于确定学术部门或教职工个人对课程的贡献，并使之得到认可和奖励。
- **教育研究人员**。人们对医学教育的研究越来越感兴趣。课程地图是研究现有课程或研究教学和评价方案变化的有用工具。
- **认证机构**。该地图可能有助于提供证据，证明医学院或毕业后课程符合认证机构规定的预期要求。在对英国的一所学校进行认证时，英国医学总会期待看到课程地图。课程地图用于获取课程大纲，作为查询课程的搜索工具，并检查课程的螺旋式上升，是否有遗漏和重复，以及该机构是否遵守《明日医生》中的 GMC 建议。

制作课程地图

准备课程是耗时的。它需要内容、教育和技术专业知识。然而，在课程地图上工作是一项很好的投资。它是有效和高效地采用课程方法的必要条件，并且是一系列利益相关者的宝贵工具。

暂时将自己置于不同的情境中。您面临着计划去您不熟悉的世界某地进行为期 1 年的旅行。告知您在该地区的旅行，首先需要的是一张地图。这将显示不同的目的地以及每个目的地之间的位置、不同的交通选择，包括公路、铁路和飞机，以及城堡、湖泊等景点的位置。以同样的方式，课程地图包括：

- 预期的学习结果
- 所涉及的内容、主题或议题
- 可用的学习经验和资源
- 对学生进步的评价

- 为课程提供框架的临床表现或问题
- 学习的课程和模块
- 时间表

该地图的优势在于这些元素之间的联系，例如学习结果、学习经验，以及为每门课程或者课程 / 模块内的元素制定评价。

由于需要存储、操作和更新大量的信息，这些信息难以从不同的角度来进行查阅，因此课程地图一直受到限制。在制作地图时，首先考虑一系列二维矩阵。例如，对每个学习机会的时间安排，都规定了学习结果和学生评价。我（RMH）看到了一张覆盖院长办公室三面墙的学校课程的纸质地图。

包括多关系数据库在内的电子工具的出现，为课程地图的概念提供了新的动力。医学院采用了不同的方法来制作课程地图。许多学校制作自己的地图程序，课程地图工具也已商用。

教师应积极参与课程地图的构建和更新，并将其应用于自己的教学——“课程地图不是一项观赏性运动。它要求教师不断准备和主动参与”（Hale，2008）。课程地图是一个动态的过程，而不是一次性的行为。

思考

1. 课程地图强调课程大于各部分的总和，显示了不同元素的整合。考虑如何将与您的课程相关的信息传达给学生或学员。课程地图在多大程度上突出了课程每个部分的学习结果、学习机会和资源以及评价程序？
2. 为课程制作地图的时间投资可能会带来回报，并带来更强大的教学和学习体验。您能抽出一些时间和您的同事一起做这件事吗？

深入阅读

Al-Eraky, M.M., 2012. Curriculum navigator: aspiring towards a comprehensive package for curriculum planning. Med. Teach. 34, 724–732.

Fritze, O., Lammerding-Koeppel, M., Boeker, M., et al., 2019. Boosting competence-orientation in undergraduate medical education – a web-based tool linking curricular mapping and visual analysis. Med. Teach. 41 (4), 422–432.

Hale, J.A., 2008. A Guide to Curriculum Mapping: Planning, Implementing, and Sustaining the Process. Corwin Press, Thousand Oaks, CA.

Harden, R.M., 2001. Curriculum mapping: a tool for transparent and authentic teaching and learning. AMEE Guide No. 21. Med. Teach. 23, 123–137.

Hege, I., Nowak, D., Kolb, S., et al., 2010. Developing and analysing a curriculum map in occupational- and environmental medicine. BMC. Med. Educ. 10, 60.

Jacobs, H.H., 2012. What is curriculum mapping? [Video file.]. http://www.youtub

e.com/watch?v=8etEUVzo2GE. Accessed 3 April 2019.

Jacobs, H.H. (Ed.), 2004. Getting Results with Curriculum Mapping. ASCD, Alexandria, VA.

Komenda, M., Vita, M., Vaitsis, C., et al., 2018. Curriculum mapping with academic analytics in medical and healthcare education. PLoS One 10 (12), e0143748. https://doi.org/10.1371/journal.pone.0143748.

Nousiainen, M.T., Mironova, P., Hynes, M., et al., 2018. Eight-year outcomes of a competency-based residency training program in orthopedic surgery. Med. Teach. 40 (10), 1042–1054.

Sterz, J., Hoefer, S., Janko, M., et al., 2019. Do they teach what they need to? An analysis of the impact of curriculum mapping on the learning objectives taught in a lecture series in surgery. Med. Teach. 41 (4), 417–421.

Stoddard, H.A., Brownfield, E.D., 2018. Creation and implementation of a taxonomy for educational activities: a common vocabulary to guide curriculum mapping. Acad. Med. 93 (10), 1486–1490.

West, C.A., Graham, L., 2015. Maps, gaps, and modules. Med. Sci. Educ. 25, 213–214.

Zelenitsky, S., Vercaigne, L., Davies, N.M., et al., 2014. Using curriculum mapping to engage faculty members in the analysis of a pharmacy program. Am. J. Pharm. Educ. 78 (7), 139.

第 4 部分 帮助学生学习

（教师的工具包）

译：金　哲　肖瑞莲　校：齐　心　吴红斌

18 选择教学 / 学习方法

教学方法本身并不是目的，它们是达到目的的手段。它们是我们用来引导学生取得特定学习结果的工具。

Bourner，1997

一系列方法

今天的教师拥有丰富的教学方法，可用于帮助学生实现所需的学习结果。每种方法都有其优点和缺点。根据预期的学习结果，有些方法比其他方法更合适。有些是传统方法，例如大班授课，而另一些是传统方法的变体，例如翻转课堂。由于技术的发展，在线学习和模拟等领域取得了重要进展。对教育原则也有了更好的理解。我们描述了第 19 章中介绍的 FAIR 原则——反馈（feedback）、活动（activity）、个性化（individualisation）和相关性（relevance）。

教师的一项重要任务是决定采用哪种教学方法，这可能具有挑战性。一个称职的木匠都有一个工具包，里面有一系列工具，每个工具都有其关键功能。锤子是用来钉钉子的。钳子也可以用于进行这个操作，但效率低下。工具包里还有各种类型的锯，每一种都有适合它们自己的任务。随着时间的推移，木匠将用采用最新技术改进的工具替换旧工具。如果我们雇用木匠，我们希望他有一个全面的工具包，其中包含合适的工具来处理他所从事的工作。用“教师”代替“木匠”，情况应该没有什么不同。教师应该拥有全面的、最新的教学和学习工具。学生或学员有权期望我们在教学中采用最适合学习结果的方法。

在本书的这一部分，我们重点介绍教师工具包中的关键工具，包括诸如“翻转课堂”的新变化。然而，今天学生的大部分教育都在远离讲堂和辅导室的地方进行。今天的学生与前几代的学生大不相同。他们在线学习，并使用最新技术。网络和合作学习在他们的学习中扮演着重要的角色。

选择方法的指南

重要的是不要专注于一种方法，认为它是可以满足所有需求的灵丹妙药。如果结合使用不同的教学方法，可以实现更有效的学习。

在本章中，我们提供指导方针，帮助您选择能够为您和学生带来理想结果的教学方法。

当您选择教学方法时，您应该考虑：

- 预期的学习结果
- 学习环境
- 学习者的特点
- 实际情况和支持保障方面
- 教育环境
- 教师和学生的体验和专业知识
- 训练阶段

预期的学习结果

如果“获取知识”是预期的学习结果，那么大班授课、基于计算机的学习资源、游戏或同伴学习可能是合适的方法。然而，如果预期的学习结果是“发展实践技能”，那么模拟或与患者的临床体验可能更相关。如果预期的学习结果是“提高沟通技巧”，基于问题的学习、模拟病人的使用以及临床环境中的体验可能会有所帮助。适当的“态度”的获得是通过角色示范、小组讨论、使用模拟以及使用案例研究的视频剪辑来解决的。

应该准备一个蓝图或表格，将学习结果与不同的教学方法相匹配。框 18.1 给出了此类表格的部分示例，显示了学生和学员使用虚拟病人的学习结果。请注意，不应仅包括与疼痛控制相关的结果。教学方法和学习结果之间的关系也可以显示在课程地图上，如第 17 章所述。

框 18.1

与学习者管理前列腺癌虚拟病人相关的预期学习结果。学习者必须管理患者，与患者沟通，进行体格检查，安排适当的实验室检查，必要时安排治疗。

学习结果包括：

- 关于药物和疼痛控制的知识
- 识别非语言提示
- 决策和解决问题
- 与其他团队成员合作
- 整体医疗照护的方式

Bourner（1997）提醒我们，“学习结果不是选择教学方法时唯一考虑的因素，但在不参考已知学习结果的情况下选择教学方法，就像没有丹麦王子的哈姆雷特戏剧一样”。

学习环境

学习环境会因所采用的课程方法而异，这将影响学习方法的选择。在以学生为中心的学习中，更强调基于问题的学习、小组教学和自主学习。

SPICES 模式描述了从基于医院的学习到基于社区的学习的连续过程。学习是在医院病房、讲堂还是社区中进行，将决定选择何种适当的学习方法。技术的发展加速了远离大学中心主校区的学习。

学习者的特征

有人对学习风格在学习方法选择中的重要性提出了质疑。然而，在基于实验室的实验中经常被忽视的是学生的动机，这是学习的一个关键因素。一些学生可能在小组中学习更有效，另一些学生适于结对学习，还有一些学生乐于单独学习。一些学生可能更喜欢参加讲座，而另一些学生则更喜欢听讲座的录音。学生的学习速度和他们喜欢学习的时间可能会有所不同。作为一名教师，您应该了解学生的学习偏好并相应地调整您的教学。我们在本书的不同地方描述了适应性课程的概念，其中教学和学习是根据学生的个人需求量身定制的。

实际情况和支持保障方面

成本、可用性、互联网访问以及准备和实施学习体验所需的时间等问题可能会影响到您对教学方法的选择。

虽然在专门为此目的设计的讲堂中举办团队式学习课程具有优势，但也可以在传统的坐式讲堂中开展课程。

并非每个教师都能使用最新的设备，或有能力在拥有高仿真模拟器的临床技能中心工作。然而，这并不一定意味着您的教学需要为此而改变。

您能否假设所有学生都可以使用自己的平板电脑或台式电脑？有些学校能够为学生提供这些必要的设备。

教育环境

第 16 章讨论了教育环境的重要性。

学生的学习动机很大程度上受教育环境的影响。确保您的学生处于有利于学习环境的时间是值得的。

外科手术室的学习环境与社区不同，学习方法也不同。学校的学习环境可能支持，也可能不支持诸如合作或同伴学习。可以鼓励以学生为中心的方法。一种方法的微小变化都会影响学生对这种方法的使用。在一些关于独立学习的早期工作中，我们发现当学生能够使用教学中心以外的资源时，他们对材料的使用发生了显著变化。

Mazur 教授以其在物理和科学教学方法方面的工作而闻名，他写道："我不再认为自己是'讲坛上的圣人'。我是他们'身边的向导'。我帮助他们（学生）学习，但我不能替他们学习。我能做的最好的事情就是指导他们并创造一个最有利于学习的环境"（Mazur，2010）。

教师和学生的体验

教学方法的有效性在很大程度上取决于教师如何应用它。例如，Brown 和 Monogue（2001）提出，学生不喜欢的不是大班授课，而是质量差的讲师。良好的大班授课体验可能比糟糕的小组体验更可取，而良好的小组体验比糟糕的大班授课更可取。

如果教师对一种方法不满意，他们可能不会参与其中。要提高教师对新教学方法的信心，可能需要培训、经验和时间，他们能否发挥出所选方法的潜力，这一点至关重要。这是基于问题的学习的一个问题。实施方式的差异是评价基于问题的学习的价值的主要因素。学校必须做出决定，它们能否对所有教师进行必要的技能培训，还是只选用专业教师，以次优的方式实施该方法，抑或放弃该方法，或修改该方法以适应当地情况。

学习阶段

根据学习阶段，即本科、毕业后和继续教育，可能采用不同的教学方法。随着学生完成学习计划，他们可以获得更多的自主权。医学教育早期的学生比晚期的学生和毕业后学员需要更多的指导。学习指导在早期特别重要，可以支持学生自主学习。

思考

1. 您熟悉现在的一系列教学方法和工具吗？
2. 没有最好的教学和学习工具。您是否充分利用了工具包中的可用工具？
3. 是否有一个公开的计划来说明如何采用不同的工具以帮助学生取得各种学习结果？
4. 在使用所选工具或方法方面，您是否感到得心应手？您是否具备必要的专业知识？

深入阅读

Bourner, T., 1997. Teaching methods for learning outcomes. Educ. Train. 39 (9), 344–348.

Brown, G., Monogue, M., 2001. AMEE Medical Education Guide No. 22: refreshing lecturing: a guide for lecturers. Med. Teach. 23 (3), 231–244.

Mazur, E., 2010. Learning is not a spectator sport. In: Smoot, B. (Ed.), Conversations with Great Teachers. Indiana University Press, Bloomington & Indianapolis, p. 46.

理解基本的教育原则 19

教师是专业人士，而不是技术人员。理解基本原则可以帮助教师或培训者进行日常教学。

采用 FAIR 模型对待学生

大多数医学专业的学习者都是有能力的学习者，只要得到教师或导师的帮助，他们在实现预期的学习结果方面应该不会有什么困难。理解并应用四项基本原则，您可以使学习更有效、更高效、更愉快。我们使用了首字母缩略词 FAIR（图 19.1）。采用以下 FAIR 模型对待您的学生：

反馈（feedback）：在学生掌握预期学习结果过程中向他们提供反馈。
活动（activity）：让学生参与主动学习，而不是被动学习。
个性化（individualisation）：将学习与学生的个人需求联系起来。
相关性（relevance）：使学习与学生的职业目标相关联。

教师们发现，将这些原则应用于大班或小组的独立学习或临床环境中，可以促进学习，并激发学习者的积极性。就像任何其他专业领域一样，良好的教学最好在了解基本过程时进行。这些原则适用于本科、毕业后和继续教育。Pinney 等（2007）认为，如果培训者了解教育过程和支撑教育的原则，住院医师教育的质量和效果会得到改善。对这些原则的考虑有助于教师反思教学，并思考如何（如果有的话）改变它以使学习者受益。

教育研究人员一生致力于研究教育，并描述了影响学习的各种理论和因素（Taylor and Hamdy，2013）。然而，教育教科书中描述的教育心理学工作更多地与实验室相关，而不是现实的课堂实践。本书不适合对教育理论进行全面研究，而且无论如何也不可能引起读者的兴趣或相关性。我们已经提炼出这些以证据为基础的关键原则，教师可以在他们的日常实践中采用这些有效学习的关键原则。

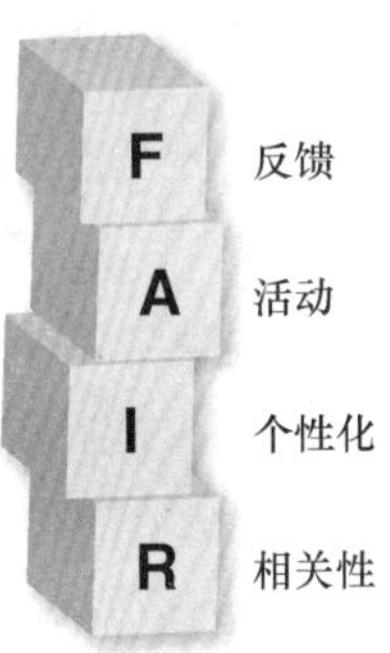

图 19.1　有效学习的 FAIR 模型

贯穿本章和本书其他章节的主题是，如果我们更好地了解学生如何在我们的教育方案中学习和应用这些原则，就会改善学生的表现。学生天生就有学习的动力。Sotto（1994）建议，“问题似乎是找到一种不会抑制动机的教学方式，并找到一种与学习者已经存在的动机相一致的教学方式”。其中的一种答案是应用 FAIR 模型。

自从我们首次描述有效学习的 FAIR 模型以来，它已经被成功地应用于世界各地的本科生、毕业后和继续教育的各种场合。这些包括学生在课程的早期学习、临床轮转和社区中的基于工作的学习、客观结构化临床考试（OSCE）和其他评价方法，以及教学的新发展，例如翻转课堂和同伴教学。

我们将更详细地描述 FAIR 模型的每个部分。

反馈

学生和学员对他们的教育经历最常见的抱怨都和缺乏适当的反馈有关。他们担心缺乏促进他们达到预期学习结果的相关信息。他们对反馈的沟通方式不满意，结果这无助于他们纠正任何误解或知识差距。但很多时候根本没有给出反馈！

已经证明，为学生提供有效反馈班级的学业成绩高于没有提供有效反馈的班级。Hattie 和 Timperley（2007）认为，教师为提高学生成绩所能做的最有效的一件事就是向他们提供反馈。

反馈的目的

反馈应该让学习者深入了解他们可能不知道的表现。它应该让学习者了解他们在多大程度上实现了预期的学习结果，从而提高学习效率。反馈可以：

- 为纠正错误提供依据。它使学习者能够认识到自己的不足，并有助于指导他们进一步学习。
- 明确学习目标，并强调对学习者的期望。
- 强化良好的表现，激励学习者，减轻焦虑。

对反馈的扩展理解

关于反馈的大部分工作都集中在教师提供反馈的方式上，以确保其有效。这很重要，将在下面讨论。然而，如果我们也将反馈视为教师和学习者之间双向交流的一部分，我们对反馈的理解就会更加完整。Ramani 等（2019）指出，“反馈的影响在于学习者对反馈的接受和吸收，以及实践的改进和专业的成长。在过去十年中，研究结果强调，反馈对话是受多种社会文化因素影响的复杂人际互动”。

作为教师，您应该帮助学习者重视反馈、解释反馈并根据他们的进一步学习做出回应。这对于倾向于忽略反馈的低成绩者尤其重要。高成绩者喜欢反馈，因此，好学生会变得更加熟练，而低成绩者则无法提高。在提高学习者的反馈认知技能、帮助学习者理解反馈的重要性以及如何回应反馈方面所花的时间已经被证明是非常值得的。为了使反馈效能最大化，教师和学生之间应该建立协商和相互负责的合作伙伴关系。这种“教育联盟”的价值以及师生之间的关系已经得到证明（Murdoch-Eaton and Bowen，2017；Telio et al.，2016）。

应该教导学习者积极主动地寻求反馈。这有助于实现让学习者为自己的学习承担更多责任的目标。反馈最好基于真实的临床工作，而不是正式的评价。当学员觉得改变他们的实践很重要时，他们会寻求反馈。当基于工作的评价被视为对他们学习的评价时，他们往往只寻求对他们做得好的地方的积极反馈（Gaunt et al.，2017）。

需要更多地关注学习者收到反馈时的反应。他们是否采取措施弥补知识或技能方面的差距或不足？他们是否有动力扩展对主题的理解？他们有更多的自信吗？只有当行为发生改变时，反馈才会有价值。

如何提供反馈

如何给予建设性的反馈，已被教师认为是他们工作中重要的核心胜任力之一。这是一种可以学习的技能。在这里，我们提供循证实践指南，如果能够付诸实践，将帮助您改进教学和学生的学习。

让反馈成为制度文化的一部分

重要的是，机构或教育方案应该具备包容错误和不足、重视反馈且不将反馈视为威胁的文化。尝试为教育方案营造一种氛围，在这种氛围中，人们期待并重视反馈，并定期进行反馈。反馈过程的质量应由机构监控。反馈应被视为教师和学生之间互动过程的一部分，其中存在相互信任和尊重。

反馈应及时，应留出时间为学习者提供反馈

学习者立即收到反馈比在稍后的课堂或课程中延迟提供更有效。例如，我们发现，在客观结构化临床考试（OSCE）之后立即向学生提供反馈是一种有用且很有效的学习体验（Harden et al.，2015）。

反馈应该安排在课程中的某个时间，让学生有机会通过参与旨在纠正任何不足的活动来作出回应。

提前做好充分准备

在尝试向他们提供反馈之前，请确保您拥有有关学生表现的所有可用证据。教师应该针对第一手的学生表现提供反馈。这比基于二手报告的反馈更可取。

反馈之后，学习者应该了解期望他们达到的目标

一些学习者可能会发现难以接受所提供的反馈，并据此采取行动。一种已被证明有帮助的策略是在考虑反馈的实际内容之前，要求学习者口头或书面反映他们对获得反馈的态度。

给予与预期学习结果相关、具体的解释

向学生解释他们做了什么或没有做什么以达到预期。仅仅在考试中给出一个等级或分数，或表明学习者是对还是错，不太可能改善他们的表现。目的是帮助学习者反思他们的表现并了解他们学习中的差距。根据明确界定的学习结果，向学习者提供有关其表现的反馈。告知学习者，他们与同龄人相比如何，或笼统地告知他们在某一领域缺乏能力，都没有什么价值。

反馈应该是非评判性的

反馈应该是描述性的，并尽可能采用中性或非评判性的语言表达。例如，告知学习者他们的表现“很差”或“完全不合格”是没有帮助的。

反馈应该是学生和教师之间双向合作的一部分

如上所述，反馈不应被视为一种教师向学习者提供意见和建议的单向过程。

反馈应帮助学习者规划他们的进一步学习

最后以行动计划结束，并协助学习者根据他们对自己目前所处位置的了解来规划他们进一步的学习计划。这可能包括为他们提供特定的阅读材料，或组织满足他们需要的实践或临床体验。

设定预期

与学生讨论您对他们能够实现的目标的预期。在必要的投入下，有困难的学生可以达到预期的标准，成绩优异者可以在该领域表现得更卓越。但是，向成绩显著低于其潜力的学生提供反馈更加困难。要有效和成功地管理有困难的学员，有效的反馈是必不可少的，当然还需要加上早期识别和适当干预。

纳入同伴反馈

当同学和教师都提供反馈时，学生会更有效地学习。在继续职业发展项目中，全科从业者收到了有关他们对一系列管理患者情况的反馈（Harden et al.，1979），来自同事的反馈比专家的反馈更有价值。

鼓励学习者向自己提供反馈

反馈通常被认为是由某人（通常是教师）向学习者提供的内容。应鼓励学生评价和监控自己的表现。询问学习者他们是否认为自己做得很好，以及他们认为自己存在的问题，可以为学习者提供工具来帮助他们进行评价。例如，在客观结构化临床考试之后，学生可以获得他们的 OSCE 考核表副本、他们的行为表现视频以及 OSCE 各站预期表现的演示视频（Hardon et al.，2015）。

活动

FAIR 模型的第二个部分是活动。

让学生参与教育方案已提上日程。随着教师越来越多地在教学中采用这种方法，对主动学习的兴趣激增。在一所医学院，发现教师对一年级学生实施了 25 种不同的主动学习方法（McCoy et al.，2018）。

教育应该是一种主动而非被动的体验。学生不仅是一个充满必要知识、技能和态度的容器，而且是一个应该积极参与学习过程的伙伴。有证据表明，当学生积极参与掌握临床技能或获取新知识时，他们的学习效果最好。我们需要防范“惰性知识”——传递给学生的信息通常会被遗忘。

Huggett 和 Jeffries（2015）提出令人难忘的积极学习的倡议，引用 Chckering 和 Gamson（1987）的警告，“学习不是一项观赏性运动。学生坐在课堂上听教师讲课、死记硬背预先打包好的作业，然后说出答案，并不能学到很多东西。他们必须谈论他们正在学习的东西，写下来，将它与过去的经历联系起来，并将其应用到他们的日常生活中”。

主动学习可以用来支持和补充传统的学习方法，例如大班授课，而不一定要取代它们。

关注的转移

主动学习将关注从教师转移到学习者身上。它需要学习者思考和回顾他们正在学习的内容，以及如何将新信息和技能融入他们现有的知识库和技能库。

主动学习：

- 激发并帮助保持学生的兴趣
- 对学习材料进行更深入、更有意义的处理，并将信息存储在长期记忆中
- 允许学习者探索自己的态度和想法
- 鼓励学生掌握学习的所有权，反思并批判性地思考他们正在学习的内容。反思是主动学习的关键部分（Sandars，2009）
- 如果其他学生参与，支持团队合作和协作
- 培养终身学习所必需的解决问题和独立学习的技能

鼓励主动学习

主动学习的原则隐含在医学课程所发生的许多变化中。这包括以学生为中心的方法、基于问题的学习、团队学习、小组学习的使用，以及如第 21 章所述的替代传统大

班授课的“翻转课堂”。大班授课被批评为过于被动，信息从教师的笔记传递到学生的笔记，而没有经过任何一方的大脑。

可以通过要求学生做到以下几点来鼓励主动学习：

- 通过激活他们已有的知识，并在已有知识的基础上，获得新知识或对某个主题的理解
- 将他们的知识应用于呈现给他们的新问题或患者
- 通过自我评价练习，测试他们的理解。这可能是一组多项选择题（MCQ）或临床情景题
- 执行操作，例如使用模拟器
- 对自己的经历进行反思，以获得新的理解和认识，例如在档案袋中记录
- 准备一张概念图，将与主题有关的概念以视觉形式表现出来，并在概念之间标记出联系
- 参与教育游戏。这些通常具有竞争性，并受规则和流程的约束
- 与其他学生分享他们的知识。在同伴学习中，同伴、导师和学员都将受益

无论环境如何——不论是在讲堂、小组、实践实验室、临床环境，还是独立学习——至关重要的是，所安排的活动必须设计得有意义，并且不会使学生偏离学习目标。在线学习项目中，点击翻页是一项活动，但对学生的学习没有帮助。教师和学生必须掌握活动的目的或功能，以及它如何有助于掌握学习结果，这很重要。

在课程中嵌入主动学习

一些学习方法，例如模拟学习或档案袋学习，就其本质而言，是让学生主动参与，而其他学习方法，例如大班授课或标准印刷文本，则经常与被动学习相关联。然而，几乎所有的学习情境都可以从被动转变为主动。这是对教师的挑战。例如：

- 在安排**授课**的地方，通过要求听众反思和回应正在讨论的内容来吸引听众。如第 21 章所述，可以使用带有“点击器”的即时教学反馈系统、在线调查工具或彩色卡片。可能会要求学生在与旁边的其他学生讨论时，解决或回答问题。
- 如第 22 章所述，**小组教学**本质上更具互动性，但要防止它退化为小型辅导。学习者应积极与其他小组成员互动。教师应该充当讨论的引导者，而不是信息的呈现者——“一旁的引导者，而不是讲坛上的圣人”。
- 在临床环境中，确保学习者不只是被动地观察患者、病房或诊室里发生的事件。可以赋予学习者特定的角色，并鼓励他们积极参与患者照护。
- 为学生制作的独立学习资源，无论是纸质版还是电子版，都应该是互动式的。教师可以通过增加学生积极参与、有意义的活动来丰富现有的文本或资源。
- 模拟为主动学习提供了丰富的机会。可以提供纸质版、录音、视频或在线支持材料来帮助学习者。

- 如第 25 章所述，虚拟病人可以成为课程各阶段学习的有效辅助手段。
- 确保档案袋涉及积极的反思过程，而不是简单地记录或死记硬背学习者所进行的活动。档案袋的工作不应被视为一件苦差事，而应被视为学习者的机会，反思任务并记录他们在这个过程中学到的内容。

课程中，对准备活动或处理涵盖内容的时间限制可能被视为一个问题。然而，主动学习可以让学生的学习体验更有效，则花在创造活动上的时间对教师来说是有益的。Honeycutt（2018）建议可以在 10 分钟或更短的时间内通过以下策略促进学生参与：

- 故意向学生提供省略了一项信息的列表，例如，在甲状腺功能亢进症患者的主要临床特征列表中，省略一个特征，请学生找出缺少了什么。
- 要求学生以某种方式记录，并在全班分享他们在讲课、阅读文本或思考患者时经历的“啊哈”时刻。
- 鼓励学生集思广益，产生一些与某个主题有关的想法。为了增加挑战，产生的想法的数量可以是通过掷两个骰子，并将数字相加。

您可能在自己的教学中尝试过这些想法中的一些，或者最好还是提出自己的想法，以使您的教学更加活跃并吸引学生参与进来。

个性化

个性化是 FAIR 模型的第三个组成部分。

个性化文化

在当前的消费文化中，为了满足用户的个人需求或期望，无论是规划假期还是购买计算机，个人的需求都越来越受到认可。在伦敦，我们看到广告牌会根据走近的人的特征调整其显示，例如穿着西装的年长男子或穿着更随意的年轻女性。大型商店正在尝试使用智能价格标签，根据走近的人是否拥有商店会员卡或以前购买过的商品来调整销售价格。一种新的汽车立体声系统有望在车内创造个性化的声音，让四名乘客可以在其他乘客无法听到的情况下倾听不同的音乐或接听电话。在医学方面，我们也越来越多地看到个性化的方法，根据患者的个人需求对其进行管理。

然而，教育领域的情况却大不相同。学生和患者一样，都有不同的需求，学习的方式也不同，但是，在大多数医学院，教师应对大班的学生，并相应地设计学习体验和课程。如图 19.2 所示，学生就像进入工厂的原材料一样，经过一个标准流程，最终成为具有统一规格的产品。尽管可能会做出一些尝试，但几乎没有机会满足个别学生的需求。

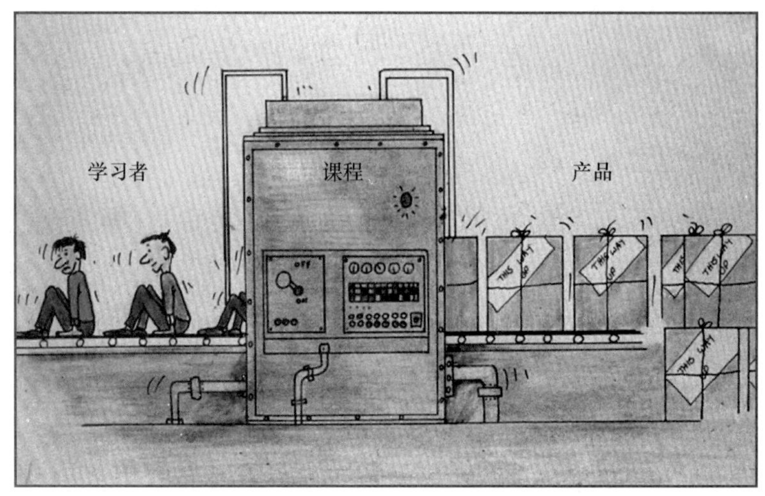

图 19.2　标准产品的制造方式

向适应性学习转变

在许多方面，学习一直是个性化的，例如，学习者选择阅读什么以及如何通过记笔记或突出重点来总结他们的阅读。然而，学生现在不太愿意接受那些不符合他们个人需求、不能帮助他们实现个人学习目标的教学和学习机会。随着新的学习技术的出现，我们需要致力于“适应性学习”方案，在该方案中，为学生提供的体验在他们完成教育方案时适应他们的个人需求。在本章描述的四项原则中，个性化可能是最难实现的。正如我们在第 38 章中所描述的那样，这是我们在未来十年中可能看到的变化最大的一个领域，它将转向更具有适应性的课程，课程和学习经验都是根据学生个人的需求而制定的。正如 Jason 和 Westberg（2018）所指出的，“在有效的适应性学习中，每个学习者体验的重点、速度、持续时间和策略会不断适应每个人独特的、不断发展的特征和准备情况，并在现有资源的限制下，最大限度地适应”。

研究发现，为国际医学毕业生提供标准化的培训方案是不够的，这导致他们中的许多人学业失败（Wearne et al.，2019）。这说明需要灵活性和个性化培训才能产生公平的结果。

为满足个别学生的需求而进行的学习已被列入教育议程。自 2009 年以来，比尔和梅琳达・盖茨基金会已承诺投入 3 亿美元用于支持与个性化学习相关的研究和开发。在一项研究中，使用个性化学习方法的 62 所学校的 11 000 名学生在数学和阅读方面取得了比传统学校的同类学生更大的进步。学生经历个性化学习的时间越长，他们的成绩提高就越大。

有一系列的术语被用来描述这种方法。包括适应性学习、个性化学习、个别化学习、自定义学习和差异化学习。这些用于描述学习的术语有时会根据以下方面进行区分：

- 个性化的主要责任在于学生，还是教师
- 个性化是针对每个学生，还是针对学生群体
- 重点是计算机驱动的学习资源，还是更一般的课程方法
- 学习者的热情和愿望得到满足的程度，以及特定的核心学习结果

所有这些方法的总体概念和主旨都是自定义学习，为每个学习者提供符合其需求的教育体验。有时，“适应性学习”这一术语的使用被限制在计算机驱动的学习资源上，即学生回答问题，并在此基础上提供新的学习材料，但这种做法是无益的。

在某种程度上，对适应性学习的比喻就像在餐馆里吃饭。用餐者可以选择餐厅和环境，根据餐厅的营业时间，选择用餐时间、座位、菜单，无论是餐厅确定的套餐还是点餐菜单，选择调味料或添加盐或酱汁，选择搭配食物的葡萄酒或其他饮料，选择食物的制作方式，例如肉是全熟还是半熟，以及选择希望花多长时间来就餐等。想想这些与提供适应性学习类似的情况。

适应性学习的特征

适应性学习中的学习是个性化的，或根据个人的独特需求而定制的，具有以下特征：

- 强调学生和学习，而不是教师和所需的教育方案。如第 1 章所述，教师是学生学习的促进者和信息指引者，帮助学生创造他们自己的学习。
- 学生们作为伙伴参与到学习过程中。与其说学习是发生在学生身上的事情，不如说学生将拥有他们的学习，并被赋权为他们的学习承担更多责任。个性化学习挖掘学习者的热情和兴趣。今天的学生，作为适应性学习者，寻求最能满足他们需求的资源，参与所谓的“并行课程”活动（Quirk and Chumley，2018）。
- 课程的总体目标得到满足，但教育策略、教学和学习方法、评价方法和学习环境是为满足学习者的个人需求而量身定制的，同时考虑到：
  - 个人能力
  - 动机是什么以及什么激励了他们的学习
  - 学习目标和职业抱负
  - 进入课程时对学习结果的掌握程度
  - 学习方式或选择
  - 学习地点：在校园内还是远程
  - 可用于学习的时间
- 课程基于胜任力，学生的进步与其学习结果相匹配，如第 2 章所述。
- 缺乏来自实验室和受控情境的证据来支持将学习风格纳入教学设计。然而，在受控环境之外，学习偏好和学习风格确实很重要。学习偏好会影响学生利用特定学习机会的动机以及他们是否使用它（Tracey，2015）。根据我们的经验，学生会选择以不同的方式使用学习资源——个人或结对学习，使用课程开

始或结束时的自我评价部分，以及使用音频评论或文本评语学习（Khogali et al.，2011）。

应对个性化学习的挑战

面对个性化学习的挑战和相关问题，教师可以选择忽略适应性学习的可能性，而只是简单地解决学生的整体需求。这是一个简单的选择，但有严重的不足，如以下这个例子所述。在一所医学院，对考试结果的分析表明，班上有三分之一的学生对某一特定主题的问题回答不正确。作为对这一发现的回应，决定恢复之前从课程中省略的一些关于该主题的授课。这可能会，也可能不会提高那些回答错误学生的成绩。但是，它惩罚了班上其他三分之二的学生，他们已经掌握了这一主题，而修订后的授课课程对他们并不合适。

也许对许多机构来说，完全转换为适应性学习还为时过早，但不应该忽视朝这个方向的发展。这是未来的学习方式。

适应性学习既可以在课程或大纲的层面引入，也可以在教学单元或学习方案的层面引入。以下是一些建议：

- 在课程体系中构建一个课程或模块，使学生可以按照自己的节奏进行学习。如果他们提前完成学业，可以选择在剩余的时间内学习更高级的科目或其他科目。
- 在课程中提供一系列学习机会，使学生能够选择最适合他们个人需求的学习机会。例如，学生可以选择参加某个主题的讲座、观看讲座的播客、与同伴进行基于问题的合作学习，或使用在线学习计划独立学习。学习者可以选择他们希望使用学习资源的时间和地点。学生菜单中的学习选择的程度和范围将取决于时间和资源的情况。越来越多的电子学习资源支持朝这个方向发展。
- 调整或准备独立学习的资源，以便学生的学习体验满足他们的个性化需求。如果学生在学习项目中回答错误，或者他们表示对问题的理解有困难，就会立即提供额外的反馈以解决这个问题。通过提供即时响应、具体反馈、练习机会、更多的认知活动、个性化的任务选择和快速学习的控制，人工智能和基于计算机的智能辅助系统的使用等已被证明有效（Hill，2015）。
- 当方案中安排学习体验时，如在临床技能单元使用模拟器的课程，不要规定固定的时间长度。这应该由学生自己决定掌握该技能的必要时间。重要的是学生达到标准，而不是花在学习上的时间。
- 规划学习方案时间时，需要给予学生对深入学习的科目有一定的选择权。随着医学知识的扩展和信息过载的危险和问题，学生已经无法深入研究医学的方方面面。最多三分之一的课程时间可以分配给选修课或学生选择内容（SSCs）。这已在第 15 章做了进一步讨论。
- 采用档案袋作为学习和评价工具。鼓励学生创建自己的学习计划，并展示他们在核心领域和他们选择学习的其他领域的学习。这将在第 32 章中描述。

- 为所有学生提供适当水平的挑战。有人认为，评判一所学校的标准不是它如何管理普通学生，而是它如何处理高于普通水平的学生和有困难的学生——它如何磨平鹅卵石和打磨钻石。有了针对学生需求的适应性学习计划，每个人都有机会变得优秀。

相关性

FAIR 模型的第四个组成部分是相关性。这是第 7 章中描述的实境课程的基本特征。

学生或学员经常会问，为什么要进行某项活动或需要某项信息。不幸的是，答案往往是为了在课程或课程单元结束时通过考试。这样就使得学习者看不到他们的学习与他们未来作为医生的工作有什么关系。感知相关性对于有效学习及保持学习者的兴趣和动机至关重要。对医学教育的一个主要批评是课程中教授的学科缺乏相关性。许多关于医学教育的报告都强调了这一点。人们特别关注基础科学的教学，普遍的批评是课程内容与医生培训缺乏相关性。

我们如何确定什么是相关的，应该在课程中解决，以及我们如何确保学习者认为它是相关的，是当今教师面临的主要挑战之一。在 FAIR 的四项原则中，相关性可能是最重要的。

相关性的重要性

出于多种原因，在规划和实施我们的学习方案时，考虑相关性很重要：

- 我们不再奢望能够解决关于某个学科的所有问题。如果我们这样做，学生就会遭受信息超载的痛苦。生物医学领域的知识每 18 个月就会翻一番。因此，我们需要关注培训他们成为医生相关的内容。
- 需要抽出时间将诸如沟通技巧、职业素养和循证医学等与医疗实践相关，但过去未曾解决的主题纳入课程中，这带来了压力。
- 如果学生了解某个主题与医学的相关性，以及他们为什么需要解决它，他们就会更有动力学习。相关性的展示为学生创造了强大而丰富的体验。一般来说，如果学生有动力并意识到他们学到的东西将来对他们有用，他们就会学得更快。
- 当学生致力于将理论应用于实践时，学习会更有效。这需要学生反思和思考他们为什么要学习这门学科，这反过来又会显著提高他们的学习效果。没有应用的惰性知识只会保留在短时记忆中。

要问的问题

由于这些原因，相关性是课程规划、教学方案准备和评价工具创建的重要评价因素。相关性可以作为一个标准，帮助教师决定是否将一个主题或学科排除在课程之外或纳入课程之中。

在确定主题的相关性时，需要询问自己以下问题：

- 医生在实践中是否需要这些知识或技能？如果是，它是否会反映在课程和相关置信职业行为的特定学习结果中（见第 6 章）？确定和证明相关性可能会给课程早期负责教授学生的基础科学家带来问题。
- 这些知识是否会使学习者进一步理解在不断变化的世界中需要学习和实践的内容？例如，为了治疗甲亢患者，学生需要了解甲状腺激素的作用以及与抗甲状腺药物作用相关的一些药理学原理。他们可能不需要知道甲状腺中甲状腺激素合成的细节或甲状腺血液供应的细节。
- 所教的内容是否与课程阶段相关？在课程的不同阶段，相关内容的呈现可能有所不同。对于一年级学生，股骨骨折患者可能展现出腿部解剖结构、骨修复原则以及社会和行为方面之间的临床相关性。预后所需考虑的矫形手术方法在这个阶段可能并不适用。

在教育方案中引入相关性

促进教学相关性的策略包括：

- 纵向整合课程，在课程的早期引入临床体验，在后期引入基础科学。最佳循证医学教育系统综述（Dornan et al., 2006）指出，临床体验通过使学习更加真实和相关，来帮助学生学习。
- 这是围绕临床问题或行为表现来构建课程和学生学习的方法（第 11 章）。临床案例或行为表现可用作课程框架，这就提供了一个方案，学生从学习的早期，就可以围绕这个方案进行基础和临床科学的学习。
- 基于结果的教育，明确说明期望的结业时的学习结果，并在每一节课上与学生就以下问题进行沟通，他们的学习经历将如何有助于他们掌握学习结果（第 4 章）。
- 使用新技术，如模拟器、增强现实技术和虚拟病人，为学生提供更真实的学习体验，在此过程中展现基础科学在临床医学中的应用（第 25 和 26 章）。
- 临床实践情境下设计的考试旨在评价学生的知识和技能。这可以包括 MCQ（将简短的患者场景作为基础科学考题的题干）、档案袋评价，以及基于行为表现的考试，例如 OSCE（第 28 章）。

正如第 7 章关于“实境”课程中所讨论的，相关性应该适用于课程的所有方面。它应该在有关本科和毕业后教育的教学和学习，以及评价方案的决策中占据突出位置。

重要的是，相关性不能采用诸如“所有医生都需要了解这一点”之类的陈述来掩饰，应该明确掌握这些信息能以何种方式支持医生的实践。

思考

1. 反思您在教学中如何使用反馈。询问您的学生或学员，他们对您提供的反馈有何看法。通过关注反馈，您可以在学员中提倡一种积极改进的文化。
2. 审视您的教学，评价学生在多大程度上积极参与了他们认为有意义的活动。将看到的案例记录在日志中能够使学生参与其中，但如果学生不理解这种练习的好处，则会被视为浪费时间。
3. 个性化和自定义学习计划以满足学习者的个人需求，这有很多益处，但在实践中却难以实现。您如何在教学计划中实现？
4. 反馈、活动和个性化都是教学计划的关键要素，但如果缺少相关性，您的教学就不太可能成功。您是否足够重视相关性，并确保学生认识到他们学习经历的相关性？

深入阅读

Basye, D., 2018. Personalised Vs. Differentiated Vs. Individualised Learning. ISTE. www.iste.org/explore/Education-leadership/Personalized-vs.-differentiated-vs.-individualized-learning. Accessed 19 February 2018.

Bray, B., McClaskey, K., 2015. Make Learning Personal: The What, Who, WOW, Where, and Why. Sage Publishing, California, USA.

Chickering, A.W., Gamson, Z.F., 1987. Seven principles for good practice in undergraduate education. AAHE Bull. 39 (7), 3–7.

Clarke, J., 2013. Personalised Learning: Student-Designed Pathways to High School Graduation. Corwin Press, Thousand Oaks CA.

Dornan, T., Littlewood, S., Margolis, S.A., et al., 2006. How can experience in clinical and community settings contribute to early medical education? BEME guide 6. Med. Teach. 28 (1), 3–18.

Gaunt, A., Patel, A., Rusius, V., et al., 2017. "Playing the game": how do surgical trainees seek feedback using workplace-based assessment? Med. Educ. 51, 953–962.

Harden, R.M., Dunn, W.R., Murray, T.S., et al., 1979. Doctors accept a challenge: self-assessment exercises in continuing medical education. BMJ. 2, 652–653.

Harden, R.M., Laidlaw, J.M., 1992. Effective continuing education: the crisis criteria. amee guide no. 4. Med. Educ. 26, 408–422.

Harden, R.M., Lilley, P., Patricio, M., 2015. The Definitive Guide to the OSCE. Elsevier, London.

Hattie, J., Timperley, H., 2007. The power of feedback. Rev. Educ. Res. 77, 81–112.

Hill, P., 2015. Promising Research Results on Specific Forms of Adaptive Learning. http://mfeldstein.com/promising-research-results-on-specific-forms-of-adaptive-learning-its/. Accessed 15 July 2015.

Honeycutt, B., 2018. Three Active Learning Strategies You Can Do in 10 Minutes or Less. Faculty Focus. www.facultyfocus.com/articles/blended-flipped-learning/three-active-learning-strategies-you-can-do-in-10-minutes-or-less/. Accessed 7 August 2018.

Huggett, K., Jeffries, W.B., 2015. An Introduction to Medical Teaching. Springer, New York, USA.

Jason, H., Westberg, J., 2018. Preparing educators for adaptive education (AE) programs. Med. Teach. 40 (8), 828-833.

Khogali, S.E.O., Davies, D.A., Donnan, P.T., et al., 2011. Integration of e-learning resources into a medical school curriculum. Med. Teach. 33 (4), 311–318.

Macqueen, D., Chignall, D.A., Dutton, G.J., et al., 1976. Biochemistry for medical students: a flexible student-oriented approach. Med. Educ. 10, 418–437.

McCoy, L., Pettit, R.K., Kellar, C., et al., 2018. Tracking active learning in the medical school curriculum: a learning-centered approach. J. Med. Educ. Curric. Dev. 22 (5). 2382120518765135.

Murdoch-Eaton, D., Bowen, L., 2017. Feedback mapping – the curricular cornerstone of an "educational alliance". Med. Teach. 39 (5), 540–547.

Pinney, S.J., Mehta, S., Pratt, D.D., et al., 2007. Orthopaedic surgeons as educators: applying the principles of adult education to teaching orthopaedic residents. J. Bone Joint Surg. Am. 89, 1385–1392.

Quirk, M., Chumley, H., 2018. The adaptive medical curriculum: a model for continuous improvement. Med. Teach. 40 (8), 786–790.

Ramani, S., Konings, K.D., Ginsburg, S., et al., 2019. Twelve tips to promote a feedback culture with a growth mind-set: swinging the feedback pendulum from recipes to relationships. Med. Teach. 41 (6), 625–631.

Rogers, A., 2002. Teaching Adults, third ed. Open University Press, Maidenhead.

Sandars, J., 2009. The use of reflection in medical education. AMEE Guide No 44. Med. Teach. 31 (8), 685–695.

Sotto, E., 1994. When Teaching Becomes Learning. Cassell, London, UK.

Tahami, M., Amni, M., 2019. Using eight evidence-based criteria for giving feedback to orthopaedic residents at shiraz medical school. Med. Teach. 41 (3), 357.

Taylor, D.C., Hamdy, H., 2013. Adult learning theories: implications for learning and teaching in medical education. amee guide no 83. Med. Teach. 35 (11), e1561–e1572.

Telio, S., Regehr, G., Ajjawi, R., 2016. Feedback and the educational alliance: examining credibility judgements and their consequences. Med. Educ. 50, 933–942.

Tracey, R., 2015. A Blog by Ryan Tracey. Collateral Damage. https://ryan2point0.wordpress.com/2015/08/04/collateral-damage/. Accessed 15 July 2015.

van der Leeuw, R.M., Slootweg, I.A., 2013. Twelve steps for making the best use of feedback. Med. Teach. 35 (5), 348–351.

Wearne, S.M., Brown, J.B., Kirby, C., et al., 2019. International medical graduates and general practice training: how do educational leaders facilitate the transition from new migrant to local family doctor? Med. Teach. 41 (9), 1065–1072.

展现教学热情 20

为了激励学习者，教师和培训者需要对他们的领域和教学充满热情。

什么是热情的教师?

如果学生要进行有效和高效的学习，教师需要具备必要的技术性技能，这对本书的读者来说是显而易见的——诸如讲课、管理小组学习或准备评价练习等技能。这些技术性技能虽然重要，但仅靠这些是不够的。教师如果想要激励学生学习，就需要表现出对教学的热情。正如 Wangberg（1996）指出的那样，“没有热情的教学只是信息传递，无异于死记硬背或机械动作”。热情的教师表达了对学科和教学的热情。学生调查发现，“大师级讲师”不仅将主题清晰地呈现出来，而且传达的内容也充满热情和兴奋。“所有有效的教师都对这门学科充满热情，对学生充满热情，并且坚信他们自己以及他们的教学方式可以改变学生的生活，无论是在教学的那一刻，还是在之后的几天、几周、几个月甚至几年，都是如此”（Day，2004）。已故的 George Miller 将最差的教师描述为那些对学生漠不关心的人，而不是那些知道得少或教得少的人。

Fried（2001）在他的《充满热情的教师》一书中认为，“只有当教师将他们对教学和生活的热情带入日常工作中时，他们才能驱散围绕在许多学生身边的被动服从或漠不关心的迷雾”。他继续将充满热情的教学与单纯的个人喜好或癖好区分开来。这些可能会让学生对教师印象深刻，但这与我们所描述的热情不同。正如 Whitehead 在 1929 年的经典著作《教育的目的》中所说，“大学传授信息，但它以富有想象力的方式传授……在这方面失败的大学是没有理由存在的。这种兴奋的氛围改变了知识。事实不再是赤裸裸的事实：它被赋予了所有的可能性。它不再是记忆的负担：它作为我们梦想的诗人和我们目标的建筑师充满活力。想象不能脱离事实：它是阐明事实的一种方式”。

热情重要吗?

热情在教学中重要吗？答案是肯定的。有效的教学是多种因素结合的结果，但热情是良好教学的核心。教师对学生学习的激情和热爱很重要。在对优秀教师的技能和属性的研究中，几乎无一例外地强调了激情和热情。“热情”这个词经常出现在学生对他们最好的教师的描述中——教师对他们的学科充满热情，他们对与学生分享知识和理解的热情。在一项研究中，学生被问及什么是有效的医学教师。高年级和低年级学生选择的两个排名最高的属性是“对教学充满热情”和“激励和启发学生”（Kua et al.，2006）。一项对优秀大学教师的综述发现，他们喜欢教学，对他们的学科表现出热情，并认真尝试促进学生的学习（Hativa et al.，2001）。Bill Smoot（2010）在与 51 位优秀教师的访谈中发现，他们每个人都有一种内在的热情，驱使他们在教师工作中出类拔萃，同时也促使学生取得卓越成就。教学中的热情不是一种奢侈品，也不是可以没有的装饰品——它是学生学习的关键因素。当在不同情况下比较学生的学习质量时，经常发现区别因素是教师的热情——比教师的学科知识更重要，比采用的教学策略更重要，比纳入的学习材料更重要。

每一位教师都可以成为充满热情的教师

任何热爱教学的人都可以成为充满热情的教师。任何不热爱教学的人都不应该成为教师。热情的教学并不像人们所希望的那样普遍存在于教师身上。然而，它不需要特殊的能力。Fried（2001）认为，这不仅仅是一些人具有，而另一些人没有的个性特征：它是可以被发现和学习的东西。您可能无法被教导成如何成为一名充满热情的教师，但您可以学习如何成为一名教师。

将热情带入教学并不容易——它具有挑战性，但可以做到。根据您的个性，您的热情可以以不同的方式呈现（图 20.1）。教师不必在他们的讲课中表现得非常外向或浮夸，才能被认为对教学充满热情。他们在讲课时可以很矜持，很有修养，但仍能让学习者相信他们对该学科和学生充满热情和十分投入。

以下是可能有帮助的建议，一些摘自 Fried（2001）的研究：

- 在规划教学时，请考虑如何与学生分享您对该学科的热情。
- 让您的学生看到您正在与他们合作，以支持他们的学习，而不仅仅是作为一个高高在上的专家。

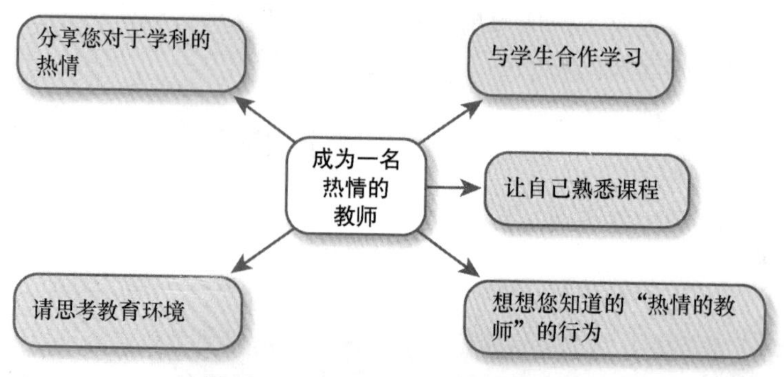

图 20.1 如何成为一名热情的教师

- 您应该对您的教学充满热情。它应该是有趣的、令人兴奋的、刺激的和令人愉快的。
- 关心您的学生，对他们的发展充满浓厚的兴趣，并对他们的成功以及他们的理智和道德健康负责。
- 坚定不移地致力于根据每名学生的个人需求为他们提供最佳机会。想想您每个学生的潜力，以及您可以如何发展他们的个人优势。
- 创造一个合适的学习环境，表现出人与人之间的温暖、同理心、支持学生的自尊、耐心和幽默感。
- 如果您熟悉课程，熟悉您自己的教学内容，了解为什么某些主题比其他主题更受重视，这些会帮助您对教学充满热情。如果您发现分配给您的学科的时间减少了，这可以帮助防止您对教学的热情被扼杀或受挫。
- 向您的学生证明课程结构、学习结果和教育机会都得到了明确定义，课程考试公平且反映了课程的工作，表明您一直在寻找改进的方法。
- 在课程委员会或课程规划团队中服务，可以提高您的洞察力，并由此获益。
- 回想一下您在学生时代最尊敬和最想学习的教师。他们的教导中有什么启发了您？
- 想一想您作为教师的工作中，哪些方面让您最满意？您能更进一步吗？
- 如果您遇到想抑制您热情的玩世不恭者，请不要感到惊讶。预计会听到这样的评论："您只有很短的时间来教这个学科，所以不要得意忘形"，或者"您的想法永远不会成功，因为班里有太多的学生"，或者"我们没有足够的资源让您这样做"。请记住，您遇到的大多数障碍都是可以克服的。
- 考虑将您对医学以外的一些热情带入您的教学中。例如，我（RMH）对园艺感兴趣，并用它作为比喻来说明教育原则。
- 最后，与他人的接触将保持您成为一名教师的愿望。与对教学有类似热情的人在一起，可以在线交流，也可以通过会议。

您的学生注意到您对学习充满兴趣了吗？作为一名教师，您可以通过保持对学习的热情来保持您对教学的热情（Wangberg，1996）。您可以通过多种方式实现这一点，例如：

- 参与研究，并参加会议
- 从已发表的文献中学习
- 讨论和评论教师同事的工作
- 尝试新的教学方法。有些可能不起作用，但这些失败不应该阻止您尝试您的教学
- 向您的学生学习
- 从您的教学反思中学习

教师压力和倦怠

由于多种原因，教学可能会带来压力。即使是最热情的教师也可能会感到压力，

随着时间的推移可能会出现“倦怠”。这与情绪耗竭和疲劳感的增加、对学生产生消极态度，以及教师倾向于消极地评价自己，导致个人成就感的缺乏相关。有时，您可能会因面临的挑战和工作量而感到不知所措。更好地了解您作为教师的工作以及如何处理所面临的不同任务，如本书所述，可能会帮助您解决这些问题。如果问题仍然存在，您应该寻求帮助。以下是 Candlers（2017）的六种方法，可以让您在精疲力竭之前重燃对教学的热情：

- 开始照顾好您自己
- 与热爱教学的其他人联系并合作
- 将您的教室变成您喜欢的地方！
- 学会更聪明地工作，而不是更努力地工作
- 永远不要停止学习、成长和尝试新策略
- 记住您为什么成为一名教师，并忠于您的目标

思考

1. 认识到热爱教学的教师和想要学习的学生可以取得很大的学业成就。请记住，激情和热情虽然难以衡量，但却是教师最宝贵的资产。
2. 请记住，不能用羞辱和居高临下的态度进行教学，而应该让教师表现出对教学的热情。
3. 您的学生和同事是否感受到您作为教师的热情，让他们对您的学科充满热情？
4. 您如何向学生传递您的激情和热情？考虑您是否可以采用上述策略来改善您的教学。
5. 您是否全身心致力于每个学生的表现？多大程度上发挥了他们的个人潜力？

深入阅读

Candler, L., 2017. 6 Ways to Rekindle Your Passion for Teaching Before You Burn Out. www.lauracandler.com/6-ways-to-rekindle-your-passion-for-teaching-before-you-burn-out/.

Day, C., 2004. A Passion for Teaching. Routledge, London, UK.

Fried, R.L., 2001. The Passionate Teacher: A Practical Guide. Beacon Press, Boston, USA.

Hativa, N., Barak, R., Simhi, E., 2001. Exemplary university teachers. Knowledge and beliefs regarding effective teaching dimensions and strategies. J. High. Educ. 72, 699–729.

Kua, E.H., Voon, F., Hoon, C., et al., 2006. What makes an effective medical teacher? Perceptions of medical students. Med. Teach. 28, 738–741.

Maintaining Passion for Teaching. http://www.masters-education.com/maintaining-passion-for-teaching.

Smoot, B., 2010. Conversations with Great Teachers. Indiana University Press, Bloomington & Indianapolis, USA.

Wangberg, J.K., 1996. Teaching with a passion. Am. Entomol. 42 (4), 199–200.

Whitehead, A.N., 1929. The Aims of Education and Other Essays. The Free Press, New York, USA.

大班授课 21

如果使用得当，大班授课可以在教育方案中发挥作用。

大班授课的运用

在所有的教学方法中，大班授课可能是最广泛采用的方法。据估计，平均每个医学生在学习过程中要听 1800 堂课。其中大多数会很快被遗忘：少数可能会令人难忘。尽管受到很多批评，但大班授课经受住了时间的考验（图 21.1）。然而，大班授课的使用方式正在发生变化，学生在大班授课中的参与度更高，大班授课的录音也提供给了学生。在“翻转课堂”模式中，以前分配给正式讲课的时间的使用性质发生了根本变化。

大班授课的价值

Gooblar（2019）在题为“大班授课是否依然可行”的文章中认为，大班授课在教师的工具箱中仍有一席之地。如果使用得当，大班授课可以帮助学生的学习：

- 教师可以同时与一大群学生见面，并传达他对某个主题的激情和热情。
- 大班授课可以作为一个有难度的主题的介绍，并为学生提供进一步学习的框架或支撑。
- 针对有争议的领域，大班授课可以提供不同的观点，同时将主题与当地环境联系起来。
- 在最新知识领域，大班授课能够提供最新信息，并突出某个领域的研究贡献。
- 大班授课可用于激发思考和讨论，并鼓励学生对主题进行反思。
- 大班授课可以包括实际演示，例如使用心脏模拟器或介绍患者情况来说明某个观点（在患者知情同意的情况下）。
- 大班授课可以为学生提供进一步研究该主题的指导方针，并可以介绍可用的资源和其他学习机会。

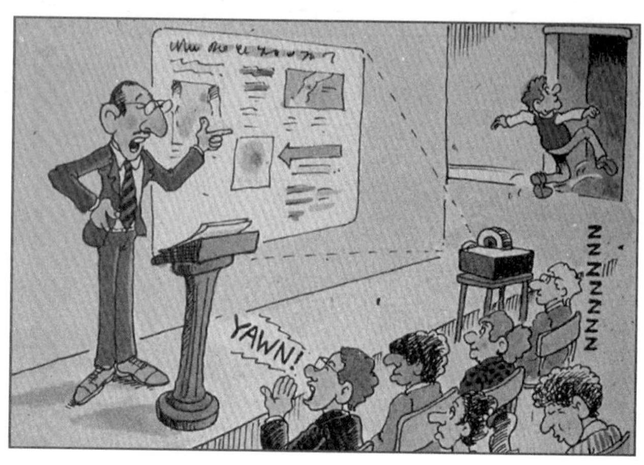

图 21.1　大班授课饱受诟病

教师的角色

教师在大班授课中有多种可能的角色（Harden and Lilley，2018）。他们可以充当：

- 信息提供者——传统角色
- 促进者——帮助学生学习，例如通过提供学习框架或解释一个很难的概念
- 课程开发者——将授课与课程中的其他元素联系起来
- 评价者——让学生有机会评价他们自己的理解
- 角色榜样——展现他们对学科的热情和对医学的态度
- 管理者——确保授课的时间表，并安排所需的设施
- 学者——创新和尝试不同的方法
- 专业人士——评估他们的授课，使自己在学科和教学方法上保持最新状态

讲好一堂课

对于在很多学生面前表演时感到不自在的教师来说，授课可能是一项艰巨的任务。通过良好的计划和准备，可以减轻大部分压力。授课风格千差万别，一定要选择自己觉得最舒服、最适合自己的风格。

高效讲者的特点包括：

- **汇报的清晰度**。讲师了解主题，并知道如何将这种理解传达给他人。他清晰、结构化、有条理、准备充分地演讲，并能充分利用幻灯片等辅助工具。
- **关键点**。教师针对所要求的学习结果，确定关键点，并进行总结。
- **学习者的参与**。讲师吸引听众，使他们对授课内容产生兴趣，并激发他们成为

积极的学习者。

- **情绪感染**。教师对他们正在做的事情感到兴奋。他们热情，鼓舞人心，令人兴奋，并关心学生。

提前准备

在专注于授课内容之前，先做一些事实调查：

- 学习课程的学习结果。在此基础上，考虑讲座如何融入课程。
- 找出学生已知的关于授课主题的内容。
- 确定该授课是否是关于该主题的系列讲座之一，如果是的话，其他授课的内容是什么。
- 了解场地和要使用的设备。

内容和结构

提前规划讲座的内容和结构：

- 计划学生希望听的授课的内容，而不是您想讲授的课。
- 将讲授与课程学习结果联系起来。
- 不要向学生灌输过多的信息，并将其分成小块。
- 为讲座创建一个标题。如果您首先想到一个标题，有时会更容易开始写内容，因为它有助于构建您的想法。如果标题采用问题的形式，则更有可能引起学生的兴趣。
- 考虑您希望如何组织学习。两种常用的方法是经典方法和问题导向方法。前者是将讲座内容分为大的领域，然后再细分。后者是提出问题或案例研究，并讨论解决方案。本章重点介绍经典方法，尽管给出的大部分技巧都适用于这两种方法。

引言

花一些时间准备您的引言是值得的。授课的前几分钟是最有价值的。尝试立即吸引听众的注意力，并强调授课内容的重要性。您可以使用一个有趣的统计数据来突出该主题的重要性。一个引人入胜的授课开头可能包括对患者管理中出现错误的案例的新闻剪报，或者一段在患者管理中被证明是有价值的病理生理学内容的描述。引用 Robert Cialdini 的话说，在讲座开始时，“这是一系列无法用常识解释的事件，我保证您会在课程结束时解开这个谜团”。

不要让学生对授课的内容一无所知。介绍完主题后，突出显示您要告诉他们的内容。授课开始时，组织者可以提前给予帮助。这些都是引导学生了解您所安排的内容。例如，“我们将依次查看……的六个特征”或“首先我们将查看……然后是……最后……”。

视觉辅助

视觉辅助工具有助于加强和强调授课中的要点，并解释很难的概念或原则。它们还有助于改变授课的节奏并保持学生的兴趣。检查文本视觉上的排版错误，因为拼写错误会损害您的可信度。同时也要确保教室后面的学生能够阅读图片上的文字或说明。令人惊讶的是，有多少教师没有做到这一点。视频剪辑可用于引入案例研究或兴趣点。

PowerPoint 是一个旨在帮助演讲者或讲师制作专业幻灯片的应用程序，广泛用于口头演讲。讲者，而不是 PowerPoint 幻灯片，应该是这个场合的主角，幻灯片上的文字是对所说内容的补充，而不是取代。虽然项目符号列表可能是合适的，但请谨慎使用它们，在设计框架时要有想象力和创造力，不要将它们简单地视为课堂笔记。网络上有许多网站提供有关 PowerPoint 演示文稿的实用建议，可以帮助您避免“死于 PowerPoint”（Harden，2008）。

吸引听众

可以采用多种策略将您的演示从被动转变为吸引人的主动体验，从而实现更持久的学习。这些包括：

- 在授课的各个阶段引入有关该主题的问题，并提出一些备选答案。学生被要求使用即时教学反馈系统（Nelson et al.，2012）做出回答，或者可以使用不同颜色卡片对应每个答案。电子答题系统使用手机或诸如“答题器”之类的设备，让每个学生都可以回答多项选择题，这些问题通常包含在 PowerPoint 演示文稿中。
- 在授课期间加入小型头脑风暴会议，由 3 ～ 5 名邻座学生组成的小组讨论一个主题。然后，他们可以向全班报告或使用观众即时教学反馈系统回答多项选择题。这是团队学习中的一项关键活动。
- 通过能够捕捉学生想象力的叙述或例子，让您的演讲栩栩如生。您可以围绕案例研究或患者管理问题，介绍或构建您的演示文稿，随着问题的发展让全班参与进来。

学生活动的引入减少了讲者解释主题的时间。事实证明，学生在互动式授课中所学到的知识与传统授课一样多，甚至更多，并且学习更有动力。

结束

授课的结尾几乎与引言一样重要。总结您希望传达的主要概念或信息，并让学生为该系列中可能出现的任何后续授课做好准备。还可以尝试让学生在听完讲课后进行思考，这可能会激发与同伴的讨论。

讲义

授课的印刷版或数字版摘要可以为学生提供一个框架，也是对您希望传达的基本信息的总结。它可以被设计成在课程进行过程中学生可以转化为的个性化笔记。讲义对于复习来说可能很有价值。如果您想鼓励学生在讲座期间做笔记，请确保您为这项活动留出足够的时间。

对于使用讲义来支持授课，存在不同意见。交互式讲义已被证明比综合讲义更有价值。一些研究表明，如果提供讲义，可以鼓励学生专心听课，而不是简单地尝试将讲师的话转记到纸上。

授课拍摄

越来越多的趋势是，医学院对授课进行录像，并将录像提供给学生。这已成为高等教育的常态。它通常包括 PowerPoint 幻灯片和讲师声音的录音或整个授课的视频。总体而言，学生对授课录音持积极态度（O’Callaghan et al.，2017），其优势是显而易见的。学生可以选择听取录音的时间，并且可以自己掌握节奏。已经发现，学生听同一堂课的时间可能相差 4 倍。在一项研究中，83% 的学生表示非常喜欢提供录音。将录制的讲座和现场讲座相结合，提高了学生对课程的满意度和参与度，并提高了学业成绩。

有人表示担心，如果有录音，学生可能不参加现场授课，错过了与教师的互动和联系，这可能是讲座的一个特点。教师也可能对这种新方法更加担心，因为他们的教学更加公开，受到更多的监督。授课录制可能会对教师产生影响，并改变讲座中原本的师生关系。

“翻转课堂”

什么是“翻转课堂”

近年来的一个重大发展是“翻转课堂”的概念（图 21.2）。该术语于 2007 年由化学教师 Jonathan Bergmann 和 Aaron Sams 首次使用。他们认为，学生需要教师在场，以便在某个主题的某些方面出现困难时，他们可以回答问题或提供帮助。但是，学生无需教师在场即可听课或复习内容。他们建议在“翻转课堂”中，学生观看录制的讲座作为家庭作业，然后在课堂上与教师进行进一步的学习和讨论。

在《采用新兴技术进行教学的最佳实践》一书中，Pacansky-Brock（2013）描述了

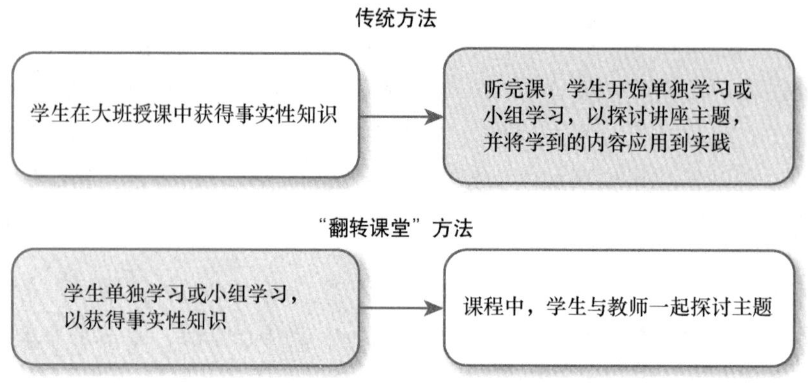

图 21.2　传统课堂与“翻转课堂”的比较

这个概念，“翻转课堂模式在课前与学生分享授课视频，腾出面对面进行互动的时间，并应用视频中的所学信息。最终，课堂时间从被动体验转变为主动体验，教师的角色从‘讲坛上的圣人’转变为‘一旁的引导者’”。

翻转课堂的优缺点

经验表明，翻转课堂方法可以应用于医学，甚至可以成为课程改革的基石（Hurtubise et al.，2015）。这种方法可能与更好的学业成就有关（Chen et al.，2018）。优点包括：

- 学生对他们的学习拥有自主权。
- 学习是个性化的，以满足个别学生的需求。学生可以根据自己喜欢的学习方式，以适合他们的速度在适合他们的地点学习。
- 学习是中心环节，准备工作后学生在大班研讨中有多次机会展示他们对主题的理解。
- 重点是更好地理解可应用于实践的主题和原则，而不是简单地获取信息。
- 学生可以得到重要的反馈，并且可以通过补习来学习困难的领域。
- 这种方法为教师提供了与学生互动的机会，并从他们的面对面教学中获得更大的乐趣。

缺点包括：

- 学生必须自律，在参加整堂课之前利用推荐的资源学习该主题。
- 将学习资源材料准备到可接受的标准需要时间，一些教师可能担心提供材料后会受到同行的批评。
- 整个班级的课程方案需要仔细规划，教师可能会对不确定性感到不安。

实施

实践证明，实施翻转课堂并不需要进行重大的课程改革。教师可以为他们的一个或多个授课实施翻转课堂。翻转课堂要获得成功，仔细的思考和规划是必要的：

- 应该安排时间让学生在大班研讨之前学习资源材料。
- 应明确学习结果。
- 理想情况下，学生应该可以选择各种资源。这可能包括讲座录音、为此目的准备的学习资源和在线资料。
- 在课堂教学之前，学生可以通过写笔记来参与，确定一个可以让全班思考的问题或议题，并与他们的同伴讨论这个话题。
- 在课堂上，选项包括对学生提出的问题或议题的思考、对困难领域的思考、对学习结果的回顾、对选定主题或关键问题的深入探讨，以及将所获得的知识应用于新问题。

思考

1. 您大班授课的目的是什么？
2. 您的大班授课是否具备互动性？是否吸引了您的学生？
3. 您应该提供大班授课的录音吗？
4. 翻转课堂方法值得考虑吗？

深入阅读

Bergmann, J., Sams, A., 2012. Flip Your Classroom. ISTE, Arlington, USA.

Bligh, D.A., 2000. What's the Use of Lectures? Jossey-Bass, San Francisco, USA.

Brown, G., Manogue, M., 2001. Refreshing lecturing: a guide for lecturers. AMEE Medical Education Guide No. 22. Med. Teach. 23, 231–244.

Chen, K.S., Monrouxe, L., Lu, Y.H., et al., 2018. Academic outcomes of flipped classroom learning: a meta-analysis. Med. Educ. 52, 910–924.

Gooblar, D., 2019. "Is it ever ok to lecture?". ChronicleVitae https://chroniclevitae.com/news/2153-is-it-ever-ok-to-lecture?cid=VTEVPMSED1.

Harden, R.M., 2008. Death by powerpoint – the need for a "fidget index". Med. Teach. 30, 833–835.

Harden, R.M., Lilley, P.M., 2018. 8 Roles of the Medical Teacher. Elsevier, London, UK.

Hurtubise, L., Hall, E., Sheridan, L., et al., 2015. The flipped classroom in medical education: engaging students to build competency. J. Med. Educ. Curr. Dev. 2, 35–43.

Malik, A.S., Malik, R.H., 2012. Twelve tips for effective lecturing in a PBL curriculum. Med. Teach. 34, 198–204.

Moffett, J., 2015. Twelve tips for "flipping" the classroom. Med. Teach. 37, 331–336.

Nelson, C., Hartling, L., Campbell, S., et al., 2012. The effects of audience response systems on learning outcomes in health professions education. A BEME systematic review: BEME Guide No 21. Med. Teach. 34, e386–e405.

Nielsen, K.L., Hansen, G., Stav, J.B., 2012.

Teaching with student response systems (SRS): teacher-centric aspects that can negatively affect students' experience of using SRS. Res. Learn Teach. 21, 211–223.

O'Callaghan, F.V., Neumann, D.L., Jones, L., et al., 2017. The use of lecture recordings in higher education: a review of institutional, student, and lecturer issues. Educ. Inf. Tech. 22 (1), 399–415.

Owston, R., Lupshenyk, D., Wideman, H., 2011. Lecture capture in large undergraduate classes: student perceptions and academic performance. Internet High. Educ. 14, 262–268.

Pacansky-Brock, M., 2013. Best Practices for Teaching with Emerging Technologies. Routledge, New York, USA.

Robertson, L.J., 2000. Twelve tips for using a computerised interactive audience response system. Med. Teach. 22, 237–239.

Sharma, N., Lau, C.S., Doherty, I., et al., 2015. How we flipped the medical classroom. Med. Teach. 37, 327–330.

Vincent Lau, K.H., Fallar, R., Friedman, E., 2015. Characterizing the effective modern medical school lecture. Med. Sci. Educ. 25, 107–112.

小组教学 22

小组学习有很多优势。

什么是小组教学?

多年来，小组教学一直是教育方案的一个特色，尤其是在临床环境中。随着基于问题的学习（PBL）和基于团队的学习（TBL）的引入，小组教学重新引起了人们的兴趣。学习者在小组中一起学习，通过互动来实现共同的学习目标。导师可以促进小组的学习，或者小组可以自我指导。

小组教学的作用

以小组形式学习的学生可以掌握使用其他学习方法不容易实现的学习结果（Steinert，2004）。通过小组教学取得的学习结果包括：

- 发展社交和人际交往能力以及沟通技巧，例如倾听和辩论。这些技能已被认为是教育项目中需要解决的重要学习结果。
- 作为团队成员进行学习，并具备识别其他团队成员角色的能力。鼓励学生在小组中相互学习，以专业的方式行事，并尊重小组中其他人的意见。医生需要作为团队成员有效地工作，而使他们能够这样做的技能不应被视为理所当然。
- 参与解决问题、批判性思维、分析复杂问题以及加深对所学内容理解的能力。
- 培养应对不确定性的技能。这反映了在医疗实践中不确定性并不少见。
- 创新思维、创造力和发展新观念。
- 深入学习，对学科有更全面的了解，而不是强调记忆的肤浅学习。
- 反思个人能力和态度，探索医疗实践中的职业素养。小组成员可能会发现先入为主的信念受到挑战。
- 学生对自身学习负责的能力。

小组教学的优势

小组学习具有许多优势，值得将其纳入教师的工具包（图 22.1）：

- 小组学习的目的是达到所描述的学习结果，这是其他教学方法难以实现的。
- 小组学习可以是一种有效的学习方法，它包含第 19 章中描述的 FAIR 学习原则。特别是小组学习鼓励主动学习，而不是被动学习，并为学习者提供有关他们对主题理解的反馈。学生可以提出问题、思考问题，并将所学应用于临床。
- 学生们发现在组织得当的小组中学习很有吸引力，也很有动力，并被鼓励继续他们的学习。这种方法确实对学生提出了要求，但他们发现不太正式的小组学习氛围更轻松，更有利于学习。体验甚至可能是愉快的。

小组学习利用并建立在小组成员的专业知识和才能上。效率较低的学习者可能会向小组中的其他人学习并提高他们的学习技能。研究表明，在小组解决问题的地方，“最差”的小组的结果总是比最好的学生个人单独学习的结果更好。

小组学习中使用的技术

可以使用多种方法来组织小组学习。有些方法会比其他方法更适用，这取决于情境、学习者、当地环境和期望的学习结果。

头脑风暴

这是一种创造性思维练习，小组成员在其中尽可能多地产生想法，而不会批评或质疑其有效性，直到时间或想法耗尽为止。然后讨论这些想法。这种方法对于鼓励创造力和产生新想法特别有价值。

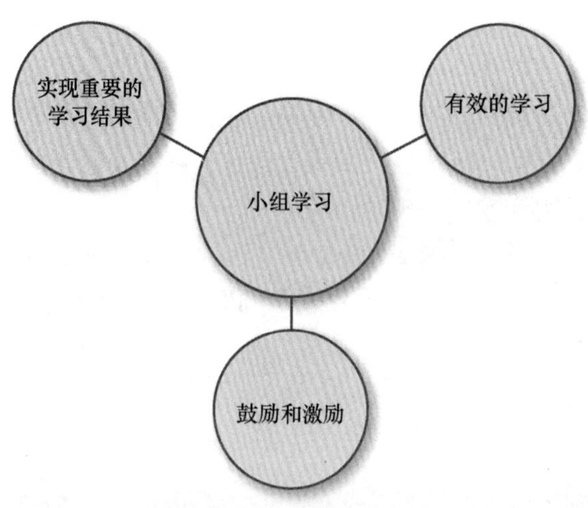

图 22.1　小组学习的优势

滚雪球

学习者最初以小组形式学习，讨论问题或任务。然后，他们与另一小组合作，比较他们的结果。然后，四个人组成的小组与另一个四人组合成新小组，重复这一练习。最后在全体会议上讨论结果。滚雪球特别鼓励在没有危险的情况下澄清想法和价值观。滚雪球的一种变体是拼图组。使用这种技术，在讨论一个主题后，这些组会重组为新组，每个新组都包含一个旧组的成员。

角色扮演

学生们依次扮演医生、护士或患者的角色，演绎某个场景。角色扮演在探索沟通问题和态度方面特别有价值。这些课程可以被录像，这对学生来说很有帮助，他们可以查看和分析自己的表现，并从中学习。

文献研读会

这种方法经常用于毕业后教育。参与者被要求介绍和评论医学文献中的最新论文。然后小组讨论这些评论。

辅导课 / 研讨会

辅导课特别有助于学生进行详细、批判性的主题探讨。这有助于他们澄清和扩展他们的理解。引导因素，如临床照片、视频剪辑或简短的学生演示等可作为辅导课的引发点。在辅导课中，小组可以讨论讲座或有针对性地自学练习中涵盖的材料。辅导课可能侧重于学生学习中遇到困难的学科内容。

基于问题的学习

如第 11 章所述，小组学习在 PBL 中起着关键作用。小组讨论围绕提出的问题进行。确定学生与问题相关的学习需求。

临床教学

教学通常在病房或门诊的患者身边进行，人数不多。临床技能中心也可以为临床教学提供环境，小组使用模拟病人和模型。第 24 章更详细地讨论了临床教学。

基于团队的学习

本章稍后将对此进行说明。

小组学习的实施

为小组提供引导是教师可以承担的最熟练的任务之一。教师必须鼓励学习者互动，并指导小组的工作，而不是支配小组。已经有很多讨论，特别是在 PBL 的背景下，关于小组引导者应该是内容专家，还是具备引导技能但不一定具有专业知识的人。在大多数情况下，内在经验被视为教师的重要先决条件。在小组工作中，仅靠专业知识是不够的。重要的是，教师要了解小组工作的流程，并掌握必要的引导技能。

一些教师比其他教师更擅长管理小组课程，一些医学院或毕业后教育机构更喜欢聘请擅长这种方法的教师作为小组引导者。应该有一个教师发展计划来帮助教师获得相关技能。

下面列出的是如果要获得成功，在小组学习之前、期间和之后应该进行的任务。

在小组活动之前

小组活动可能看起来比较随意，但要想有效，必须经过精心策划。教师需要提前做好以下工作：

- 确定小组的组成和学生人数。小组人数可能会有所不同，但普遍接受的最佳学生人数为 7 或 8 人。在某些情况下，如果必须扩大，人数尽可能不超过 12 名。
- 决定采用哪种方法，以及要包括哪些类型的活动。例如，是否需要头脑风暴或滚雪球的元素？
- 安排小组学习的地点，采用鼓励讨论的座位安排。图 22.2 显示了三种情况。第一种是首选方案，可以最大限度地提高小组的互动。第二种强调教师或组长的作用。第三种复制了讲堂的环境，应该避免。
- 创造合适的学习环境。例如，来自隔壁房间的噪声可能是一场灾难。
- 明确学习的预期学习结果。这些结果将反映小组学习的主题，以及更多的通用能力，如反思和人际交往技巧。

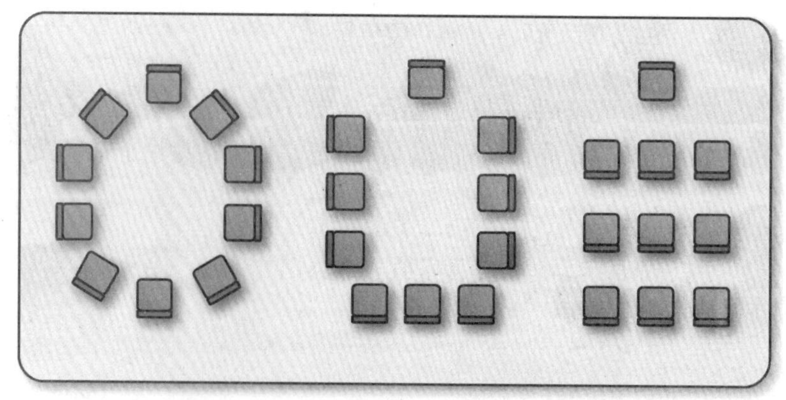

图 22.2　在小组教学中避免第三种座位安排

- 确保您熟悉小组课程与学生其他的学习机会之间的相关性。
- 计划必要的资源，例如，以短视频剪辑、案例研究或发表的论文作为引导材料。引导可能涉及真实患者或模拟病人。
- 如果您希望学生在小组学习之前做一些准备工作或获得该领域的实践经验，请提前向他们介绍情况。

在小组学习期间

在管理小组和处理出现的问题方面，没有最好的方法。以下指南可能会有所帮助：

- 小组成员应该互相介绍自己（如果小组以前没有见过面），并陈述他们的个人目标和期望。这为要完成的工作奠定了基础，可以作为破冰之举。
- 回顾预期学习结果以及如何实现这些结果。学生可能会有些不情愿地进入小组活动，觉得浪费时间，他们会以其他方式更好地学习。小组失败的常见原因之一是缺乏明确的目标和结果。
- 制定小组学习的基本规则，认识到有些人在小组中可能会感到威胁。规则应该确保人们积极参与。典型的规则可能是每次只有一个成员发言，但所有成员都要做出贡献。
- 为学生的学习营造良好的氛围。必须有一种相互信任和尊重的氛围，学生应该感到足够自在，可以暴露他们的弱点。
- 将小组的注意力集中在手头的任务上。如何做到这一点将取决于商定的学习结果和采用的小组方法。保持学习不断进展。
- 通过使用开放式的问题，鼓励小组成员的参与，倾听他们的发言，并作出回应。监测小组中每个学生的进展。
- 避免成为小组活动的中心或焦点，不要提供小组其他成员可以提供或他们可以从其他地方获得的信息。
- 将讨论保持在适当的水平。它不应该无聊或具有很大的挑战性。
- 识别小组成员扮演的不同角色，例如信息提供者或影响者，并使用这些信息来帮助小组完成任务。
- 处理小组中的问题，如一个占主导地位的、喋喋不休的或懒惰的学习者，可以叫“暂停”，并询问小组想如何解决这个问题。
- 在即将结束时，总结已经取得的结果，并在下一次会议之前预期小组的结果。

小组活动结束后

在小组学习之后，教师需要：

- 支持小组学习中确定的任何后续行动。这些可能包括获得进一步的学习机会或小组成员之间的在线交流。
- 如果需要，计划任何进一步的小组学习。

- 完成任何所需的学生出勤表或学生评估。
- 评估小组学习，例如通过学生反馈表。反思学生和您自己获得的经验，并考虑如果必须重复小组学习，如何改进小组学习。

基于团队的学习（TBL）

什么是 TBL？

基于团队的学习是一种将小组学习与独立学习和大组学习相结合的方法。该方法已被多所医学院采用，并已证明可为学生提供积极的学习体验（Haidet et al.，2012；Reimschisel et al.，2017）。“基于团队的学习是一种主动学习和小组教学策略，通过一系列活动，包括个人学习、团队合作和即时反馈，为学生提供应用概念性知识的机会”（Parmelee et al.，2012）。TBL 的优势在于，它可以在一名教师的指导下，将大组学生分成若干小组。

TBL 的实施

TBL 涉及以下阶段：

1. 学生在课程之前进行准备工作，包括阅读、视频、讲座和其他学习活动。
2. 在课程开始时，使用一组多项选择题——“个体准备情况测试”（iRAT）对学生进行单独评价。
3. 学生在教室或报告厅被分成小组。一个团队通常有 5 ～ 7 名学生，鼓励小组学习。团队可能一起参与所有 TBL 讨论。经过讨论，团队就相同 iRAT 问题的答案达成了共识——“团队准备情况测试”（tRAT）。学生可以使用他们的笔记本电脑、平板电脑或智能手机（Khogali et al.，2014）。他们会收到有关团队回答的即时反馈。
4. 教师澄清与学生遇到困难的问题有关的概念。
5. 向学生团队展示一个实际场景或问题，他们必须提供答案。各小组同时向全班同学和教师展示他们的答案，并证明他们的反应——团队应用（tAPP）。
6. 教师促进对答案的讨论，一个团队可以挑战一个被指定为“最佳”的答案——上诉。教师既是促进者，也是反馈提供者。

如果您没有使用过 TBL，可以获得有用的建议和指南（Burgess et al.，2014；Gullo et al.，2015；Parmelee et al.，2012，2016；Rajalingam et al.，2018；Wu et al.，2018）。TBL 与 PBL 进行了比较，每种方法都有长处。与 PBL 一样，TBL 涉及与学生在小组或团队中学习的专业相关问题的学习。学生和教师都会给予反馈（Dolmans et al.，2015）。一个主要的区别是，在 TBL 中，一名教师负责同时在一个地点的所有学生小组。这可能是在一个报告厅或为此目的而设计的场地。与 PBL 不同，在 TBL 中，学生有强制性的课前作业，并且课程更加结构化。

小组教学的陷阱

小组教学有许多优点，但小组学习也可能会出现问题。

- 教师可能无法有效地使用该方法，并且小组课程可能管理不善。习惯于讲课的教师在小组环境中扮演促进者角色的经验可能较少。结果，小组工作变成了小型讲座授课。
- 小组教学比大班授课更难管理，因为需要更多地关注个别学生的行为、个性和困难。
- 小组中的种族、性别和成绩差异已被证明是有利的，促进了多样化和有趣的观点。然而，它也有可能造成冲突，并可能干扰小组的正常运行。
- 为小组教学安排必要数量的房间可能会带来后勤方面的问题。如果一个班级 180 人同时安排小班活动，9 人一组，则需要 20 个小房间。这在基于团队的学习中不是问题，因为小组活动是在报告厅或大展厅中进行的。
- 可能对教师的时间提出了更高的要求，要求高于正常的师生比例。如果更多地强调学生导向的小组，或者如果一名教师（如在基于团队的学习方法中）管理多个小组，则这可能不是一个问题。
- 在小组学习之前，学生往往没有被告知获益和预期学习结果。因此，他们可能不重视他们在小组学习中学到的东西，并可能认为与参加讲座或阅读教科书相比，小组学习对他们的时间利用效率较低。

思考

1. 您是否在教学方案中充分利用了小组教学法？
2. 如果您正在使用或考虑使用小组教学，请再次查看您希望学生达到的学习结果。与上述小组学习的建议结果相比，如何评价这些结果？
3. 哪种小组方法适合您自己的情况，您在小组中的角色是什么？
4. 基于团队的学习是一种值得您自己探索的教学方法吗？

深入阅读

Burgess, A.W., McGregor, D.M., Mellis, C.M., 2014. Applying established guidelines to team-based learning programs in medical schools: a systematic review. Acad. Med. 89, 678–688.

Dolmans, D., Michaelsen, L., van Merrienboer, J., 2015. Should we choose between problem-based learning and team-based learning? No, combine the best of both worlds!. Med. Teach. 37, 354–359.

Edmunds, S., Brown, G., 2010. Effective Small Group Learning. AMEE Guide No. 48. AMEE, Dundee.

Exley, K., Dennick, R., Fisher, A., 2019. Small

Group Teaching, Tutorials, Seminars and Workshops, second ed. Routledge, London, UK.

Gullo, C., Ha, T.C., Cook, S., 2015. Twelve tips for facilitating team-based learning. Med. Teach. 37 (9), 819–824.

Haidet, P., Kubitz, K., McCormack, W.T., 2014. Analysis of the team-based learning literature: tbl comes of age. J. Excell. Coll. Teach. 25 (3–4), 303–333.

Haidet, P., Levine, R.E., Parmelee, D.X., et al., 2012. Guidelines for reporting team-based learning activities in the medical and health sciences education literature. Acad. Med. 87, 292–299.

Khogali, S., Smithies, A., Gray, A.Y., et al., 2014. Team-based learning in a UK Medical School: Using Mobile Friendly Technology to support the in-class individual readiness assurance test. In: Proc. 2014 ECEL Conference.

McMullen, I., Cartledge, J., Finch, E., et al., 2014. How we implemented team-based learning for postgraduate doctors. Med. Teach. 36, 191–195.

Parmelee, D., Kyderi, A., Michaelsen, L.K., 2016. Chapter 19: Team-based Learning. In: Dent, J.A., Harden, R.M., Hunt, D. (Eds.), A Practical Guide for Medical Teachers, fifth ed. Elsevier, London, UK.

Parmelee, D., Michaelsen, L.K., Cook, S., et al., 2012. Team-based learning: a practical guide: amee guide no. 65. Med. Teach. 34 (5), e275–e287.

Rajalingam, P., Rotgans, J.I., Zary, N., et al., 2018. Implementation of team-based learning on a large scale: three factors to keep in mind. Med. Teach. 40 (6), 582–588.

Reimschisel, T., Herring, A.L., Huang, J., et al., 2017. A systematic review of the published literature on team-based learning in health professions education. Med. Teach. 39 (12), 1227–1237.

Sahu, P.K., Nayak, S., Rodrigues, V., 2018. Medical students' perceptions of small group teaching effectiveness in hybrid curriculum. J. Educ. Health Promot. 7, 30.

Steinert, Y., 1996. Twelve tips for effective small-group teaching in the health professions. Med. Teach. 18, 203–207.

Steinert, Y., 2004. Student perceptions of effective small group teaching. Med. Educ. 38, 286–293.

Warrier, K.S., Schiller, J.H., Frei, N.R., et al., 2013. Long-term gain after team-based learning experience in a pediatric clerkship. Teach. Learn. Med. 25, 300–305.

Wu, S., Farquhar, J., Compton, S., 2018. Why do team-based learning educators use TBL? TAPS. 3 (1), 38–41.

促进自主学习 23

应鼓励和支持自主学习。

转向自主学习

学生们总是至少有一部分的学习时间是自主完成的。现在需要更加强调自主学习作为课程的正式组成部分，有许多的原因：

- 如第 10 章所述，已经出现了一种转变，即从以教师为中心的学习（强调教师教什么）转变为以学生为中心的学习（强调学生学到了什么），他们对自己的学习承担更多责任，并且他们是学习过程中的伙伴。
- 更多地使用翻转课堂、团队学习、选修课和基于问题的学习等策略，将注意力集中在自主学习的重要性上。
- 大班授课被批评为一种学习体验。越来越多的大班授课录音可供使用，学生可以在方便的时间和地点学习。
- 如第 2 部分所述，医学教育转向以结果为导向的模式，使学生更容易理解对他们的预期，并使学生有可能创建个人学习计划。
- 学生现在需要在医学院以外的地方学习，包括在社区、地区医院和临床技能中心。因此，他们必须为自己的学习承担更多的责任。
- 从学生接受培训的第一天起，就认识到需要终身学习和继续职业发展。学生必须学会为自己的学习承担更多的责任，并获得必要的学习技能。
- 技术的进步和互联网的发展，包括 YouTube 和社交媒体，已经带来了丰富而强大的学习体验。
- 现在人们认识到自主学习和自我调节的重要性，学生通过指导自己的学习来寻求实现目标（Sandars and Cleary，2012）。
- 在转向自主学习的过程中，最重要的因素也许是认识到需要根据每名学生的不同需求调整学习，尤其是面对不同需求的医学生时更是如此。

学生的获益

自主学习具有优势，包括提高学习成绩、增加学习者的动力和信心（Meyer et al., 2019）。自主学习的益处包括：

- 学生可以选择按照自己的节奏，在他们喜欢的地点学习。
- 学生有可能选择最适合自己的内容和学习方法。
- 学生有机会在更大程度上参与深度学习，并在学习过程中反思该主题。
- 学生可以监控自己的进度，并根据收到的反馈调整他们的继续学习。
- 学生可以与同伴合作。

在课程中安排自主学习

一些课程的正式上课时间会安排在上午 9 点到下午 5 点之间，学生只能在这段时间之外自由学习。其他课程允许课程中 30% 或更多的时间用于自主学习，并鼓励学生反思他们的学习。

自主学习可以包括在课程中：

- 替代大班授课
- 支持其他学习活动，例如使用模拟器或临床体验
- 涵盖正式课程中未涉及的领域
- 用于复习或补习目的

教师的角色

随着自主学习的进行，教师的角色也发生了变化，从信息提供者变成了学习的促进者。我们更喜欢“有指导的自我学习”这一术语，而不是“自我指导学习”。教师的责任包括：

- 为学生提供资源
- 开发供学生使用的资源材料
- 提供学习指南，以帮助学生学习

随着课程的进行，学生对支持的需求会减少（Dron，2007）。对于教师来说，决定给予学生多少自主权是一个重要的问题。太少的指导会导致混乱和低效、无效的学习。过多的指导会打击学生的积极性，甚至导致学生产生厌烦情绪。

学习资源

广泛的学习资源可用于支持自主学习。这些包括：

- YouTube、维基百科和 Facebook 的在线资源
- 大班授课录音和播客
- DVD，包括视频剪辑
- 书籍和期刊文章
- 模型和模拟器
- 虚拟病人

学习资源的选择取决于预期学习结果、可用资源和技术支持。

如第 17 章所述，可以在课程地图上确定与学习结果相匹配的适当的学习资源。

教师可能会创建供学生使用的学习资源，但这可能是一项艰巨的任务。如果您决定这样做，最好与教育技术专家或具有技术和教学设计经验的同事合作。

学习指南

可以制作学习指南，帮助学生管理他们的学习。Rowntree（1990）将学习指南等同于坐在学生肩膀上的导师，根据需要每天 24 小时提供服务。该指南可以是印刷形式，更常见的是电子形式。它的目的是通过描述学生如何与一系列可用学习机会进行最佳互动来促进学习，以达到预期的学习结果。学习指南包含 3 个要素（图 23.1）：

- **管理功能**。向学生提供关于他们应该学习什么——学习结果——以及建议可用学习机会的范围。

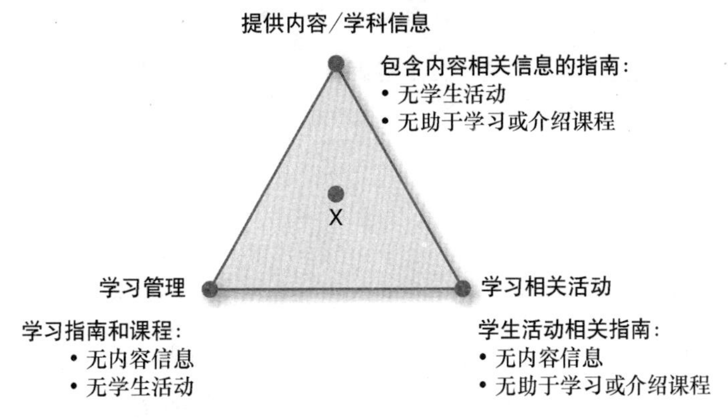

图 23.1　确定了 3 个极值的学习指南三角形
X 代表提供内容、学习管理和学习活动三者同等重要的指南

- **一系列活动**。指南中嵌入的活动，可以要求学生在实践中应用他们新获得的知识和技能，无论是模拟病人场景，还是真实的临床情境。
- **内容**。它可能包含无法从其他来源获得的有关该主题的信息。学习指南不应取代教科书。

框 23.1 列出了学习指南中一页的示例。

框 23.1　学习指南中的一页——“儿科学习：高年资住院医师培训指南”

治疗

严格规定口服摄入量是没有帮助的。
与护理人员和医疗人员讨论何时应该增加或更改口服液体或饮食。

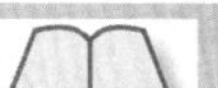

Black 的《儿科急诊》有几个有用的章节。

- 附录 3，pp.766-769（水和电解质需求）
- 附录 5，pp.773-755（必要维持液的建议）

想寻找关于腹泻的家庭口服补液信息，Almroth & Lathham，Lancet，Mar 1995;345（8951）709-711.

A Meyes，Modern management of acute diarrhoea and dehydration in children. Am Fam Phys，Apr 1995：57（5）：1103-1118，可能给您一些想法。

团队合作

与当地公共卫生部门的同事交谈。讨论感染控制政策，并通报疾病。

经验丰富的护理员工可能会帮助您决定最佳的补液方法。请记住——您需要在几小时后重新评估病例，并审视您的决定。

专业发展

您知道如何防止交叉感染吗？
对于各种情况，考虑应该采取哪些措施，例如洗手或戴手套、口罩和穿防护服。

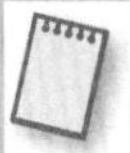

想一想为什么孩子要接受隔离照护。是为了保护患者，还是员工 / 其他患者 / 环境？

查看当地的感染控制政策作为指导。

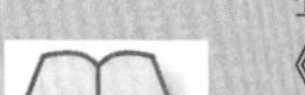

《临床微生物学》（pp.602-607）包含不同隔离标准和建议的隔离程序的章节。

经许可摘自 Harden，R.M.，Laidlaw，J.M.，Hesketh，E.A.，1999. Study guides-their use and preparation. AMEE Medical Education Guide No.16. Med. Teach.21，248-265

提取式学习

学生如何使用资源材料？最常用的策略是让学生重复阅读同一段文字或阅读一些内容，如果他们能回忆起来，就继续前进——“一步到位的策略”（Karpicke，2016）。强有力的证据表明，如果学生多次练习提取信息，学习效果会更好。“提取式学习的本质是把您正想学习的材料放在一边，花时间积极地提取信息”（Karpicke，2016）。回答问题或绘制概念图是练习提取的有效方法。学习不仅代表获取新知识，还代表具备提取信息并将其应用于新问题或创造创新想法的能力（Karpicke and Grimaldi，2012）。如果我们多次练习从记忆中提取信息，我们就能学会更有效地做到这一点。

思考

1. 课程中您是否安排了足够的时间进行自主学习？
2. 您如何确定资源材料来支持学生的学习？
3. 您是否提供学习指南来支持学生的学习？
4. 随着学生在课程中的进展，您给予学生的自主程度以及您对他们学习的控制是否会发生变化？
5. 您是否应该创建学习资源材料来支持学生的学习？

深入阅读

Al-Hazimi, A., 2012. Development and evaluation of study guide template for an integrated cardiovascular module. Med. Teach. 34 (S1), S6–S13.

Dron, J., 2007. Control and Constraint in e-Learning: Choosing When to Choose. IDEA Group Publishing, London, UK.

Harden, R.M., Laidlaw, J.M., Hesketh, E.A., 1999. Study guides: their use and preparation. AMEE Guide No. 16. Med. Teach. 21, 248–265.

Karpicke, J.D., 2016. A powerful way to improve learning and memory. APA. June 2016. https://www.apa.org/science/about/psa/2016/06/learning-memory. Accessed 22 July 2019.

Karpicke, J.D., Grimaldi, P.J., 2012. Retrieval-based learning: a perspective for enhancing meaningful learning. Educ. Psych. Rev. 24 (3), 401–418.

Khamseh, M.E., Aghili, R., Emami, Z., et al., 2012. Study guides improves *[sic]* self-learning skills in clinical endocrinology. Med. Teach. 34, 337–338.

Meyer, B., Haywood, N., Sachdev, D., et al., 2008. What Is Independent Learning and What Are the Benefits for Students? Department for Children, Schools and Families Research, London.

Montemayor, L.L.E., 2002. Twelve tips for the development of electronic study guides. Med. Teach. 24, 473–478.

Rowntree, D., 1990. Teaching Through Self-Instruction. Kogan Page Ltd, London, UK.

Sandars, J., Cleary, T.J., 2012. Self-regulation theory: Applications to medical education. AMEE Guide No. 58. Med. Teach. 33 (11), 875–886.

Thomas, L., Jones, R., Ottaway, J., 2015. Effective Practice in the Design of Directed Independent Learning Opportunities. Higher Education Academy. https://www.heacademy.ac.uk/node/10750.

24 从事临床教学

临床教师的角色可能具有挑战性，但通过应用 FAIR 原则可以获得回报。

正如第 7 章和第 14 章所讨论的，临床教学越来越被认为是医学教育的核心。

临床教学的主要参与者

临床教学涉及三个主要参与者——学生、患者和教师。热爱学习的学生、乐于奉献的患者和热心教学的教师的结合，为学生提供了强大而丰富的学习机会。低年资和高年资医生以及其他医疗卫生专业人员可以为教学项目做出重要贡献。

学生

学生在临床环境中的作用取决于他们在课程中的资历和阶段。低年级学生可以积极参与学习，而不能成为提供患者照护的团队成员。学生可以 6 ～ 10 人为一组参观病房，并由指定的临床教师以一名或多名选定的患者进行教学。学生们观察教师采集患者的病史或对患者进行体格检查，并有机会亲自操作。然后，学生们会被问及检查结果，并要求他们反思患者的情况。学生会得到反馈。

更高年级的学生作为医疗团队的成员参加临床实习。教学融入到患者照护中。学生从外围角色转变为作为医学团队或实践的成员参与者。学生与有经验的医生和医疗团队的其他成员一起工作，从中学习。在这个过程中，他们融入医学实践。查房和病例讨论是典型的学习机会。

在毕业后培训中，以工作为基础的学习是常态，学员作为医疗团队的低年资成员，需要培养他们的能力，承担指定的职责。可以安排与工作或操作相关的专业方面短期培训课程。

患者

患者是临床教学的关键因素，可能是医院的住院患者或门诊患者，也可能是社区患者。可以根据他们提出的问题、他们的可获得情况以及他们与学生合作的意愿和能力来选择。应始终征得他们的同意，并尊重他们的尊严和顾及他们的感受。您可能会发现，患者实际上可能会觉得他们从这种经历中受益。

重要的是，学生在临床实习中看到的患者应反映预期的学习结果。这可以记录在档案袋中，学生临床经验的任何差距都应予以补救。

患者现在还扮演着教育者的角色，为教育方案的规划和实施做出贡献。

教师

临床教师的角色具有挑战性，需要：

- 医疗实践领域的专业知识
- 了解如何促进学生学习
- 了解当地课程和学生的预期学习结果
- 认识到自己应为学生树立角色榜样

临床教师所需的技能常常被认为是理所当然的。人们认为，如果医生是好医生，他们也应该是好教师。但事实并非如此，这导致了临床教学中的不足和不良实践。

许多研究探讨了优秀临床教师的特质。表 24.1 中总结了这些内容。

在教师开始进行病房教学之前，他们应该问自己这些问题：

- 我希望达到什么目的？
- 我将如何吸引我的学习者？

表 24.1　临床教师的特质

优秀的临床教师	糟糕的临床教师
以明确定义的学习结果规划临床教学	没有明确计划的投机取巧和随意的方法
以积极的态度展现热情	不感兴趣，并且认为教学是件苦差事，或者干扰其他工作
作为正面的角色榜样，展现与患者的良好关系	在实践中缺乏职业素养的不良示范
对学生有帮助	以恐吓和羞辱的方式进行教育
鼓励学生主动参与	说教式，学生被动参与
以患者为中心，解决问题	疾病导向，注重事实
观察学生对患者的检查，并提供反馈	听取或阅读学生对患者的检查报告，并提供不充分的反馈
为学生提供练习技能的机会	不鼓励学生练习他们的技能
根据学生的训练阶段和个别学生的需求，量身定制教学	没有考虑到学生的培训阶段或他们的个人需求

- 我将如何满足每名学习者的需求？
- 我将如何组织教学？
- 我如何知道我的教学是否成功？
- 我将如何安排时间？

时间限制、不同学习者的水平、意外的教学时刻以及患者的存在与否都可能成为临床教学的考虑因素（Ramani and Leinster，2008）。

规划教学

负责正式教学的教师有必要为此做好准备：

- 学习结果应明确界定，并传达给学生。这些可能包括病史采集技能、掌握实际操作以及对伦理问题的理解。
- 应提前安排临床教学，准备患者和其他资源。
- 应确保临床教学时间，不会被传呼机或其他电话打断。

实施临床教学

尽管第 14 章中概述的临床教学方法在不同的情境中会有所不同，但一些通用原则（如 FAIR 原则）一旦应用，可能会促进更有效和高效的学习。

- **反馈**是学习过程的重要组成部分。应向学生提供有关他们的表现以及如何改进的信息。学生在实现学习目标方面取得了什么进展？如果学生要取得更好的进展，需要开展哪些活动？
- 学生应该**积极参与**，并鼓励他们反思和思考他们看到的患者。
- 尽可能根据**学生的个体需求**调整课程，以协助他们取得学习结果。
- 学生的经历应该与他们达到的学习结果**相关**，他们所见过的患者记录可以保存下来。

向学生提问

可以通过巧妙的提问帮助学生反思他们看到的患者，目的是：

- 激发学习者的兴趣，例如，您认为甲状腺患者需要全科医生多久随访一次？
- 测试学习者对该学科的了解，例如，这是诊断患者甲状腺功能亢进症的可靠指标吗？
- 促进学生的理解，鼓励学生反思该主题，激发他们的批判性思维，例如，在这种情况下，您会推荐哪些治疗方案？原因是什么？

- 鼓励学习者理论联系实际，例如，患者心动过速的原因是什么？
- 比较或发表不同的观点，例如，这个患者与我们看到的上一个患者有什么不同？
- 鼓励学员回顾和总结已学习的内容来巩固所学，例如，你从今天的经验中学到了什么？

在提出问题和期待回答之间，一定要给学生至少 3 ～ 5 秒的思考时间。如果学生没有回答问题，不要嘲笑他们。否则，您将失去学生的尊重。还有一种危险是他们不愿意回答您的问题，因此从您的临床教学中学到的很少。

提问的艺术是教师发展计划中很少关注的领域。即使是最有经验的教师，也往往缺乏这种技能。

同样重要的是，教师要善于倾听。您需要听到并理解所说的内容并做出相应的反应。非语言行为也很重要，所以尽量与学生保持眼神交流。

回顾临床病例

在回顾学生刚刚看到的临床病例时，可以使用五种基本的教学技能（Weston，2017）。

- 获得回应——学生必须对诊断、检查或管理发表意见
- 探究支持性证据——询问学生是如何得出这个结论的
- 教授一般规则——从这次经历中“带回家”的信息是什么
- 强化正确的事情
- 纠正错误

教授操作技能

获得操作技能的经验，例如静脉置管或缝合伤口，是必不可少的学习结果。在越来越重视患者安全的背景下，这一点尤其重要。

已经提出了用于操作培训的六步框架（Sawyer et al.，2015）。

1. 学习——获得必要的知识
2. 观看——观察操作
3. 实践——在模拟器上训练技能
4. 证明——在模拟器上展示对技能的掌握
5. 操作——对患者进行操作，最初是在监督下进行
6. 维持——继续在患者和模拟器上进行临床实践，以确保技能没有下降

当学生面临执行一项操作或任务时，可以使用工作辅助工具或辅助备忘录来帮助

他们。使用它们可以使学生不必记住过多的细节，从而增强记忆力。所使用的工作辅助工具的类型可以根据功能进行分类（Rossett and Gautier-Downes，1991）。

- 程序类——提醒学生在执行特定任务时要采取的步骤或行动
- 信息类——包含学生执行特定任务可能需要的事实或数据
- 决策类——帮助决策、问题解决和自我评价

提供临床监督

对学员的临床监督很重要，但监督的方式却千差万别。监督可以在一对一的基础上进行，也可以是同伴小组监督，或者在某些情况下，是两种方法的结合。根据Gürsoy 等（2016）的说法，“有效的督导需要指导者具备必要的技能和知识，在学员成为反思性实践者这一非常困难的工作中给予支持”。

监督具有三个关键功能（Hesketh and Laidlaw，2002）：

- 教育性——通过分享知识、提高学员的自我意识和促进进一步发展的机会来实现
- 监控性——通过识别不良做法并提出改进建议来实现
- 支持性——分享焦虑，并找出未来如何避免或应对压力

临床指导者的责任是：

- 了解学员的志向和职业意向
- 认识到学员的优缺点，并根据学员的需要调整培训
- 定期与学员会面，讨论预期的学习结果
- 监督学员的进步，并经常提供建设性反馈
- 通过日记或接诊过的临床病例档案袋鼓励学员进行反思
- 在需要支持或建议时，为学员提供帮助
- 如有需要，向学员提供辅导
- 通过积极的态度来保持学员的积极性
- 保持他们的个人知识基础和实践不断更新

思考

1. 您作为临床教师的职责是什么？您是学生的好榜样吗？
2. 您具有表 24.1 中突出显示的优秀临床教师的哪些特质？
3. 是否充分告知参与临床教学的患者，并获得其同意？

4. 您是否充分监控您所负责的学生或学员的进度？
5. 您是否应用 FAIR 原则来确保提供反馈，让学生积极参与，满足他们的个人需求，确保您的教学具有相关性，并满足学习结果？

深入阅读

Dolmans, D.H.J.M., Wolfhagen, I.H.A.P., Essed, G.G.M., et al., 2002. The impacts of supervision, patient mix, and numbers of students on the effectiveness of clinical rotations. Acad. Med. 77, 332–335.

Dornan, T., Littlewoods, S., Margolis, S.A., et al., 2007. How Can Experience in Clinical and Community Settings Contribute to Early Medical Education? A BEME Systematic Review. BEME Guide No. 6. AMEE, Dundee.

Gürsoy, E., Kesner, J.E., Salihoglu, U.M., 2016. Clinical supervision model in teaching practice: does it make a difference in supervisors' performance? Aust. J. Teacher. Educ. 41 (11), 61–76.

Hesketh, E.A., Laidlaw, J.M., 2002. Developing the teaching instinct. Med. Teach. 24 (3), 239–240.

Irby, D.M., Papadakis, M., 2001. Does good clinical teaching really make a difference? Am. J. Med. 110, 231–232.

Lin, Y.K., Lin, B.Y.J., Chen, D.Y., 2019. Do teaching strategies matter? Relationships between various teaching strategies and medical students' wellbeing during clinical workplace training. Med. Teach. 13, 1–7.

Martin, P., Copley, J., Tyack, Z., 2014. Twelve tips for effective clinical supervision based on a narrative literature review. expert opinion. Med. Teach. 36, 201–207.

Ramani, S., Leinster, S., 2008. Teaching in the clinical environment. AMEE Guide No. 34. Med. Teach. 30, 347–364.

Rossett, A., Gautier-Downes, J., 1991. A Handbook of Job Aids. Pfeiffier and Company, San Diego, USA.

Sawyer, T., White, M., Zaveri, P., et al., 2015. Learn, see, practice, prove, do, maintain: an evidence-based pedagogical framework for procedural skill training in medicine. Acad. Med. 90, 1025–1033.

Steinert, Y., Basi, M., Nugus, P., 2017. How physicians teach in the clinical setting: the embedded roles of teaching and clinical care. Med. Teach. 39 (12), 1238–1244.

Sutkin, G., Wagner, E., Harris, I., et al., 2008. What makes a good clinical teacher in medicine? A review of the literature. Acad. Med. 83, 452–466.

Weston, W., 2017. Clinical Teaching Tips. Resources for Royal College Specialists in Community Practices. College of Medicine, University of Saskatchewan.

25 运用模拟

模拟在培训计划中占有一席之地，以补充“真实”患者的经验。

运用模拟的原因

模拟并不能取代真实患者的经验。然而，它已成为课程中必不可少的要素，而不是可选要素（Nestel and Konge，2018）。“模拟被定义为试图真实呈现教育和评估问题的人、设备或一系列条件。学生或学员被要求像他在正常情况下那样对问题做出反应”。

运用模拟的原因包括：

- 通过使用模拟器，在对“真实”患者进行操作之前，学生就能更熟练地掌握操作技能。
- 学习者可以在模拟器上练习他们的技能，许多人在临床技能中心这样的安全环境中进行练习，并且知道不会对他们的患者造成伤害。患者安全在任何时候都是最重要的。
- 在课程的早期阶段使用模拟技术，不仅为学生与患者打交道做好准备，而且有助于获得更真实的学习体验。
- 真实的患者可能并不总是可用于临床教学。随着医疗卫生服务的变化，患者住院时间缩短，患者可能会完全忙于检查和治疗。患者可能不愿意反复接触学生。
- 评价学习者对临床技能的掌握程度很重要。为此可以使用模拟器和模拟病人。

模拟对学生的益处

- 可以在适合学生学习计划的时间为学生提供模拟体验。
- 通过模拟，每名学生都可以获得有保证的标准临床体验。
- 重复练习被认为是获得临床技能的关键因素。学习者可以使用模拟器练习，直到他们掌握了技能。
- 学员会接触到他们在常规临床经验中可能不会遇到的罕见情况或罕见的临床事件。

- 模拟可用于为学生提供激励和身临其境的学习体验。可以设计这种体验来挑战学生，鼓励他们反思，并提供有关他们表现的反馈。可以定制体验，满足个体学习者的需求。

除了使用模拟来获得个人技术性技能外，模拟还可以用来训练学习者作为团队成员，以共同协调和有效的方式工作。可以练习和预演。

对危机事件的管理，以便学习者能够更好地应对现实生活中的此类事件。航空公司飞行员以这种方式接受培训，模拟器使飞行员能够应对发动机故障等极端情况。

模拟器的教育效果

有充分证据表明，在模拟器上练习所获得的技能可以迁移到真实患者身上。Issenberg 等（2005）在模拟器使用的系统综述中，确定了有助于教育效果的关键特征。

- **提供反馈**。这被认为是基于模拟的医学教育的一个重要特征。反馈是 FAIR 原则的一个重要元素。
- **重复练习**。学习者可以在明确定义学习结果的情况下，进行集中和反复的练习。活动是 FAIR 原则的一个要素。
- **个性化学习**。模拟器上的学习时间可以根据每名学生的个性化需求进行调整。个性化是 FAIR 原则的另一个要素。
- **捕捉临床差异**。各种各样的问题或状况可以表现为与临床实践有关。相关性是 FAIR 原则的一个重要元素。
- **课程整合**。当基于模拟的学习嵌入到课程中，而不被视为特殊情况时，它是最有效的。
- **没有危险的环境**。模拟器的使用在这样的情况下是最有价值的，即学习者的错误是可以预期的，而不是被批评的，并且这些错误被认为是“可被教育的时刻”。
- **清晰的结果**。应定义使用模拟器的预期学习结果，并与课程的整体结果相关。

模拟器类型

模拟人和模型

在过去的二十年中，模拟人或模型越来越多地用于临床和实践技能的教学中模拟“真实”患者。它们现在是主流医学教育的一部分。模拟人和模型的复杂程度各不相同。一端是任务培训师，旨在教授低复杂性操作或技能，例如乳房检查、前列腺检查、伤口闭合、导管置入术或注射技术。另一端是高仿真模拟器。仿真度是指模拟器或演员模仿真实事物的逼真度或能力（Aebersold，2018）。

计算机被集成到全身或部分人体模型中，控制模型的生理功能，其输出结果在显示器上以图形显示。“Harvey”心脏模拟器就是这样一种复杂的模型。它可以描述各种心脏问题的听诊、触觉和视觉结果（图 25.1）。

“混合”模拟将模拟人与模拟病人相结合，形成优势（Joekes et al.，2016），这使学生能够在与模拟病人交流的同时练习复杂的实践技能。

Okamura 等（2011）指出，“医疗专业人员的临床技能很大程度上依赖于触觉，并结合解剖学和诊断知识。技术正在迅速发展，我们现在看到可以使用触觉模拟器为学习者创造逼真的触觉反馈”。

一些技能模拟器将触觉和虚拟现实结合起来，利用真实临床场景中可用的视觉线索重建临床环境。虚拟现实的沉浸式模拟已经被开发出来，学习者能够像在临床环境中一样互动。

根据 McGaghie 等（2010）的说法，“模拟技术现在是医学教育的核心”。

模拟病人

模拟病人是为了教学或评价的目的，经过不同程度的训练以展现角色或模仿特定体征的人。模拟病人被训练成扮演适合学习者阶段的各种难度的形象。他们可能是受过专业训练的演员、非专业志愿者或医疗卫生专业人员。他们的培训需要时间和精力，对于一名新人，需要 2 ～ 3 小时才能进行良好的模拟。一些临床技能部门开发和维护模拟病人库。

真实患者可被训练，以类似模拟病人的方式呈现他们的病史和发现，用于教学和评价的目的。

术语“标准化病人”是指经过培训的人，能够根据特定标准始终如一地扮演患者的角色。这在评价中非常重要。

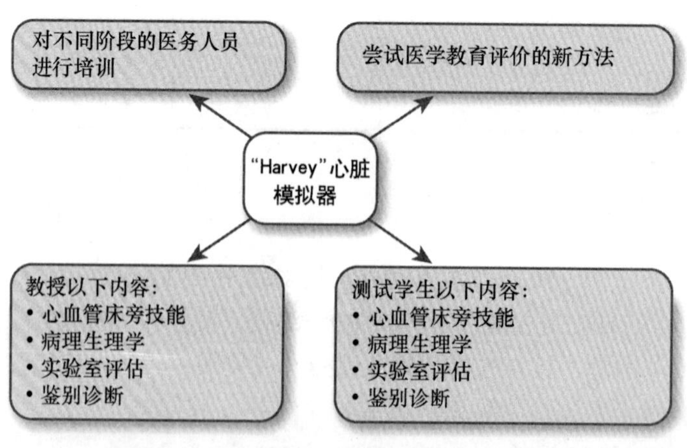

图 25.1 “Harvey”心脏模拟器的使用示例

模拟病人的用途包括：

- 教授和评价病史采集和沟通技巧。这可能包括在困难或敏感领域为患者提供咨询，例如癌症，而在这些领域使用真实患者是不合适的。
- 教授和评价体格检查的技能，这可能包括教授和评价对生殖器的检查。

虚拟病人

虚拟病人是以电子方式模拟真实患者。它们可用于现实生活场景的交互式计算机模拟，可以按需访问，以使它们成为非常有用的教育教学工具。

虚拟病人由两个组成部分：

- 有关患者的信息，包括病史、体格检查结果、实验室和其他检查以及患者的病情进展。
- 学习者与案例的互动。

虚拟病人可以通过多种方式使用，例如：

- 支持传统课程或学习计划，补充大班授课和临床体验。
- 基于问题的学习中，作为触发因素或问题呈现。
- 支持自主学习，让学生单独完成案例场景。
- 在协作学习中，学生成对或以小组形式完成虚拟病人场景。

使用虚拟病人有以下优势：

- 它们可为学生提供比他们在现实生活中可能遇到的更丰富的患者场景。
- 学习者扮演医生的角色，可以在不伤害患者的情况下犯错。
- 鼓励采用整体方式管理患者。学习者可以与患者互动，进行思考和临床推理，同时认识到专业和伦理问题。
- 虚拟病人可以突出理论与实践、基础科学与临床医学的结合。
- 它们可用于教学和学习，以及评价学习者，让学习者获得反馈。
- 虚拟病人可以证明同一患者在不同情况下随时间推移照护的连续性，包括全科实践和医院环境。

由于技术发展，虚拟病人现在可以更自由地在互联网上或从商业来源获得。随着通用标准规范的实施，虚拟病人的更多协作开发和共享已取得重大进展。

随着技术的发展，在教育学生和学员的各个阶段，可能会越来越多地使用虚拟病人进行培训和评价。

临床技能中心

人们对临床技能中心的作用越来越感兴趣，中心拥有包括模拟器在内的一系列资源。学生在这些中心获得经验，补充了他们在临床环境中诊治真实患者的不足。跨专业教育以及不同医疗卫生专业人员的联合学习，可以在此类中心的“中性环境”中成功进行。临床技能中心可以包括模拟病房。

模拟训练成功的关键是将其整合到传统的教育课程中（Lateef，2010），正如Aebersold（2018）提醒我们的那样，“模拟做得不好或没有很好地整合到课程中，不会比传统的临床方法更好”。

思考

1. 模拟是一种强大的教学和学习工具。您的学生是否可以使用模拟器、模拟病人和虚拟病人？
2. 模拟带来的哪些好处可以应用于您的培训计划？
3. 是否向学生充分介绍和复盘了模拟体验？
4. 教师是否接受过模拟相关培训？

深入阅读

Aebersold, M., 2018. Simulation-based learning: no longer a novelty in undergraduate education. OJIN 23 (2).

Barrows, H.S., 1993. An overview of the uses of standardized patients for teaching and evaluating clinical skills. Acad. Med. 68, 443–453.

Bath, J., Lawrence, P.F., 2012. Twelve tips for developing and implementing an effective surgical simulation programme. Med. Teach. 34, 192–197.

Berman, N.B., Durning, S.J., Fischer, M.R., et al., 2016. The role for virtual patients in the future of medical education. Acad. Med. 91 (9), 1217–1222.

Berman, N.B., Fall, L.H., Chessman, A.W., et al., 2011. A collaborative model for developing and maintaining virtual patients for medical education. Med. Teach. 33, 319–324.

Cleland, J.A., Abe, K., Rethans, J.J., 2009. The use of simulated patients in medical education. AMEE Guide No. 42. Med. Teach. 31, 447–486.

Collins, J.P., Harden, R.M., 1998. The use of real patients, simulated patients and simulators in clinical examinations. AMEE Guide No. 13. Med. Teach. 20, 508–521.

Issenberg, S.B., McGaghie, W.C., Petrusa, E.R., et al., 2005. Features and uses of high-fidelity medical simulators that lead to effective learning. BEME Guide No. 4. Med. Teach. 27, 10–28.

Joekes, K., Brown, J., Boardman, K., et al., 2016. Hybrid simulation for integrated skills teaching. Int. J. Clin. Skills. 10 (1), 1–5.

Khan, K., Tolhurst-Cleaver, S., White, S., et al., 2011. Simulation in Healthcare Education. Building a Simulation Programme: A Practical Guide. AMEE Guide No. 50. AMEE, Dundee, UK.

Kneebone, R., Kidd, J., Nestel, D., et al., 2002. An innovative model for teaching and learning clinical procedures. Med. Educ. 36 (7), 628–634.

Lateef, F., 2010. Simulation-based learning: just like the real thing. J. Emerg. Trauma.

Shock. 3 (4), 348–352.
Maicher, K.R., Zimmerman, L., Wilcox, B., et al., 2019. Using virtual standardized patients to accurately assess information gathering skills in medical students. Med. Teach. 41 (9), 1053–1059.
McGaghie, W.C., Issenberg, S.B., Petrusa, E.R., et al., 2010. A critical review of simulation-based medical education research: 2003–2009. Med. Educ. 44 (1), 50–63.
Motola, I., Devine, L.A., Chung, H.S., et al., 2013. Simulation in healthcare education: a best evidence practical guide. AMEE Guide No. 82. Med. Teach. 35 (10), e1511–e1530.
Nestel, D., Konge, L., 2018. Celebrating scholarship in healthcare simulation: medical teacher turns 40. Med. Teach. 40 (7), 649–651.
Okamura, A.M., Basdogen, C., Baillie, S., Harwin, W.S., 2011. Haptics in medicine and clinical skill acquisition. IEEE Trans. Haptics 4, 153–154.

26 技术强化学习

技术在医学教育中发挥着重要作用。

技术与教育

在过去十年中，越来越多地使用教育技术，包括在线学习、复杂的模拟和更简单的即时教学反馈系统。技术的创造性和有意义的使用无疑将继续在医学教育中占据突出地位。

如本书所述，技术的使用与医学教育中的一些发展有关。这些包括：

- 教师从信息提供者到促进者的角色转变。学习者需要的大部分信息都可以在互联网和他们的手机上找到。
- 重点从“备用学习”到“即时学习”的转变。正如第 27 章所述，人们认识到，不能再期望本科生学习他们在未来的医学实践中需要知道的一切。随着医学的进步和信息超载的问题，重点从了解事实转变为了解在哪里可以找到它。
- 获得学习者需要发展的技能和工具，以便在信息社会以及从本科到毕业后，再到继续医学教育和终身学习的连续教育中获得成功。
- 医生在其职业生涯中的角色不断变化，需要学习新的技能和获得新的胜任力。
- 教学方法的变化包括翻转课堂和模拟的使用。
- 如第 23 章所述，更加强调自主学习，让学生随时随地在适合他们的时间学习。这包括分布式学习，即学生在不同的地点学习。
- 来自不同背景的学生进入医学学习，课程需要满足日益多样化的学生群体。
- 转向适应性学习，学习需要根据每个学生的个人需求量身定制。
- 在学习过程中学生由用户向合作伙伴转变，包括学生准备学习资源和对同伴辅助学习价值的认可。
- 将课程与学校分开，学校不再产生所有需要的教学机会和资源。
- 国际化和全球化，将传统的课堂扩大到来自世界各地的学生。
- 医生、护士和医疗团队的其他成员可以参与的跨专业教育，提供了安全的在线学习机会。

技术的使用

技术在医学教育中发挥着重要作用。正如 Guze（2015）所描述的，它被用于：

- 促进基础知识的获取
- 改进决策
- 加速认知变化
- 提高技能的协调与配合
- 针对罕见或关键事件进行实践
- 学习团队培训
- 提高精神运动技能

创造性地使用技术

虽然技术越来越多地用于医学教育，但趋势是用它来更有效和高效地做我们已经在做的事情。正如《在线学习——笼中之鸟抑或翱翔之鹰？》（*E-learning—caged bird or soaring eagle*？）（Harden，2008）一文中提出的，我们需要更有创造性地规划技术的使用，以支持教育变革，没有这些，变革就不可能发生。Prensky（2013）认为“重要的是要明白，技术不仅仅是做旧事情的新方法，这也是今天在学校使用技术的主要方式。也就是说，事实上，那是对技术最微不足道的使用方式”。在同一期教育领导力专题中，专门讨论了教育技术的未来。Richardson（2013）引用了 Neil Postman 的话，“技术变革不是添加剂：它是一种生态，这意味着，它改变了一切”。

技术将支持第 38 章中描述的未来医学院的许多教育变革。哈佛大学名誉校长 Barber 等（2013）在公共政策研究所的报告《雪崩即将来临》的导言中提出，“正如全球化和技术在过去 20 年里改变了其他主要的经济部门一样，在未来 20 年里，大学也会面临转型”。

在线学习

在线学习中，教学是以在线方式进行，包括计算机和互联网学习。它现在被认为是主流的医学教育，不再是技术专家或计算机爱好者的时尚，也不再是该领域少数创新者使用的深奥应用程序。它带来了学生学习方式的范式转变，已成为大多数教育方案的一部分，并融入其中。

在线学习已被证明能够对学生的学习产生影响。几乎每个医学院的学生和每个实习医生都会在网上度过他一天或一周中的部分时间。他们使用 Google 或其他一些搜索引擎搜索某个主题的信息，与同事或老师交流，或者学习在他们的机构或其他地方开发的单元、模块或课程。很快，所有医学生都出生在 21 世纪，并在数字通信的世界中长大——数字原住民。而出生于 20 世纪的教师则是数字移民（Prensky，2006）。

根据 Huynh（2017）的说法，"大多数医学生认为在线学习既有趣，又有效，但有趣的是他们并没有看到它取代了传统的教学方法。事实上，在线学习通常是对混合方法中教师指导方法的补充"。

在线学习活动

在线学习被认为不仅仅是技术。它对教育具有重要意义，包括网络的社会动力。

以下示例说明了线学习活动的范围：

- 使用准备好的在线学习模块进行自主学习
- 在线访问信息和学习资源，例如 YouTube 或 Google 搜索
- 由教师向一组学生进行基于网络的同步演示
- 学生在导师的引导下，实时在线学习
- 非同步的讨论区或聊天室和公告板
- 社交网络，例如 Facebook 或 Twitter
- 互动多媒体活动，包括在线游戏和模拟或 DVD
- 学习者必须与之互动的虚拟病人
- 使用智能手机等移动设备，通过在线流媒体和播客分发的讲座视频或录音进行学习

分布式和远程学习

学生可能会在不同的地点进行他们的大部分培训计划，在临床实习中尤其如此。一些学校有分校区。学校的在线学习资源可以帮助规范学生在不同地点的教育经历，提供他们无法获得的学习资源。

一些机构已将完整的课程或模块放在网上。学生几乎可以完全远离课程提供者完成课程学习。自主学习的学生可以选择学习的时间和地点（图 26.1）。这可能是在校园的中央学习资源中心，在远离教师和主校区的校外培训场地中，或者在家里。在同步学习中，时间是固定的，学生与其他学生或老师进行现场互动。一个典型的例子是电话或网络会议或在线聊天室。在非同步工作中，学生可以选择他们希望学习和与其他学生和老师交流的时间。

大规模在线开放课程（慕课）已经引起了人们的关注。它们旨在为大量受众提供免费的在线课程，并由一些著名大学和商业企业提供。一些慕课可用于医学主题。已

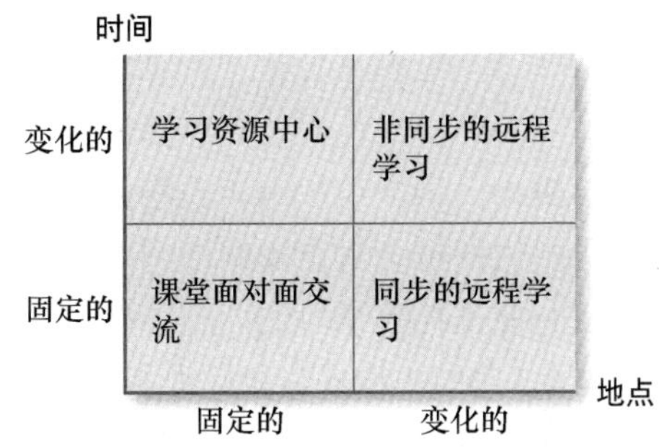

图 26.1 在远程学习中，学习的地点和时间可以是固定的，也可以是变化的

经确定了两种类型的慕课。x 慕课拥有完善的在线学习方法，包括教程、活动和自我评价练习。c- 慕课建立在课程参与者之间的网络、连接和信息共享之上。按照“医学院无边界”的理念，慕课提供了将教学与评价和认证分离的可能性。

慕课将在多大程度上彻底改变大学医学教育是有争议的。在线学习提供了分享教育专业知识的可能性，可以作为第 38 章所述的合作工具，并促进向“无边界医学院”的转变。

移动学习

医学学习者正在以各种方式使用移动设备。Ellaway（2014）将它们的使用分为四类：

- 后勤与交流——当学习者使用他们的设备进行个人信息管理时，例如发送电子邮件和发短信
- 个人——当学习者将他们的设备用于社交和娱乐目的时，例如社交媒体和游戏
- 学习工具——当学习者使用他们的设备来完成学习任务，例如做笔记时
- 学习内容——当学习者使用他们的设备作为信息来源时，例如检查药物相互作用

移动设备为临床实习提供了潜在的强大教育支持（Maudsley et al.，2019）。应制定充分利用移动设备的教育实践（Masters et al.，2016）。

混合式学习

医学界越来越倾向于混合式学习环境，即把在线学习的优点与面对面教学的优点相结合。我们看到两种学习环境之间的融合，这可能是当今高等教育中最大的未被承认的趋势。教师或培训师面临的挑战是规划包含这种方法的课程。

规划混合方法可能意味着重新定义大班授课的作用，并更加强调自主学习。它让教师有机会为学生提供他们可能无法获得的学习体验，并提供一种更加以学生为中心

的学习方法。在基于问题的学习讨论组中，问题可以以在线的方式呈现给学生。当小组学习中确定需要更多信息时，学生可以在线搜索。

一些医学院和毕业后教育机构已做出组织承诺，将面对面学习和基于计算机的学习相结合，而另一些则忽略了所提供的机会。在我们访问的一所学校中，在线学习被老师们拒绝了，因为正式课程中没有安排在线学习的内容。在与学生交谈时，我们发现他们正在自己安排，平均每天花费 2.5 小时上网、发电子邮件或学习他们在网上找到的资料。在线学习在医学课程中的地位更加突出，不应被课程规划者或课程设计者忽视。

如果您开始采用混合式学习方法，请注意 Garrison 和 Kanuka（2004）的建议，他们指出“混合式学习的真正考验是两个主要组成部分（面对面和互联网）的有效整合，而不仅仅是对现有的主导方式或方法进行补充”。

教育策略

必须以帮助医学生成长为高效沟通者、合作者、问题解决者和团队合作者的方式利用技术（Colbert，2014）。

耶鲁大学医学院现在向所有学生发放 iPad，并几乎所有与课程相关的材料都使用 iPad（Campbell，2014）。

为了有效，在线学习需要高质量的内容、强大的技术和适当的教学方法。在线学习的关键是人与人之间建立的联系。在医学教育中采用在线学习时，人们倾向于关注新技术，而不是教学设计和教育策略。然而，我们从过去的经验中知道，对基于技术的大量投资可能会产生令人失望的结果。对英国一项大型资助计划的回顾得出的结论是，鼓舞人心的在线学习只有在综合计算机、医学和教育专家的情况下才会产生结果。这三个元素缺一不可。

如前所述，在线学习可以促进医学教育的许多发展，并且可以作为对上述挑战的有力回应。有人建议，像特洛伊木马一样，在线学习的引入不仅是因为它带来的属性，而且还包括隐性的课程变化。

在线学习符合 CRISIS 框架中规定的有效继续教育标准（图 26.2）（Harden and Laidlaw，1992）：

- **便捷性**。学生和学员可以随时随地学习。
- **相关性**。理论可以通过在工作中的“即时”学习，与实践联系起来。虚拟病人的使用扩展了学习者的临床经验。
- **个性化**。在线学习可以根据学生在当前的要求、过去的经验和学习方式进行设计，以满足学生个体的需求。

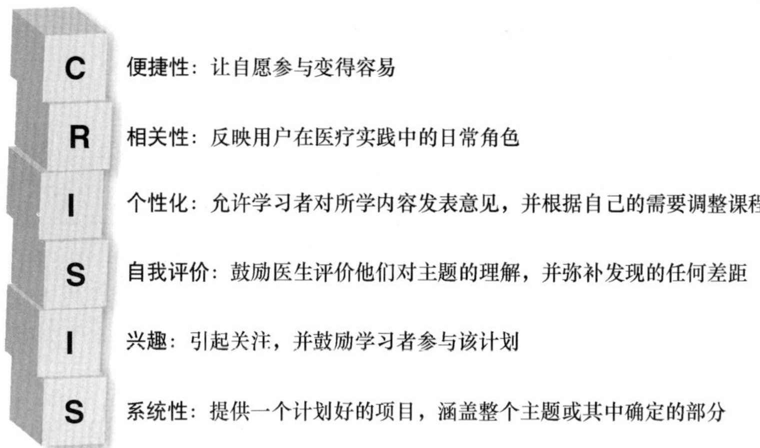

图 26.2 有效学习的 CRISIS 框架

- **自我评价**。通过纳入在线学习活动的问题和评价机会，帮助学生评价自己的能力。
- **兴趣**。如果开发得当，在线学习可以是动态的、有吸引力的和易于使用的。
- **系统性**。在线学习计划可以系统地涵盖一个主题，并且可以体现课程地图，为学生的学习提供框架。

开发融合了在线学习和面对面学习的混合课程时，需要仔细考虑教育策略。它们可能不像尖端技术那样“吸引人”，但它们是教育方案成功的关键。教育策略应包括（图 26.3）：

- **有目的的学习**。对预期的学习结果进行了明确说明，并解释了学生的预期学习将如何有助于获得相应成果。
- **结构化学习**。学习是根据不同的特定维度和用于导航的电子课程地图之间的关系来组织的（见第 17 章）。
- **情境化学习**。理论联系临床实践。甚至可以围绕虚拟病人的虚拟医疗实践设计课程（Smith et al.，2009）。

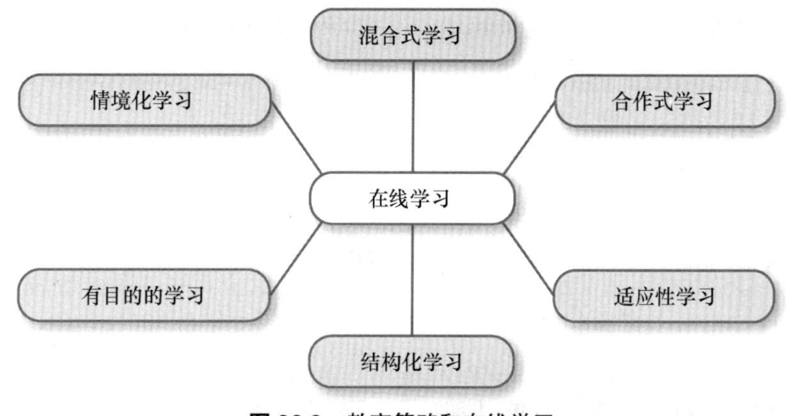

图 26.3 教育策略和在线学习

- **适应性学习**。提供个性化的适应性学习，以满足学生的个人需求。
- **合作式学习**。安排了与当地和国际学生协作学习的机会。

学习分析

学习分析也将在未来的医学院中发挥重要作用（Menon et al.，2017）。正如 Ellaway 等（2014b）所认为的那样，“医学教育工作者需要准备好应对复杂而引人注目的动态分析和大数据。”

思考

1. 未来将面对混合式学习。作为教师，请考虑这对您的课程意味着什么，以及您是否拥有最佳的面对面学习和在线学习的组合。
2. 请注意可用工具的范围，包括同步和非同步在线学习、播客和社交媒体。
3. 考虑您在在线学习中的角色。在访问在线信息和使用学习资源方面，您是否为学生树立了角色榜样？
4. 您的目标是使用在线学习使您的教学更加有效和高效，还是利用在线学习使您的学生以其他方式受益，例如使他们的学习个性化？技术应该是促进学习的工具，而不是目的。

深入阅读

Barber, M., Donnelly, K., Rizvi, S., 2013. An Avalanche Is Coming: Higher Education and The Revolution Ahead. IPPR, London.

Campbell, K., 2014. Medicine in the Age of Mobile Technology: How Tablets Are Transforming the Patient Encounter. Wordpress.com.

Choo, E.K., Ranney, M.L., Chan, T.M., et al., 2015. Twitter as a tool for communication and knowledge exchange in academic medicine: a guide for skeptics and novices. Med. Teach. 37, 411–416.

Clark, R.C., Mayer, R.E., 2007. E-learning and the Science of Instruction – Proven Guidelines for Consumers and Designers of Multimedia Learning, second ed. Jossey–Bass, Chichester.

Colbert, J.A., Chokshi, D.A., 2014. Technology in medical education – Osler meets Watson. J. Gen. Intern. Med. 29 (2), 1584–1585.

Ellaway, R.H., 2014. The informal and hidden curricula of mobile device use in medical education. Med. Teach. 36, 89–91.

Ellaway, R.H., Fink, P., Graves, L., et al., 2014a. Left to their own devices: medical learners' use of mobile technology. Med. Teach. 36, 130–138.

Ellaway, R.H., Pusic, M.V., Galbraith, R.M., et al., 2014b. Developing the role of big data and analytics in health professional education. Med. Teach. 36, 216–222.

Ellaway, R., Masters, K., 2008. E-learning in Medical Education. AMEE Guide No. 32. AMEE, Dundee, UK.

Forgie, S.E., Duff, J.P., Ross, S., 2013. Twelve tips for using Twitter as a learning tool in medical education. Med. Teach. 35, 8–14.

Garrison, D.R., Kanuka, H., 2004. Blended learning: uncovering its transformative potential in higher education. Internet High. Educ. 7, 95–105.

Guze, P.A., 2015. Using technology to meet the challenges of medical education. Trans. Am. Clin. Climatol. Assoc. 126, 260–270.

Harden, R.M., 2008. E-learning – caged bird or soaring eagle? Med. Teach. 30, 1–4.

Harden, R.M., Laidlaw, J.M., 1992. Effective Continuing Education: The CRISIS Criteria. AMEE Guide No. 4. AMEE, UK.

Huynh, R., 2017. The role of e-learning in medical education. Acad. Med. 92 (4), 430.

Kind, T., Patel, P.D., Lie, D., et al., 2014. Twelve tips for using social media as a medical educator. Med. Teach. 36, 284–290.

Masters, K., Ellaway, R.H., Topps, D., et al., 2016. Mobile technologies in medical education: AMEE Guide no 105. Med. Teach. 38, 537–549.

Maudsley, G., Taylor, D., Allam, O., et al., 2019. A best evidence medical education (BEME) systematic review of: what works best for health professions students using mobile (hand-held) devices for educational support on clinical placements? BEME guide no. 52. Med. Teach. 41 (2), 125–140.

Menon, A., Gaglani, S., Haynes, M.R., et al., 2017. Using "big data" to guide implementation of a web and mobile adaptive learning platform for medical students. Med. Teach. 39 (9), 975–980.

Prensky, M., 2006. Don't Bother Me Mom – I'm Learning! How Computer and Video Games Are Preparing Your Kids for Twenty-first Century Success – and How You Can Help!. Paragon House, Minnesota, USA (Chapter 4).

Prensky, M., 2013. Our brains extended. Educ. Leadership. 70, 22–27.

Rasmussen, A., Lewis, M., White, J., 2013. The application of wiki technology in medical education. Med. Teach. 35, 109–114.

Richardson, W., 2013. Students first, not stuff. Educ. Leadership. 70, 10–14.

Sandars, J.E., Frith, G.S., 2013. Mobile learning (m-learning). In: Dent, J.A., Harden, R.M. (Eds.), A Practical Guide for Medical Teachers, fourth ed. Elsevier, London (Chapter 28).

Smith, S.R., Cookson, J., McKendree, J., et al., 2009. Patient-centred learning – back to the future. Med. Teach. 29, 33–37.

Yuan, L., Powell, S., 2013. MOOCs and Open Education: Implications for Higher Education. JISC CETIS. https://www.researchgate.net/publication/265297666_MOOCs_and_Open_Education_Implications_for_Higher_Education.

27 同伴与合作式学习

学生互相学习是有效的。这可以是非正式的，也可以纳入计划的活动中。

一种有价值的学习形式

看着我 5 岁的孙子学习使用电脑，我（RMH）注意到他并不是参照说明书、从父母那里或从学校的教学中学习。他向 7 岁的姐姐学习。这并不奇怪。我们在日常生活中学到的很多东西都来自朋友和同事。这一直是学生在医学院学习的一个特点。今天的不同之处在于，以这种方式学习的价值得到了认可，并在课程中被赋予了更正式的角色。

已经使用了一系列术语来描述学生如何在正式和非正式环境中一起学习和向彼此学习。同伴（peer-to-peer，P2P）学习和合作式学习这两个术语有时会有所区别，但它们经常可以互换使用。但是，仍存在一些差异。

P2P 学习

Topping（1996）将 P2P 学习定义为“来自相似社会群体，但不是专业教师，通过教学互相帮助彼此学习”。一名学生担任教师或导师的角色，而其他学生则担任学习者和学生的角色。这些角色可以互换。

P2P 学习的优势

如果将 P2P 学习纳入课程，会有许多好处。

- 学生，无论是指导者，还是被指导者，都可以有效地向同伴学习，尤其是当存在复杂概念相关的问题时。
- P2P 学习帮助学生培养自信和自尊。
- 学生为终身学习做好了准备，学习环境更接近现实生活中的社会和就业情况。

- 学生会投入，并且对课程拥有一定的所有权。
- 作为学习活动的一部分，学生会收到重要的反馈。
- 根据认证机构的建议，医学毕业生必须能够展示适当的教学技能，学生们将发展他们的教师技能。
- 教学是一种强大的学习工具——教就是学两次！
- 作为学生教师获得的经验可能会鼓励一些学生寻求学术生涯。
- 在师生比例有压力的情况下，P2P 教学可以缓解教学负担。学生可能对学习体验更满意，并更积极地学习该主题。

P2P 学习实践

P2P 学习可以以多种形式在医学课程中被采用。以下为示例：

- 学生在课程安排的时段中，担任导师的角色。
- 学生形成非正式的伙伴关系，互相帮助。
- 学生在基于问题或基于团队的学习环境中分组学习。
- 学生通过 Facebook 等社交网络，与他人分享他们的经验和信息。
- 学生合作开发他们共享的教育资源或教科书。
- 学生有责任评价彼此在诸如职业素养等专业领域的成就。
- 高年级学生或低年资医生教授低年级学生。

成功 P2P 学习的技巧

- 将 P2P 学习正式纳入课程，不要只把它看作一种附加的额外内容。
- 安排 P2P 课程，并做出必要的安排。
- 决定是否是强制学生学习，还是选修 P2P 课程。
- 确保导师和学生都了解 P2P 学习如何有助于掌握课程的学习结果。
- 确保学生导师充分了解情况，并接受必要技能的培训。P2P 导师应该得到持续指导和辅导。
- 选择最适合您的 P2P 学习形式。这可能涉及同年级的学生或更多的高年级学生或低年资医生担任导师。
- 与所有学习经验一样，P2P 应该受到监控和评估。

合作式学习

在合作式学习中，学生相互学习，无需分配特定的导师和学生角色。学生作为小组或团队的成员一起工作以解决问题、完成任务或创建成果。小组共同承担其行动的权力和责任，可以通过小组的活动和成果而不是个人在小组中的活动或成就来评价。

合作式学习的益处

合作式学习具有 P2P 学习的许多优点（框 27.1）。特别是，它有助于培养团队合作技能，让学生作为合作伙伴参与到教育过程中。鼓励学生欣赏多样性，反思和欣赏不同的观点和看法。

合作式学习的实践

以下是合作式学习的一些示例：

- 学生在项目或实际工作中合作，例如解剖
- 学生作为跨专业小组的成员，在一个基于社区的项目中工作
- 学生作为正式讨论组的成员在线工作，以特定任务为重点
- 学生在基于团队的学习中合作
- 学生结对工作，促进彼此的学习

成功合作式学习的技巧

与 P2P 学习一样，合作式学习的成功取决于它的实施方式。

- 合作式学习在异质性群体中最为有效，相比于同种族、性别、能力及背景上更为匹配的学生合作，异质群体中的学生往往互动更多，成就更大。
- 组织小组活动，使成员相互依赖以完成任务。我们看到的一个跨专业小组运作良好，因为所提出问题的解决方案需要该小组的医学生成员的理论知识和助产士的实践知识。
- 小组活动的组织方式应使每个人和整个小组的学习成功得到认可。我们在一个情境中看到了这一点，即在 1 周结束时，教师随机选择一个人来展示小组的工

框 27.1　合作式学习的优势（Watanabe-Crockett，2015）

“有一句古老格言，‘两个头脑比一个好’。考虑最近历史上的合作：沃森和克里克或佩奇和布林（谷歌的创始人）。但您知道吗，正是在一所中学里关于基础编程的合作性计算机俱乐部，将两个改变计算机未来的人聚集在一起。是的，这两位当然是微软的创始人比尔·盖茨和保罗·艾伦。

据说，合作式学习团队比学生单独工作能达到更高的思维水平，并能更长时间地保存信息。”

作。该小组根据个人的表现给予评分。这群人不得不一起“浮沉”。

- 向学生解释合作式学习方法的好处和预期的学习结果，包括发展人际交往能力和掌握学科内容。
- 确保每个学生都对自己分担的工作负责。小组的每个成员都应该为小组的工作和成果做出贡献，这样最终的结果会比一个学生，甚至是善于独立学习的学生所取得的结果更好。
- 必须为合作式学习分配足够的时间，让学生完成规定的任务并达到预期的学习结果。
- 学生需要在小组内有机会对其他小组成员的不同回答进行反思和回复。
- 确保学生在自己的学习和小组中其他人的学习方面进行合作。
- 4～5人一组是理想的。3人小组往往缺乏多样性，在较大的小组中，可能无法确保所有成员都可能有所贡献。
- 小组内部的公开交流很重要，成员要解释他们的活动和基本概念。
- 小组可能会从开始的支持中受益，但随着小组学习的进行，这种支持可以撤去。

思考

1. 考虑到课程的预期学习结果及获益，您是否充分使用了 P2P 学习？
2. 学习者和工作人员是否得到了有关 P2P 学习的适当信息和必要的培训？
3. 鉴于其益处，您是否有过可以在教育方案中运用合作式学习的示例？
4. 您是否创造了一个鼓励和支持 P2P 和合作式学习的环境？

深入阅读

Aba Alkhail, B., 2015. Near-peer-assisted learning (NPAL) in undergraduate medical students and their perception of having medical interns as their near peer teacher. Med. Teach. 37 (S1), S33–S39.

Boud, D., Cohen, R., Sampson, J. (Eds.), 2001. Peer Learning in Higher Education: Learning from and with Each Other. Kogan Page, London.

Klemm, W.R., 1994. Using a formal collaborative learning paradigm for veterinary medical education. J. Vet. Med. Educ. 21, 2–6.

Ross, M.T., Cameron, H.S., 2007. Peer assisted learning: a planning and implementation framework. AMEE Guide No. 30. Med. Teach. 29, 527–545.

Stone, R., Cooper, S., Cant, R., 2013. The value of peer learning in undergraduate nursing education: a systematic review. ISRN. Nurs. 2013, 930901.

Topping, K.J., 1996. The effectiveness of peer tutoring in further and higher education: a typology and review of the literature. High. Educ. 32, 321–345.

Turner, S.R., White, J., Poth, C., 2012. Twelve tips for developing a near-peer shadowing program to prepare students for clinical training. Med. Teach. 34, 792–795.

Watanabe-Crockett, L., 2015. 20 Collaborative Learning Tips and Strategies for Teachers. TeachThought. www.wabisabilearning.com/blog/20-collaborative-learning-tips-and-strategies-for-teachers. Accessed 30 July 2019.

第 5 部分
考查学生是否已经学会
（评价）

译：何 睿 赵 悦 校：齐 心 吴红斌

28 院校的评价方案（PROFILE）

具有与学生评价相关的显著趋势。

评价的重要性

评价对学生、教师、课程组织者、监管者和公众都很重要。学生可以避免糟糕的教学，但如果他们要获得资格认证，就无法逃避糟糕的评价。有时评价可能会被学生视为类似于板球比赛，其中规则没有事先明确规定，并由裁判员不断更改。

评价是复杂的，甚至专家也对“良好做法”持不同意见。这是一个发生重大变化的领域。渥太华共识声明提供了多个领域的评价建议，包括通用原则（Norcini et al.，2018）、职业素养（Hodges et al.，2019）、行为表现评价（Boursicot et al.，2011）、跨专业技能（Rogers et al.，2016）、技术的使用（Amin et al.，2011）、研究（Schuwirth et al.，2011）和选拔（Paterson et al.，2018）。

评价趋势

“PROFILE 评价”（Harden and Lilley，2018）确定了评价的变化和趋势。PROFILE 评价提供了一个评价框架。它可以帮助您从多个维度规划您学校的评价计划（图 28.1）。如第 8 章所述，SPICES 模式提供了一个检查课程策略趋势的框架。

"PROFILE"评价

趋势		传统
P 程序性（programme focused）	?	分散性
R 真实世界（real world）	?	象牙塔
O 结果导向（outcome based）	?	基于时间
F 促进学习（for learning）	?	针对学习
I 有影响（impact）	?	无影响
L 学习者参与（learner engagement）	?	学习者不参与
E 评估（evaluation）	?	没有评估

图 28.1　PROFILE 评价

程序性 / 分散性

在传统课程中，评价被分割、分散进行，根据某个时间点的孤立事件或单一考试来对学生下结论。在明确的或已经在程序性方法描述的方案中，评价与一段时间内学习者的学习证据有所脱节。而这些信息的整合最终决定学习者是否达到了指定的学习结果（van der Vleuten et al.，2015）。图 28.2 给出了一个如何收集信息的示例，即通过多来源的信息，决定学生的沟通交流技能。

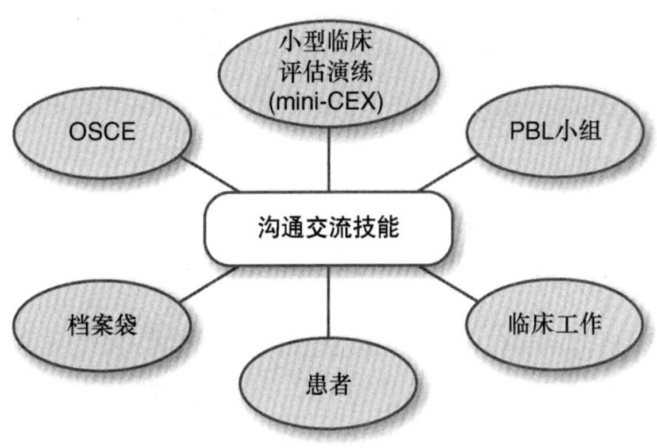

图 28.2　沟通交流技能评价的程序性方法

真实世界 / 象牙塔

有人表示担心，评价过程往往反映了强调理论的课程，而没有反映医疗实践所需的知识、技能和态度。有效且真实的评价应反映真实的医疗世界。重要的是医生有能力满足他们所服务人群的需求。

结果导向 / 基于时间

如第 2 章所述，结果导向评价反映了结果导向教育，其中所达到的标准和结果是固定的，而可变的是培训时间。传统上，培训时间是固定的，达到的标准是可变的。在结果导向的评价中，对特定学习结果或胜任力的成就进行评价，当学习者证明掌握了这些，他们就可以进入下一个阶段的培训。胜任力评价对于实施胜任力导向教育至关重要（Lockyer et al.，2017）。

服务于学习 / 针对学习

传统评价的目的是判断学习者是否适合进入下一阶段的教育，或者是否有资格成为医学实践领域的医生或专家。评价的另一个作用是向学习者提供反馈以指导他们的进一步学习——“促进学习的评价”。学习任务和评价可以交织在一起——“评价即学习”（图 28.3）。在对一个学科进行初步研究之后，已经证明花在评价上的时间比花在复习上的时间更有价值——“测试强化学习”。重复测试可以提高对事实知识的保留率，促进批判性思维等高级认知功能，还可以培养实践技能（Raupach and Schuelper，2018）。

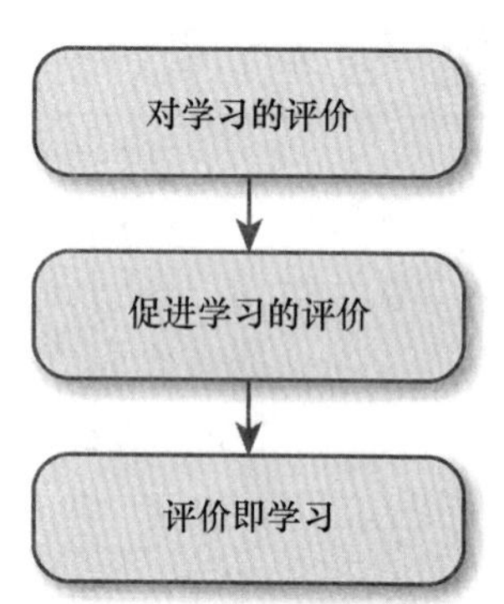

图 28.3　向促进学习的评价和评价即学习的转变

有影响 / 无影响

如果使用得当，评价可以对学生的学习和行为产生强大的积极影响。例如，发现 OSCE 的引入使学生更加关注临床技能的获得。学生在考试中的表现也应该对教师产生影响，如果学生表现出不足，应该对教育方案进行调整。

学习者参与/不参与

在评价中应将学生视为学习过程中的合作伙伴，而不仅仅是使用者。如果学生参与到评价过程的规划和决定中来，这会有益处。他们可以帮助生成练习题，并通过准备模拟考试来帮助他们的同伴。同伴评价的价值，特别是与态度有关的评价，现在已被广泛接受。还应鼓励学习者评价自己的能力，这一点很重要。这将在第 33 章进一步讨论。Costa 和 Kallick（1992）强调了自我评价的重要性，“我们必须不断提醒自己，评价的最终目的是让学生进行自我评价。如果学生从我们的学校毕业时仍然依赖别人来告诉他们什么时候是足够的、好的或优秀的，那么我们就错过了教育的全部意义”。程序性评价让学生对自己的学习和自己的评价更负责任（Torre et al.，2019）。

对评价的评估/不评估

评价过程的质量控制很重要（Norcini et al.，2018）。这应包括针对评价的评估是否：

- 有效——测量出您想要测量的内容
- 可靠——结果一致
- 可行——在现有的资源下切实可行
- 为不同的利益相关者所接受
- 对学习者和课程产生积极影响

思考

您的学校在以下方面的 PROFILE 评价中处于什么位置：

1. 程序性评价？
2. 真实世界评价？
3. 结果导向评价？
4. 促进学习的评价？
5. 具有积极影响的评价？
6. 学习者参与的评价？
7. 评价的质量保障？

深入阅读

Amin, Z., Boulet, J.R., Cook, D.A., et al., 2011. Technology-enabled assessment of health professions education: consensus statement and recommendations from the Ottawa 2010 Conference. Med. Teach. 33, 364–369.

Boursicot, K., Etheridge, L., Setna, Z., et al., 2011. Performance in assessment: consensus statement and recommendations from the Ottawa conference. Med. Teach. 33 (5), 370–383.

Costa, A.L., Kallick, B., 1992. Reassessing assessment. In: Costa, A.L., Bellanca, J.A., Fogarty, R. (Eds.), If Minds Matter: A Foreword to the Future. Vol. II. Skylight Professional Development, United States.

Harden, R.M., Lilley, P.M., 2018. 8 Roles for the Medical Teacher. Elsevier, London, UK.

Hodges, B., Paul, R., Ginsburg, S., et al., 2019. Assessment of professionalism: from where have we come – to where are we going? An update from the Ottawa Consensus Group on the Assessment of Professionalism. Med. Teach. 41 (3), 249–255.

Lockyer, J., Carraccio, C., Chan, M.K., et al., 2017. Core principles of assessment in competency-based medical education. Med. Teach. 39 (6), 609–616.

Norcini, J., Anderson, M.B., Bollela, V., et al., 2018. 2018 Consensus framework for good assessment. Med. Teach. 40 (11), 1102–1109.

Patterson, F., Roberts, C., Hanson, M.D., et al., 2018. 2018 Ottawa consensus statement: selection and recruitment to the healthcare professions. Med. Teach. 40 (11), 1091–1101.

Raupach, T., Schuelper, N., 2018. Reconsidering the role of assessments in undergraduate medical education. Med. Educ. 52, 464–466.

Rodgers, G.D., Thistlethwaite, J.E., Anderson, E.S., et al., 2016. International consensus statement on the assessment of interprofessional learning outcomes. Med. Teach. 39 (4), 347–359.

Schuwirth, L., Colliver, J., Gruppen, L., et al., 2011. Research in assessment: consensus statement and recommendations from the Ottawa 2010 Conference. Med. Teach. 33 (3), 224–233.

Torre, D., Schuwirth, L., van der Vleuten, C., 2019. Theoretical considerations on programmatic assessment. Med. Teach. 17, 1–8.

van der Vleuten, C.P.M., Schuwirth, L.W.T., Driessen, E.W., et al., 2015. Twelve tips for programmatic assessment. Med. Teach. 37 (7), 641–646.

关于评价的六个问题 29

了解评价的基本概念和方法是您作为教师的关键。

关于评价的问题

教师和所有与评价有关的人都应该询问评价过程——我们**为什么**要评价学习者？**谁**应该评价学习者？应该评价**什么**？应该**如何**评价学习者？**什么时候**应该对学习者进行评价？应该在**哪里**评价学习者？

为什么要评价学习者？

评价被描述为“形成性”，主要目的是向学习者提供关于他们进步的反馈，或者“终结性”，目的是确定学习者是否达到了课程目标。随着终结性评价也可用于向学习者提供反馈，并且终结性决定可能基于培训期间收集的证据，这种区别已经变得模糊。

评价可以达到的目的包括：

- **决定学习者是否“适合目标”**

  学习者是否圆满完成了培训计划？是否达到了公众和专业机构期望的特定医学领域的学员或专家的标准？评价在掌握性学习中发挥关键作用，且期望所有学习者都能达到要求的标准（McGaghie et al.，2015）。
- **评价学生在教育或培训方案中的进展情况**

  应在培训方案的早期发现学生的不足，以便加以纠正。等到培训结束考试时，再采取必要的行动就太晚了。在行为和态度的评价方面，这一点尤其适用。
- **加强学生的学习**

  学生可能将评价视为考官是有威胁性的，并旨在将他们抓获的过程（图 29.1 和图 29.2）。我们在第 28 章中描述了学生在评价中的重要作用，以及对“促进学习的评价”和“评价即学习”的日益认可。
- **对学生进行评分或排名，目的是在被评价的学生中找出“最优秀的”学生**

  这种“常模参照”的评价方法将学习者的表现与其他学习者的表现联系起

来，适用于必须为有限的职位挑选候选人的情况，或者为医学专业选拔学生只提供一定名额的情况。这种评价方法不应与“标准参照”方法相混淆，后者是根据预期的学习结果或一组标准来评价学习者的成绩，而不是与其他学生的表现进行比较。

- **激励学生**

  评价对学生有强大的影响，是推动他们学习的主要因素。在英国邓迪大学医学院，我们发现学生对耳鼻喉学科的关注较少，因为该学科没有考试，尽管该课程是以一种富于创新的基于问题的方式进行教学。当该课程作为最终客观结构化临床考试（OSCE）的一个考站时，学生学习该主题的方法发生了巨大变化。

- **为教师提供反馈**

  教师可以从学生评价中收集有用的信息，但这种信息来源往往未被利用。

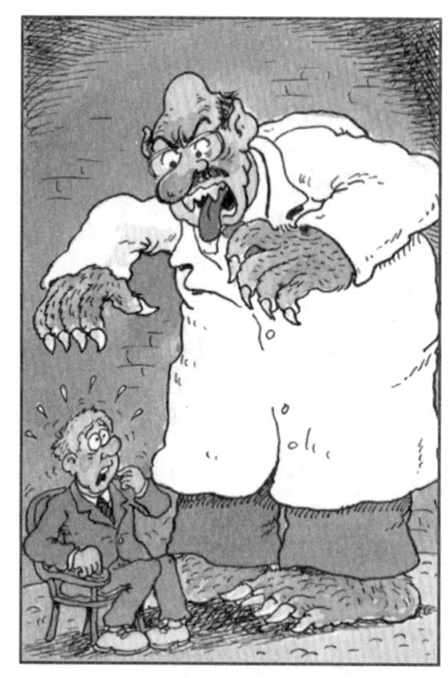

图 29.1 学生可能认为考官具有威胁性

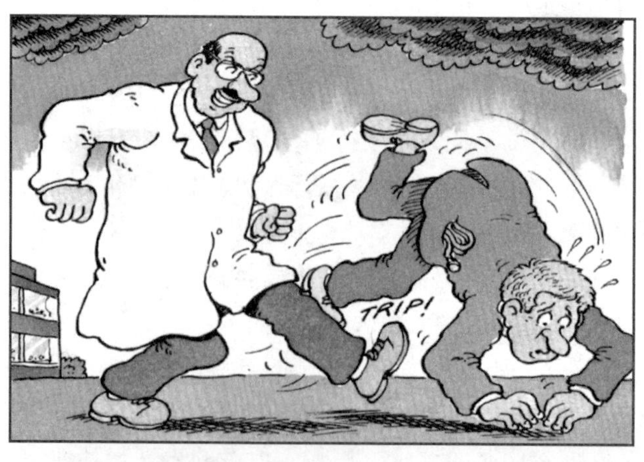

图 29.2 学生可能将考官视为旨在将他们抓出来的人

对学生在一次多选题（MCQ）考试分数进行的分析显示，学生在糖尿病相关问题中表现不佳。后来发现这与培训方案中的一个不足有关，必须加以解决。

- **实现以评价为主导的创新**

  评价对学生和教师都有强大的影响。评价的变化可用于引导课程的改进，而不是在课程结束时进行评价。

谁应该评价学生?

一系列利益相关者可以参与评价。这些包括：

- 国际认证机构
- 国家认证机构，如英国医学总会和美国的国家医学考试委员会
- 专业机构，例如英国皇家学院和美国的专业委员会
- 学生就读的学校
- 负责教授该学科的部门或课程委员会
- 教师个人
- 其他医疗卫生专业人员
- 公众和患者
- 学生自己

在英国的医学院，学生评价一直是每所医学院的责任，评价过程由英国医学总会（GMC）监督。为帮助保持标准，其他学校的教师担任外部考官，并与内部考官一起参与学校考试的制定、实施以及通过 / 未通过的决定。

相比之下，在北美和其他一些国家，有一项学生必须通过的国家考试。每种方法各有优点。不幸的是，在英国有引入国家考试的举措，这样的考试虽然制定了国家标准，但可能会扼杀个别医学院的创新，而且没有证据表明在实行国家考试的国家，医疗更安全，犯的错误更少（Harden，2009）。

学校内的评价方案应该有持续、坚定的领导，并拥有评价方面的内部专业知识（Zuberi et al.，2019）。

同伴评价越来越受到重视。同学们根据某些学习成果对同伴进行的评价已经成为一些机构评价策略的一部分。这在态度评价中特别有价值，因为学生群体往往比教师更了解个体学生的优势和劣势。

自我评价也很重要。完成培训后，医生必须负责评价自己的表现，并保持最新状态。并非所有医生都具备必要的技能或认识到这一责任的重要性。作为本科教育的一部分，学生必须获得评价自己能力的经验，并在整个毕业后培训过程中得到强化。自我评价的不可靠众所周知。学生对自己能力评价的反应也可能存在问题。有一次，我

们要求学生根据标准答案在自己的试卷上评分。有些人发现这个过程非常痛苦，以至于他们无法完成这个过程，令我们惊讶的是，他们为此需要接受辅导。培养学生成为了解自身能力并适应这一过程的医生，应该是课程的必要学习结果。

应该评价什么？

我们在教育方案中选择评价的内容，向学生展示了我们作为教师重视的内容。评价应反映真实的课程，并按照 PROFILE 评价中所述进行能力评价。评价中遇到的许多问题都源于未能充分考虑评价的内容。评价是学习的动力，评价的内容对学生来说就是课程目标。

正如第 2 部分所讨论的，结果导向教育的一个关键特征是评价与特定学习结果相匹配。应使用评价设计，将每个评价映射到预期的学习结果。

过去，评价的重点是知识领域，对技能、态度和其他学习结果的关注较少。传统上认为掌握知识比评价态度更重要。造成这种情况的原因有很多。知识比其他领域更容易评价，人们自然倾向于评价容易的东西，而避免评价有争议或难以评价的领域。笔试评价，包括测试知识领域的多选题（MCQ）试卷，在评价实践中占主导地位。但是，能够正确回答一组 MCQ，并不代表能成为好医生。现在已经开始探索评价学生或医生更复杂的成就，如高阶思维、临床技能、态度和职业素养。

OSCE 的引入刺激了对精神运动和其他表现相关技能的评价。最近，档案袋评价和多源反馈的使用使人们认识到了态度、职业素养、自主学习和自我评价技能评价的重要性。

胜任力导向的评价

如第 2 部分所述，转向结果导向 / 胜任力导向的教育需要强有力的评价方法。医生的认证是基于对所获得胜任力的评价，而不是根据培训时间。选择的评价工具需要能够评价学生或学员对广泛的特定学习结果的掌握情况。在胜任力导向的教育中，评价应嵌入教育或培训方案中。还应该更加强调形成性评价，这应该是培训文化的一部分。

应该如何评价学生？

有多种工具或仪器可用于评价学生的能力。其中一些在随后的章节中进行了描述。如何使用工具很重要：一个好的工具使用不当，会产生不恰当或误导性的结果。效度、信度、影响力和可行性不是特定评价工具的特征，而是该工具如何使用的指示。然而，它们被公认具有良好的评价特征（表 29.1）。

表 29.1 有效评价的标准

- 该方法有效，并且评价了它想要评价的内容
- 该方法可靠，评价结果一致，且可重复
- 考虑到环境和背景，该方法是可行的
- 该方法对学习者有积极的影响，并激励学习者以具有教育意义的方式进行学习

方法应当有效

测试应该“诚实”，能够测试出需要测量的结果。如第 7 章所述，“实境课程”的一个基本要素应该是真实评价。有时可能需要在信度和效度之间进行权衡。这在一个经典故事中得到了说明，一个醉汉在晚上被看到在路灯下寻找他掉落的车钥匙。他把钥匙扔到很近的地方时，当问他为什么还在看那里，他回答说在灯光下更容易看清地上的东西。他的搜寻策略虽然具备一定优势，但无效。衡量一名运动员跳高的表现，并不能有效衡量同一名运动员在跳远中的表现。

不幸的是，在过去，以信度为代价来强调效度。需要的是一种既有效又可靠的测试（图 29.3）。一个测试可能是可靠的，但如果它不能测量我们想要测量的内容，它就没有价值。不幸的是，测试越简单，它就越可靠，同时它的效度就越低。医学本质上是一门复杂的学科，若追求效度，则对职业素养或沟通技巧的评价必然是复杂的。

方法应当可靠，且评价结果一致

测试的信度是指根据测试结果，对学生的表现做出决定的确定性。为了进行可靠的评价，测量工具必须相对稳定。例如，使用弹性卷尺测量长度就不是一个好的做法。其测量结果将是不可靠的。信度高是采用和广泛使用 MCQ 的原因之一。

当我们发现考官在观看同一临床表现，给考生打出不同的分数时，传统的临床胜任力测试的信度问题就凸显出来了。几周后再次观看学生表现的视频，考官们对他们所打的分数并不一致。信度问题是促使我们开发 OSCE 的一个因素（Harden et al.，2016）。

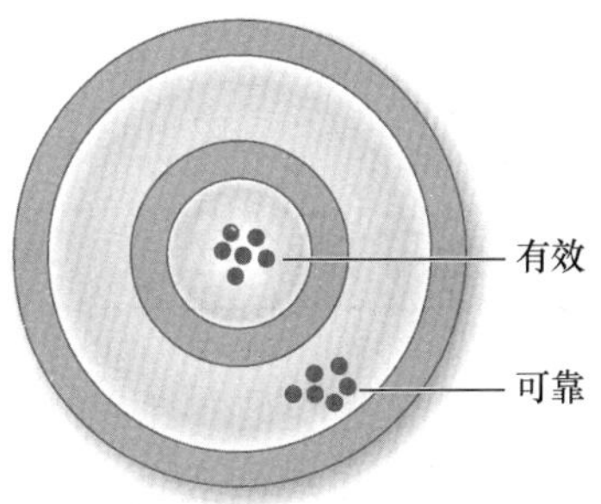

图 29.3 测试应有效且可靠

该方法应该可行

针对考试可用资源和考生人数而言，评价方法应该是可行的。评价方案不应过于复杂，并应能够在日常实践中实施。

该方法应该对学生的学习产生积极的影响

在选择评价方法时，应该认识到所选择的方法将决定学生的学习方式。当我们在期末考试中首次引入 OSCE 时，我们发现学生在图书馆复习理论知识的时间减少了，而花在病房学习的时间增加了。这与课程的目标是一致的。

评价效用

Van der Vleuten 和 Schuwirth（2005）将评价的效用或价值描述为包含上述特征的函数。

效用＝信度 × 效度 × 可行性 × 教育影响力

在规划评价时，学生、教师、公众和其他利益相关者认为评价过程和结果是可信的，这一点也很重要。

标准设定

评价时刻和决策时刻应该分开。将评价分为两个阶段是有帮助的：

- 收集有关学生能力的信息，例如 OSCE 考站、档案袋或笔试
- 根据现有信息，决定该学生是否达到了预期标准

标准是指学生的考试成绩是否足以达到特定目的。应该采用标准设定策略，作为决定学生是否达到通过考试所需标准的依据。这是基于一组主题内容专家的决定（Bandaranayke，2010；McKinley and Norcini，2014）。相对标准或常模参照标准基于学习者与其同龄人表现的比较：例如，75% 的学习者将通过。相比之下，绝对标准是根据学习者表现设定的标准：例如，60% 的 MCQ 回答正确。近年来，人们关注的焦点是如何确定学生在考试中的预期标准。一系列用于确定考试及格分数的标准设定方法已被用于笔试和行为表现测试。

什么时候应该对学生进行评价？

传统上，学习者对一门学科的掌握程度是在课程结束时通过一系列考试来评价的。现在，人们越来越重视收集学习者在培训或学习过程中取得预期学习结果的证据。这有许多原因。没有期末考试的时间限制，可以对学生的表现进行更广泛的抽样

评价，提高考试的信度。此外，评价可能更有效，因为课程期间采用的评价工具可以评价课程期末考试中难以评价的学习结果。课程中评价的另一个重要好处是，它可以向学生和教师提供反馈，并留出时间进行补习。这被描述为程序性评价的一个重要特征。

较少进行的是在培训计划开始时对学生的评价。几年前，我们在内分泌学课程的第一天就要求第三年的学生完成课程结束时的考试。结果令人惊讶。一些学生的分数低于 10%，而其他学生的分数接近 50%，这是考试的及格分数。这突出表明，内分泌学课程需要量身定制，以适应不同学生的能力。我们开发了独立的学习模块，并成功地用于替代该主题的大班授课。

我们第一次评价学生是医学入学考试的时候。这是最重要的评价决定之一，将在第 34 章中讨论。

过程考核

过程考核是一种评价方法，即在整个课程的时间间隔内对学生的知识进行反复评价。特点是：

- 问题评价学生在毕业时所期望掌握的知识。测试内容全面，涵盖了相关医学知识的所有领域。在某些情况下，还对临床技能进行评价。
- 每年医学院的学生都参加相同的测试。然而，毕业班学生的期望成绩与一年级学生的期望成绩大不相同。
- 学生以固定的时间间隔（每年一次或数次）参加测试，并且可以随着时间的推移绘制出他们在不同领域的发展或进步。

过程考核在马斯特里赫特和堪萨斯城被提出，现在被广泛应用（Schuwirth and van der Vleuten，2012；Wrigley et al.，2012）。该考核可以为学生和课程评估者提供有用的反馈。例如，在邓迪，在引入新的纵向整合课程后，我们能够证明在课程的后期，学生相关基础科学知识得到增加或保持稳定，而不是下降。

学生应该在哪里接受评价?

传统上，学生在考场环境中接受评价，使用笔试考核或在医院病房进行正式的临床考试。正如 PROFILE 评价中所指出的，随着评价变得更加真实，并且评价更多地被视为一个持续的过程，人们越来越关注工作场所和广泛的临床环境中的评价。这可以发生在医院或社区环境中。

思考

1. 您课程中的评价符合上述 7 项评价目的中的哪项？
2. 根据“良好评价”的标准，您如何评价您的考核？
3. 您的评价方案中评价了哪些学习结果？
4. 考虑使用过程考核。

深入阅读

Bandaranayake, R.C., 2010. Setting and Maintaining Standards in Multiple Choice Examinations. AMEE Guide No. 37. AMEE, Dundee, UK.

Fitzgerald, J.T., Burkhardt, J.C., Kasten, S.J., et al., 2015. Assessment challenges in competency-based education: a case study in health professions education. Med. Teach. 38 (5), 482–490.

Harden, R., 2009. Five myths and the case against a european or national licensing examination. Med. Teach. 31, 217–220.

Harden, R.M., Lilley, P., Patricio, M., 2016. The Definitive Guide to the OSCE. Elsevier, Edinburgh.

Hodges, B.D., Paul, R., Ginsburg, S., et al., 2019. Assessment of professionalism: from where have we come – to where are we going? an update from the ottawa consensus group on the assessment of professionalism. Med. Teach. 41 (3), 249–255.

Holmboe, E.S., Sherbino, J., Long, D.M., et al., 2010. The role of assessment in competency-based medical education. Med. Teach. 32, 676–682.

Larsen, D.P., Butler, A.C., 2013. Test-enhanced learning. In: Walsh, K. (Ed.), Oxford Textbook of Medical Education. Oxford University Press, Oxford (Chapter 38).

McGaghie, W.C., Barsuk, J.H., Wayne, D.B., 2015. Mastery learning with deliberate practice in medical education. Acad. Med. 90 (11), 1575.

McKinley, D.W., Norcini, J.J., 2014. How to set standards on performance-based examinations. AMEE Guide No. 85. Med. Teach. 36, 97–110.

Norcini, J., Anderson, M.B., Bollela, V., et al., 2018. 2018 consensus framework for good assessment. Med. Teach. 40 (11), 1102–1109.

Pangaro, L., ten Cate, O., 2013. Frameworks for learner assessment in medicine: AMEE Guide No. 78. Med. Teach. 35, e1197–e1210.

Schuwirth, L.W., van der Vleuten, C.P.M., 2011. General overview of the theories used in assessment: AMEE Guide No. 57. Med. Teach. 33, 783–797.

Schuwirth, L.W.T., van der Vleuten, C.P.M., 2012. The use of progress testing. Perspect. Med. Educ. 1, 24–30.

Shumway, J.M., Harden, R.M., 2003. The assessment of learning outcomes for the competent and reflective physicians. AMEE Medical Education Guide No. 25. Med. Teach. 25, 569–584.

van der Vleuten, C.P., Schuwirth, L.W., 2005. Assessing professional competence: from methods to programmes. Med. Educ. 39, 309–317.

van der Vleuten, C.P.M., Schuwirth, L.W.T., Driessen, E.W., et al., 2015. Twelve tips for programmatic assessment. Med. Teach. 37, 641–646.

Wrigley, W., van der Vleuten, C.P.M., Freeman, A., et al., 2012. A systematic framework for the progress test: strengths, constraints and issues: AMEE Guide No. 71. Med. Teach. 34, 683–697.

Zuberi, R.W., Klamen, D.L., Hallam, J., et al., 2019. The journeys of three aspire winning medical schools toward excellence in student assessment. Med. Teach. 41 (4), 457–464.

笔试评价 30

如果管理得当，笔试评价的问题可以与其他评价方法一起发挥作用。

笔试评价可以发挥作用

笔试评价的方法已经很成熟，并被广泛用于评价学习者在教育所有领域的能力（图 30.1）。在医学教育中，笔试评价作为评价者工具包中的一员发挥着重要作用，它用于确定学习者是否达到了预期的知识水平，并可以应用其解决临床问题。

然而，笔试的使用受到仔细审视，以确定它们能否评价预期的学习结果，以及它们对学习者行为的影响。评价的内容取决于所使用的工具类型，以及评价的质量和结构。这需要在信度和效度之间取得平衡，并且已经开发了不同的笔试评价方法来应对挑战。

笔试评价的要素

所描述的评价工具具有共同的要素——需要学习者做出反应的引导材料或任务、回应和对回答的评价。

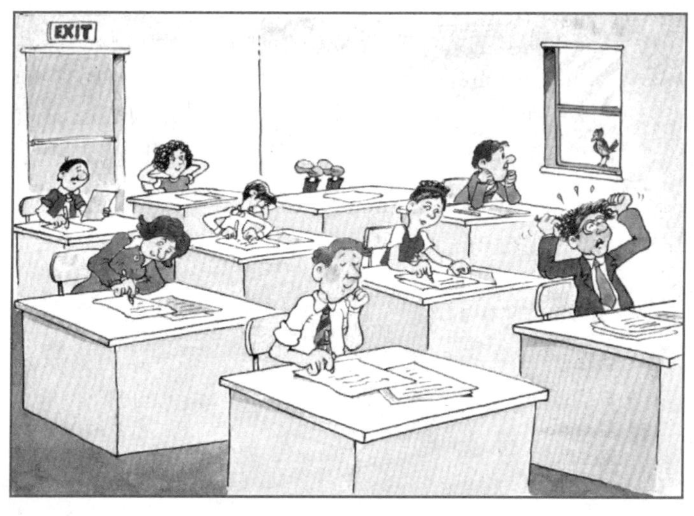

图 30.1　笔试

引导材料

需要学习者回应的引导材料可能是：

- 一个问题或简短的陈述，例如，“以下哪种疾病中，患者通常表现为体重减轻和食欲增加？”或“列出治疗甲亢患者的三个关键治疗方案。”
- 附有图表的陈述或问题，例如，“图中哪个结构能够被标记为‘A’？”
- 一个简短的临床场景，在对患者的介绍之后跟着一个问题，例如，“威尔基夫人，一位 35 岁的女服务员，抱怨疲倦、体重减轻和紧张……最可能的诊断是什么？”

学生的回应

学习者的预期回应可以分为以下几类：

- 建构题项或产生问题，学生必须针对引导材料写出长篇或短篇叙述，或非常简短的回答。这些包括论述题、简答题和填空题。
- 选择性回答或识别问题，学生必须从一系列提供的选项中进行选择。这些包括多选题（MCQs），例如一个最佳答案，或多个正确 / 错误问题和扩展型匹配题（EMQs）。

对学生回应的评价

学生的回应可能会被评分：

- 由计算机自动判定正误，就像在 MCQ 中存在意见一致的正确答案一样。这也适用于预期答案仅限于几个单词的简答题。在这种情况下，必须就可接受的替代措辞和拼写达成一致。
- 由考官根据对学生回答的整体印象或商定的结构化评分方案，在结构化的回应问题中进行评判。
- 根据专家小组成员提供的答案。此策略用于脚本一致性测试。

在**自适应测试**中，计算机上提出的问题取决于学生对先前问题的回答。一个问题的错误答案可能会产生更多的相关问题，从而使学生对该领域的理解或不理解得到进一步的探讨。这可能会增加考试的可靠性，因为在对学生的理解有疑问的领域，会增加使用的问题数量。

MCQ 试卷的**及格分数**设置在 60% ～ 70% 的情况并不少见。然而，这意味着学生只需要知道所涵盖区域的三分之二，他们不知道哪三分之一并不重要。虽然这不是通常的做法，但需要考虑作为考试或考试的一部分，基本核心知识评价的及格线预计超过 90%。这与掌握性学习的评价是一致的。

笔试评价的类型

论述题

虽然论述题在许多领域仍然是一种常见的评价工具，但它在医学中的使用较少。如果问题或引导材料是合适的，论述题可以测试：

- 学习者对主题的总体理解
- 更高层次的技能，包括综合、信息组织、分析、解决问题和评估
- 书面交流技能，这种能力通常无法通过其他笔试评价方法进行测试，尽管档案袋评价可用于此目的
- 与态度和医学伦理有关的方面

然而，论述题作为评价工具的缺点在于，与 MCQ 试卷相比，论述题可选择的内容领域较窄，并且评分主观且耗时。

简答题（SEQ）

简答题旨在对比论述题更广泛的内容领域进行抽样。学生可能必须回答 12 个 10 分钟的简答题，而不是 4 个 30 分钟或 2 个 1 小时的论述题。除了评价更广泛的知识这一点之外，SEQ 具有论述题的其他缺点。

填空题（VSAQ）

在简短或非常简短的问答题中，学习者用一个、两个或有限数量的单词来回答问题，而不是像在多选题中那样从选项列表中进行选择。该格式具有多选题的优点，因为可以对范围广泛的内容进行考查，并且可以使用计算机程序自动标记答案。必须就“可接受”的答案达成一致。

VSAQ 值得更广泛的考虑，并且与 MCQ 相比具有显著优势（Morales et al.，2019；Sam et al.，2018）。它是一种更有效的评价工具，反映了临床决策过程，而没有 MCQ 中固有的提示。它消除了偶然回答正确的可能性。VSAQ 比 MCQ 更具挑战性，并提供更好的区分度。

多选题（MCQs）

多选题可以客观地对学生广泛的知识和理解进行抽样。对考官而言，缺点不是对答案的评分，而是问题的设置，这需要技巧和努力。医学领域已经开发了一些题库，这些题库允许学校共享问题。

许多多选题测试的是对知识的回忆，而不是深入的理解或应用。这对学生的学习

方式产生了不利影响。然而，多选题已经发生了变化（Pugh et al.，2019），通过在题干或引导材料中使用临床场景，多选题的真实性得到了提高。

已经描述了多选题的许多格式，但有两种方法占主导地位：

- 单一最佳选项，学习者需要从四个或五个备选中选择最佳答案。
- 多个正确 / 错误问题，学生必须将与题干有关的五个陈述分别归类为正确或错误。对于这类问题，猜测是一个更重要的考虑因素，因此评分方案可能会更复杂。为此，已经不再使用此类问题。

用 VSAQs 代替 MCQs 有强有力的论据。

扩展型匹配题（EMQ）

EMQ 是测试临床相关知识的有用方法，并提供了标准 MCQ 的替代方案。EMQ 由一个主题的大约二十个选项组成。这可能是药物、疾病、实验室检查、症状、说明或病理的列表。在题干或引导材料的引导下，通常是以患者场景的形式出现，学生必须从选项列表中选择最合适的答案。提示的程度被最小化。一个、两个或多个问题可以使用相同的选项，从而减少生成问题所需的时间。

情境判断测试（SJT）

SJT 是医学教育中一种相对较新的评价形式（Patterson et al.，2015）。它们已被用于评价医学入学学生和入职毕业后培训的医生。这些问题测试考生是否以适当的方式应对现实中的情况，例如，如果医生开出的药物剂量不准确，低年资医生应该怎么做，或者如何应对一个询问诊断结果的癌症患者。由于答案通常采用 MCQ 格式，因此可以轻松标记。制作这些问题并不容易，专家们可能对答案有不同意见。

脚本一致性测试（SCT）

这是一种相对较新的笔试评价形式（Lubansky et al.，2013）。给学生一个简短但不断变化的患者情景，并要求他们对可能的诊断或管理方案做出判断。为了做出反映医疗实践的决定，学生会获得详细的临床信息，但为了模拟现实生活中的临床情况，特意将一定程度的不确定性、不严谨性或不完整性嵌入到每个案例中。学习者根据他的回答与专家小组的回答之间的一致程度进行评价。该方法可能有助于评价学生的临床推理。

思考

1. 笔试评价问题的使用应反映出预期的学习结果，并测试出比回忆事实更多的内容。

2. 应根据您的情况选择最合适的问题类型。如果您使用MCQ，请考虑转向VSAQ。
3. 无论您使用什么类型的问题，都要考虑向学生提出什么问题、预期他们如何回答以及如何评价他们的回答。

深入阅读

Bandaranayake, R.C., 2008. Setting and maintaining standards in multiple choice examinations. AMEE Guide No. 37. Med. Teach. 30, 836–845.

Case, S.M., Swanson, D.B., 2002. Constructing Written Test Questions for the Basic and Clinical Sciences, third ed. National Board of Medical Examiners, Philadelphia. Revised.

Hayes, K., 2013. Written assessment. In: Walsh, K. (Ed.), Oxford Textbook of Medical Education. Oxford University Press, Oxford. Chapter 47.

Kelly, W., Durning, W., Denton, G., 2012. Comparing a script concordance examination to a multiple-choice examination on a core internal medical clerkship. Teach. Learn. Med. J. 24, 187–193.

Lubarsky, S., Dory, V., Duggan, P., et al., 2013. Script concordance testing: from theory to practice. AMEE Guide No. 75. Med. Teach. 35, 184–193.

Morales, A., Harik, P., Paniagua, M., et al., 2019. Comparing psychometric characteristics of short-answer and multiple-choice questions in the NBME internal medicine subject examination. AMEE 2019 Conference, Vienna. https://amee.org/getattachment/Conferences/AMEE-2019/AMEE-2019-APP-Data-PDFs/7I-Short-Communications-Assessment-Written-and-Progress-Test.pdf. Accessed 18 August 2019.

Patterson, F., Zibarras, L., Ashworth, V., 2015. Situational judgement tests in medical education and training: research, theory and practice. AMEE Guide No. 100. Med. Teach. 38 (1), 3–17.

Pugh, D., de Champlain, A., Touchie, C., 2019. Plus ça change, plus c'est pareil: making a continued case for the use of MCQs in medical education. Med. Teach. 41 (5), 569–577.

Rademakers, J., ten Cate, T.H.J., Bar, P.R., 2005. Progress testing with short answer questions. Med. Teach. 27, 578–582.

Sam, A.H., Field, S.M., Collares, C.F., et al., 2018. Very-short-answer questions: reliability, discrimination and acceptability. Med. Educ. 52, 447–455.

Schuwirth, L.W., van der Vleuten, C.P., 2004. Different written assessment methods: what can be said about their strengths and weaknesses? Med. Educ. 38, 974–979.

31 基于临床和行为表现的评价

评价学生的临床能力是评价他们行医能力的关键。

临床评价的重要性

使用基于临床和工作的评价工具来评价考生的临床和实践技能，以及他们的知识如何在临床环境中应用。临床考试对于评价学习者的行医能力至关重要，在许多学校这是资格考试的基础。没有人会愿意乘坐一架这样的飞机，它的飞行员仅凭笔试获得飞行资格，而从未实际评价过他的能力。医生也是如此。我们希望他们在离开医学院之前已经评价过他们的实践技能，并证明他们具备必要的能力来满足他们将负责的患者的需求。

能力测试，例如客观结构化临床考试（OSCE），在可控的情况下证明考生能够胜任。行为表现评价工具，例如分析患者记录或多源反馈，可评价个人在实践中的行为。米勒金字塔提供了一个评价框架（Miller，1990），金字塔的底部是对知识的评价，金字塔的更高层级是对行为表现的评价（图 31.1）。

临床和行为表现评价的方法

一系列方法被用于评价学生或学员在可控的临床环境中的能力，并评价他们在工作场所或实际临床情况下的表现。

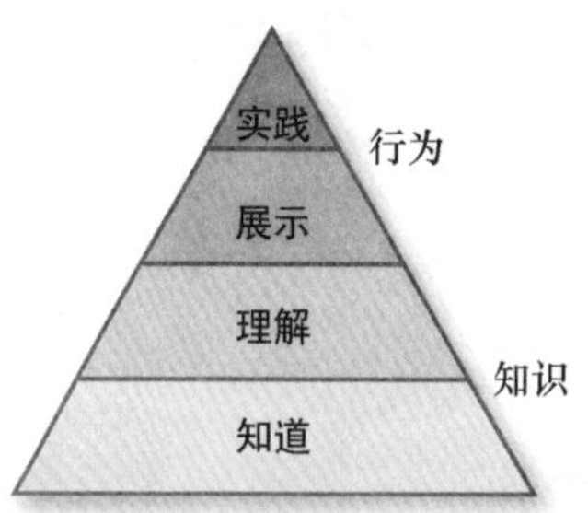

图 31.1 米勒金字塔临床能力（**Miller，1990**）

客观结构化临床考试（OSCE）

OSCE 于 1975 年提出，以回应对传统临床考试的信度和效度的质疑。它已在全球范围内被采用，现在被公认为评价临床能力的金标准（Harden et al.，2016）。学生在预定的时间间隔内围绕一系列考站进行轮转。每个考站聚焦于一项或多方面能力，例如病史采集、体格检查，或临床操作。OSCE 可以包括“真实”患者、模拟或标准化病人、模拟人和模拟器。相对评价目的而言，每种方法都有各自的优势。在某些情况下，混合使用并不总是可能的，“真实”患者或模拟病人可能在 OSCE 中占主导地位。

虽然细节各不相同，但 OSCE 可能会持续 2 小时，包含 24 个考站，每个考站分配 5 分钟，这允许对各项能力进行评价。一些 OSCE 的考站数较少，每个站的时间较长。然而，一般来说，最好使用更多、时间更短的考站而不是时间更长的考站，因为这会增加考试的信度和效度。具有 24 个 5 分钟考站的 OSCE 比具有 12 个 10 分钟考站的考试更合适。如果任务不能在 5 分钟内完成，有三种选择：

- 可以修改任务，使其可以在 5 分钟内完成。
- 任务可以分割为 2 个相关的考站。任务的第一部分，例如评估患者病历，可以在第一个考站进行，而问诊的任务则在下一站评价。
- 一个考站可以重复使用，以便让学生在该考站花费双倍的设定时间。这可能对病史采集考站有用。

在 OSCE 中，由于学生在考试过程中会遇到许多考官，因此减少了归因于考官的任何主观偏倚。每个考站评价的内容事先商定，并生成一份由考官填写的评分表。重要的是，考官事先获取充分的介绍和培训。表 31.1 列出了 OSCE 中可能包括的考站类型的例子。

表 31.1　OSCE 考站示例
• 采集有症状患者的病史，例如腹痛 • 采集病史以阐明诊断，例如甲状腺功能减退 • 针对管理措施进行患者教育，例如哮喘吸入器的使用 • 给患者及其妻子提建议，例如心肌梗死患者的出院建议 • 向患者解释有关检查和操作，例如内镜检查 • 与医疗团队的其他成员沟通，例如向护士简要介绍临终患者的情况 • 与亲属沟通，例如告知患者妻子，她的丈夫患有支气管癌 • 身体系统或部位的体格检查，例如手部检查 • 发现问题进行针对性体格检查，例如充血性心力衰竭 • 体格检查以帮助确认或排除诊断，例如甲状腺功能亢进 • 诊断性操作，例如检眼镜检查 • 书面沟通，例如书写转诊单或出院单 • 解释检查结果和后续行为，例如用图表记录实验室报告或病例中的发现 • 管理，例如开具处方或评价处方 • 文献研读，例如审视已发表的文章或药品广告 • 差错管理，例如与一位医院高级管理人员会面，跟进一位患者的投诉信，该患者抱怨记录的体重不是她的正确体重，并提出应采取的行动

OSCE 作为一种可靠和有效的临床能力测试，具有很大的吸引力。此外，由于其适应能力，它可以进行修改以满足当地需求，包括评价内容、考官的作用、持续时间和考站数量（Harden et al.，2016）。

小组客观结构化临床考试（GOSCE）

在小组 OSCE 中，学习者作为小组成员参与。小组 OSCE 可以通过两种方式使用（Harden et al.，2016）。第一个目的是评价学习者的团队合作技能和跨专业实践。第二个目的是让学生反思经验，并相互学习。

客观结构化长病例考试（OSLER）

传统的长病例中，考生在没有考官的情况下，在长达 1 小时的时间内采集患者病史并查体。然后，考官与学生在 20 ～ 30 分钟内讨论患者以及考生的发现，并得出结论。OSLER 被提出来取代临床考试中的“长病例”部分，作为对学生临床能力更客观和有效的评价（Gleeson，1997）。

在 30 分钟内，考官使用结构化的评分表来评价考生在以下方面的表现：

- 病史采集的成绩与汇报的语速和清晰度、沟通技巧、系统方法和病情的确认有关
- 体格检查的评分与系统方法、检查技术和确认正确的体检发现有关
- 为患者选择适当检查的能力
- 考生对患者管理的看法
- 具备敏锐的临床洞察力和综合能力，以确定并提出令人满意的方法来解决患者的问题

考官根据案例的难度对考生在每个评价领域的表现进行评分，评分为“优秀”“非常好”“及格”“勉强及格”“不及格”或“严重不及格”。考官还会记录针对完整行为表现的整体评价。

迷你临床演练评估（mini-CEX）

在 mini-CEX 中考生参与一次真实工作场所中的患者接诊。这可能是在门诊部、住院部或急诊室。考官观察考生针对性地采集病史，进行相关体格检查，做出诊断，并提出管理计划。接诊通常持续 15 ～ 20 分钟。行为表现评价采用 6 分或 9 分制，范围从低于预期、临界值、达到预期，到高于预期。考官用 5 分钟时间向考生反馈。考生负责接诊时间和患者的选择。通过与不同考官和不同患者的临床接触，mini-CEX 在多个场合中重复评估。

mini-CEX 是为毕业后教育开发，但它也被用于本科教育。在这种情况下，接诊时

间可能从 20 分钟增加到 40 分钟。

mini-CEX 的优势在于它确保临床医生或教师在工作场所中观察学生或学员的临床技能，并反馈给学习者。考官和考生的简要介绍很重要。

操作技能直接观察法（DOPS）

这是 mini-CEX 的一种变体，旨在评价学生或学员的操作技能并给予反馈。与 mini-CEX 一样，观察学生或学员在工作场所中对“真实”患者进行操作。学员从规定的列表中选择评价的时间和操作，包括中心静脉穿刺、动脉采血、心电图检查和气管插管。考官可以是临床医生或医疗团队的其他成员。与 mini-CEX 一样，DOPS 是为毕业后教育设计的，但也被应用于本科教育。

基于案例的讨论（CbD）

CbD 主要用于毕业后培训。学员选择几个病例记录，其中记录了他们最近诊治的患者。考官选择一份患者记录，并与学员探讨病例的各个方面。该评价旨在评价知识的应用、临床决策、伦理问题以及医疗记录保存。评价的维度包括学员对患者的临床评价、检查和转诊、治疗、随访和未来规划、职业素养和整体临床判断。每个维度都是 6 分制评分标准。考试时间为 15 分钟，然后是 5 分钟的反馈时间。

多源反馈（MSF）或 360° 评估

MSF 已在工业中使用多年，并被用于医学。MSF 具备许多优势，尤其是用于现实生活中对医生的评价。它也有潜在的缺点，特别是有可能提供破坏性和过于苛刻的反馈。它主要用于毕业后和继续教育以评价执业医生，但也可以作为学生档案袋的一部分用于本科教育。证据是系统性地从许多具备合法地位的个人中收集而来，他们对医生或学生的表现做出判断。这些个人可能是高年资或低年资同事、医疗团队的其他成员、管理人员、患者或学生。通过这种方式，从不同视角对医生进行评价。每个人都被要求完成与医生行为表现相关的结构化问卷。可以使用“1 ～ 5”或“1 ～ 7”的评分量表，也可以写下评语。对于不同的受访者群体，提出的问题可能相同或不同。对信息进行整理，使评级保持匿名，并将结果反馈给医生。其目的是为医生的行为和能力提供一个公平和稳定的评价，特别是在沟通技巧、领导力、团队合作、守时和可靠性方面。MSF 在本科教育中较少使用，但可能出于评价目的包含在学生的档案袋中。

档案袋

档案袋可用于评价学生或学员的临床能力，如第 32 章所述。

实施临床评价

评价学生的临床能力是教师的主要责任，需要仔细地计划和执行。

蓝图

应准备一份蓝图或表格，将要评价的能力或学习结果与所采用的评价方法联系起来。

方法的选择

应使用多种方法。有些是特定时间点的评价，例如 OSCE 或 mini-CEX；其他例如档案袋，是基于一段时间内收集的证据。

如第 28 章所述，程序性方法是有价值的，它根据来自多个来源的证据的三角互证来决定学生在某个领域的能力。这在态度、职业素养或共情等领域尤为重要。

考官

考官扮演着重要的角色。这包括在评价背景下收集有关考生行为的证据，并在此基础上对考生的能力或行为表现作出判断。考官可以是临床医生或其他医疗卫生专业人员。经过适当培训的模拟病人在某些情境中（特别是在北美）用于评价学生在 OSCE 中的表现。患者和医疗团队的其他成员经常参与多源反馈评价。无论使用何种评价方法，重要的是需要一定数量的考官。传统临床考试中长病例的一个问题是依赖一名或两名考官的评分。相比之下，OSCE 包含一定数量考官的意见，这是其主要优势，有助于提高其信度。

患者

临床考试的核心是学员和患者之间的互动。出于考试的目的，患者可以是“真实”患者、模拟病人或模拟人，或用作患者替代的计算机模型。在临床考试中，使用一定数量的患者代表是有益的。选择将受到正在评价的内容、所需的标准化水平、所需的真实性或仿真度以及当地后勤保障的影响。这包括真实患者和训练有素的模拟病人的可用性和相对成本（Collins and Harden，1998）。

“真实”患者

传统的临床考试基于“真实”患者。“真实”患者在 OSCE 情况下被广泛使用，尽管这在北美不太常见。考试的组织者可能会接触到一系列罹患各种疾病的患者，例如患有甲状腺肿、类风湿关节炎或偏瘫的患者。“真实”患者是基于工作的评价中患者接诊的基础。

模拟病人

由于难以标准化真实患者，而且在某些情况下无法采用真实患者，因此发展出模拟或标准化病人。这些已被用于评价和教学。如第 25 章所述，模拟病人通常是经过不同程度培训的非专业人士，以提供一致的临床场景。考生与模拟病人的互动方式，类似于他们对真实患者进行的病史采集、检查或咨询。模拟病人最常用于评价病史采集和沟通技巧或未发现异常的体格检查。模拟病人还被用于模拟一系列体检结果，例如不同的神经系统表现。术语“标准化病人”已被用来表示该人已接受培训，能够根据特定标准始终如一地扮演患者的角色。

模拟器和模型

模拟器，从用于评价诸如皮肤缝合技能的非常基本的模型，到更复杂的交互式全身模拟人，如 SimMan，如第 25 章所述，在医学培训中的应用越来越广泛。它们在评价中发挥着重要作用。哈维心脏模拟人已被用于 OSCE 考站，以评价心脏听诊的技能。模拟器还可用于评价操作和实践技能，包括静脉导管置入、导尿管置入和内镜检查。在某些情况下，外科医生只有在模拟器上证明其能力后才能在临床实践中执行操作。

基于计算机的模拟

虽然早期基于计算机的模拟仅仅是通过计算机提供患者管理的问题，但现在计算机模拟包括患者照护中的高仿真模型，以及“患者”对学员的管理和治疗工作的反应。

学生档案袋

在临床考试中需要评价一系列不同的学习结果或能力。这些包括临床技能、实践操作、临床推理、决策、解决问题、协作、团队合作、职业素养和态度。仅仅为每个部分分配一个百分比的分数，然后将其相加得出考试的总分，是没有意义的。对患者进行体格检查或实际操作的出色表现不应弥补不专业的行为或不当的态度。无需苦恼于能力的每个要素的相对重要性以及该要素的百分比分配。相反，为考生制作一份能力档案袋。如图 31.2 所示，这表明每个考生在哪些领域的表现令人满意，达到了预

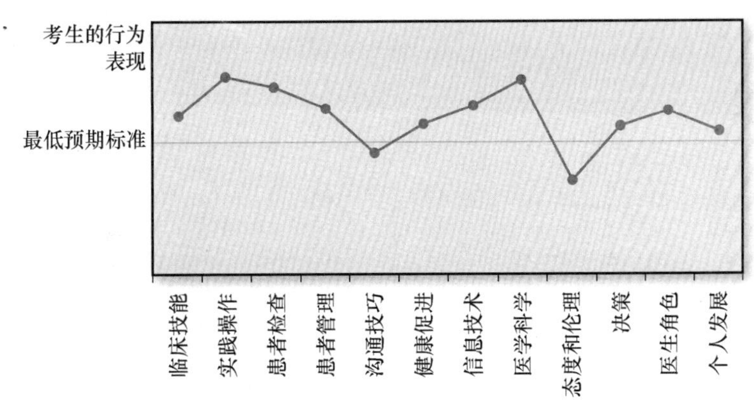

图 31.2　一个考生的资料显示他在某些方面具备能力，但在其他方面欠缺能力

期标准，甚至优秀，同时也表明考生在哪些领域或能力方面的表现没有达到期望的要求。

反馈

向考生提供反馈是临床评价的重要组成部分。正如第 19 章所讨论的，这应该是具体和及时的。当评价被用作学习的工具（“服务于学习的评价”）时，反馈是必不可少的元素，并且在指导学习者进一步学习时发挥着重要作用。在规划评价过程时，为反馈预留出时间是非常重要的。可以提供与 OSCE 相关的反馈，如下所示（Harden et al.，2016）：

- 在 OSCE 结束后，每个考站的核查表和评分表以及考官的评论可以返给考生。
- 在 OSCE 之后，教师与个人或全班会面，讨论考试情况。
- 考生有机会观看他行为表现的录像，并将其与预期示例进行比较。
- 一个 OSCE 考站结束后，在下一站中，考生立即使用考官的核查表以及参照示范视频来回顾他们的表现。
- 在 OSCE 中，每站结束时安排时间让考官向考生提供反馈。

思考

1. 评价学生的临床能力是最重要的。无论您的教师角色是什么，您都应该了解不同的可用方法和工具。
2. 准备一份规划蓝图或表格，将您的学习结果与准备采用的不同评价方法相关联。
3. 您在考试中的角色很重要。您可以在 OSCE 中担任考官或负责向学生反馈他们的表现。您的角色可能是向学生或学员提供如何准备考试的建议。确保您熟悉考试的细节。
4. 评价医生在工作场所的表现尤其具有挑战性。考官和考生都需要为成功而努力。
5. 想一想如何区分学员的能力和行为表现。

深入阅读

Boursicot, K., Etheridge, L., Setna, Z., et al., 2011. Performance in assessment: consensus statement and recommendations from the Ottawa conference. Med. Teach. 33, 370–383.

Collins, J.P., Harden, R.M., 1998. The use of real patients, simulated patients and simulators in clinical examinations. AMEE medical education guide no. 13. Med. Teach. 20, 508–521.

Gleeson, F., 1997. Assessment of clinical competence using the Objective Structured Long Examination Record (OLSER). AMEE medical education guide no. 9. Med. Teach. 19, 7–14.

Harden, R.M., 2015. Misconceptions and the OSCE. Med. Teach. 37 (7), 608–610.

Harden, R.M., 2016. Revisiting ‘assessment

of clinical competence using an objective structured clinical examination (OSCE)'. Med. Educ. 50 (4), 376–379.

Harden, R.M., Gleeson, F.A., 1979. Assessment of medical competence using an objective structured clinical examination (OSCE). Med. Educ. 13, 41–54.

Harden, R.M., Lilley, P., Patricio, M., 2016. The Definitive Guide to the OSCE. Elsevier, London.

Holmboe, E.S., Hawkins, R.E., 2008. Practical Guide to the Evaluation of Clinical Competence. Mosby, St. Louis.

Hill, F., Kendall, K., 2007. Adopting and adapting the mini-cex as an undergraduate assessment and learning tool. Clin. Teach. 4, 244–248.

Miller, G.E., 1990. The assessment of clinical skills/competence/performance. Acad. Med. 65, S63–S67.

Norcini, J., Burch, V., 2007. Work-place Based Assessment as an Educational Tool. AMEE Medical Education Guide No. 31. AMEE, Dundee.

Norcini, J., Holmboe, E., 2010. Work-based assessment. In: Cantillon, P., Wood, D. (Eds.), ABC of Learning and Teaching in Medicine, second ed. Wiley–Blackwell, Chichester (Chapter 11).

Tekian, A., McGuire, C.H., McGaghie, W.C., 1999. Innovative Simulations for Assessing Professional Competence: From Paper-and-Pencil to Virtual Reality. University of Illinois at Chicago Department of Medical Education, Chicago.

32 档案袋评价

档案袋是收集和评估医学生不同时期能力证据的强大工具。

O'Brien 等，2016

什么是档案袋?

档案袋是一种实境学习和评价工具，反映了医疗实践的整体和综合方法。档案袋是证明已经发生的学习证据的集合。它评价学习者做了什么，而不是他们知道什么或在笔试和临床考试中证明他们知道的事情。它是累积的，因为它包含一段时间内的学习，而不是通过传统测试获得的即时看法。

学生反思他们的学习经历以及这些经历如何有助于他们掌握预期的学习结果。档案袋可能包括学生执行的实际操作的证据、临床经验的视频记录、在笔试评价中的行为表现以及临床医生关于学生临床学习的报告。还可能包括来自医疗团队其他成员和患者的多源反馈。学生通过选择自身经历相关的证据来使他们的档案袋个性化。证据的性质仅受学生创造力程度的限制。

为什么是档案袋?

在 20 世纪 70 年代，重点从评价学生的知识转向评价他们的临床技能，包括采集病史、体格检查和实践操作。为此目的开发了诸如客观结构化临床考试（OSCE）之类的工具。最近转向注重学习结果（如态度、职业素养、反思和自我评价）的结果导向教育，产生了对在这些领域提供有效评价工具的需求。还需要一种评价工具来抵消简化的评价方法，并提供对学生能力的更整体、全面的评价。

我（RMH）的女儿完成了两门荣誉学位课程。一个是数学和计算，另一个是时装设计。她毫不怀疑，在她的时尚课程中使用的评价方法——档案袋评价——比数学和计算机课程中使用的更传统的考试，对她在专业领域的能力进行了更深入、可靠、有效和公平的评价。她的“时尚”档案袋提供了她在学习期间完成工作的证据以及她对此的反思。它包括了她在培训期间获得的技术和人际关系技能的证据，并证明了她对支撑这些工作的理论理解。她的经历说明了档案袋作为评价工具的潜在价值，并且它与医学的相关性是显而易见的。

档案袋具备多种优势

- 档案袋可用于其他工具不太适于进行的结果和能力评价。这些可能是终身学习所必需的技能，例如自我评价、反思和采用适当的学习策略。档案袋是一种有助于评价学生态度和职业素养的工具。
- 档案袋包括在一段时间内收集的证据，并对学生能力提供了一个整体、全面的观点。
- 档案袋可以包括一系列的定量和定性证据。通过对不同来源的证据进行三角互证，档案袋支持考官对学生的成绩做出全面、可靠的解释。
- 档案袋代表了一种个性化的评价方法，它更多地关注学生个体的成就，而不是使用 OSCE 等工具的更标准化的方法。
- 档案袋是学习和评价的强大工具。当学生完成他们的学习课程时，档案袋将学生的注意力集中在预期的学习结果上，并将学习和评价结合起来。在后来的几年里，学生通过记录的接诊患者进行对相关基础科学的反思，加强基础科学在临床实践中的应用。
- 档案袋强化了以学生为中心的课程方法，让学生对自己的学习承担更大的责任。
- 档案袋提供了一种有用的方法来识别遇到困难的学生，并且可以在需要时提供帮助。
- Frank 等（2006）认为，档案袋的主要优势是它们的灵活性、以学习者为中心、促进学习者与教师之间的对话、学习者参与，对一段时间内的成长进行评价，以及作为规划学习目标的平台使用。

档案袋的使用

档案袋已被广泛用作本科、毕业后和继续教育的评价工具。在本科教育中，它们可能有助于对学生的学习进行持续评价，并确定学生已达到必需的学习结果。在毕业后教育中，它们可用于监测和评价学员在早期和专业培训中的进步。档案袋用于评价加拿大学员的不同 CanMEDS 角色。在继续职业发展中，它们可能被用作再认证过程的一部分。

在实践中实施档案袋评价

档案袋评价过程中的以下步骤将帮助那些希望在自己的机构中设计、实施档案袋评价的人（Friedman Ben-David et al.，2001）：

1. **明确目的**。应该明确档案袋是用于终结性决定还是形成性决定，以及它与评价过程中其他要素的关系。
2. **确定要评价的能力**。确定档案要评价的能力是系统评价方法的一部分，以确保所有预期的学习结果都得到评价。特别是，档案袋在评价诸如态度和职业素养等学习结果时很有价值。
3. **定义档案内容**。档案袋中应包含证明学生在需要评价的学习结果方面取得成就的证据。应该为学生提供关于可接受的证据类型的指导方针，但也应该有一定的选择自由。所包含的证据类型、学生对其的评论以及学生评价自身胜任力的能力是衡量他们对学习结果的理解和自我评价能力的标准。可能包括的证据类型的示例包括：
   - 学生执行的操作记录
   - 附有注释的接诊患者细节，并详细说明这些细节对学生取得学习结果的贡献
   - 学生与患者互动的视频记录
   - 在临床实习期间，由包括护士和患者在内的医疗团队成员对学生进行的评价
   - 学生在正式评价中的表现，包括 OSCE 和笔试
   - 证明医生继续教育和实践成就的证据档案

   档案袋中包含的证据应表明学生或执业医师随着时间的推移所取得的进步。
4. **开发评分系统**。对于使用档案袋评价的每一项学习结果，应制定具体的标准，并对每项结果的实现情况进行综合评价。

   4——优秀、杰出或卓越

   3——满意、达到要求或称职

   2——最低、临界或边缘

   1——不满意或不适当
5. **选择并培训考官**。多位评价员应与评价委员会一起审查每个档案袋，并做出最终决定。考官的选择将取决于评价的目的和要评价的学习结果。考官应包括来自基础科学和临床医学的教师。经验较少的考官可以与资深的考官配对。考官培训对于该计划的成功至关重要。教师通常乐于参加档案袋考试，因为这可以让他们更多地了解学生及其能力。
6. **规划考试过程和时间表**。应为档案袋提交设定截止日期。学生不遵守截止日期本身就是缺乏专业性的证据。应安排时间让考官阅读每个档案袋，并互相讨论。然后，考官应该与每名学生见面，可能是两人一组，让学生为档案袋辩护。需要留出时间让考官们讨论每名学生的表现，以便对学生达到所评价的学习结果作出最终决定。
7. **学生准备**。应以书面形式告知学生档案袋评价过程，以及对他们的期望。一般来说，提供给学生的信息越多，他们对档案袋的评价就越积极。
8. **开发决策指南**。如果档案袋被用于终结性的通过 / 未通过的决定，那么需要明确

标准，这样就不会产生对通过或未通过的质疑。需要决定在某一结果的不良表现是否可以通过另一领域的良好或优秀表现来弥补，或者是否有一些领域是不能互相弥补的。英国邓迪医学院采取的方法是，学生不能通过在另一个领域的良好表现来弥补在关键领域的不足，如态度或职业素养。学生必须达到每个领域的最低预期标准。

档案袋可以是电子版或纸质版，其理念相同。档案袋的使用可以提高学生的意识，增强学生自主学习的能力，理论与实践相结合，并提高导师对学生需求的认识。同时，必须记住，档案袋并不是衡量医生各个方面发展的完美工具。

思考

1. 所列档案袋的哪些优势适用于你所负责的方案？是否已经充分挖掘了潜力？
2. 什么样的学习结果适合通过档案袋进行评价？
3. 考官和学习者是否充分了解情况？他们是否了解评价过程和所用的评价方案？

深入阅读

Buckley, S., Coleman, J., Davidson, I., et al., 2009. The educational effects of portfolios on undergraduate student learning: BEME Guide No. 11. Med. Teach. 31, 282–298.

Davis, M.H., Friedman Ben-David, M., Harden, R.M., et al., 2001. Portfolio assessment in medical students' final examinations. Med. Teach. 23, 357–366.

Driessen, E., van Tartwijk, J., van der Vleuten, C., et al., 2007. Portfolios in medical education: why do they meet with mixed success? A systematic review. Med. Educ. 41, 1224–1233.

Frank, T.R., Mann, K., Keely, M., 2006. Portfolios and logbooks. In: Bandiera, G., Sherbino, J., Frank, J.R. (Eds.), The CanMEDS Assessment Tools Book. An Introductory Guide to Assessment Methods for The CanMEDS Competencies. The Royal College of Physicians and Surgeons of Canada, Ottawa, Canada.

Friedman Ben-David, M., Davis, M.H., Harden, R.M., et al., 2001. Portfolios as a Method of Student Assessment. AMEE Medical Education Guide No. 24. AMEE, Dundee.

O'Brien, C.L., Sanguino, S.M., Thomas, J.X., et al. 2016. Feasibility and outcomes of implementing a portfolio assessment system alongside a traditional grading system. Acad. Med. 91 (11), 1554–1560.

Sonnenberg, L.K., von Hauff, P., Lemieux, L., 2017. Electronic portfolios for assessment in your postgraduate medical education program: essential questions to ask when selecting a platform for competency-based medical education (CBME). MedEdPublish 6 (2), 4.

Tochel, C., Haig, A., Hesketh, A., et al., 2009. The effectiveness of portfolios for post-graduate assessment and education. BEME Guide No. 12. Med. Teach. 31, 299–318.

van Tartwijk, J., Driessen, E.W., 2010. Portfolios for Assessment and Learning. AMEE Guide No. 45. AMEE, Dundee.

33 自我评价

自我评价是一种潜在的学习技能。这很重要，但也很复杂，需要个人洞悉自己的局限和能力。

医生评价自己胜任力的能力是一项重要的学习结果，“社会要赋予医生和其他专业人士自我调节的能力，就必须假设他们能够准确地进行自我评价”（Norcini and McKinley，2017）。然而，对个人能力的自我评价和外部评价之间的比较通常显示出很少的相关性，尤其是在技能或能力最差的个体中（Davis et al.，2006）。然而，医生往往缺乏自我评价技能，这可能会产生严重的后果。布里斯托尔的小儿心脏外科医生未能评估自己作为外科医生的能力，也未能认识到他们在实践中的不足。其结果是几年来他们的婴儿手术死亡率较高。

自我评价，可以定义为“学生参与确定适用于他们工作的标准和（或）准则，并对他们达到这些标准和准则的程度做出判断”（Boud，1995）。自我评价包括两个主要领域（Rayburn et al.，2018），即“整合高质量的外部和内部数据以评价当前表现、促进未来学习，以及在日常临床实践中持续自我监测的能力”。

自我评价已从无指导的自我反思转变为以信息为指导的评价领域——“有根据的自我评价”（Sargeant et al.,2010）。在实践中，信息可以从同事、患者、审计数据中获得，而在本科教育中，信息可以从教师和其他医疗卫生专业人员、同伴、患者和正式评价结果中获得。

医学教育的自我评价及趋势

学生或学员需要评价他们拥有的知识和技能，这是医学教育趋势的一个重要特征，包括：

- 向自主学习或自我调节的转变，更加强调独立学习
- 学生作为合作伙伴参与学习过程
- 认识到反思的重要性，让学生反思他们的进步和他们正在学习的东西
- 采用档案袋作为教学和评价工具，学生必须评价并提供证据证明他们对学习目

标的掌握情况
- 强调“促进学习的评价”
- 使用模拟，学生可以在安全的环境中练习
- 诸如翻转课堂之类的方法，学生必须在参加课程之前学习该主题

为什么自我评价很重要

自我评价技能是医疗实践成功和终身学习的关键。

- 作为专业人士，医生需要能够评价自己的能力，找出任何差距，并在必要时更新他们的知识或技能。他们需要问自己是否有能力控制病情或进行手术。
- 对自我评价的支持，可以帮助医生或学员对抗自我怀疑（LaDonna et al.，2018）。
- 要求学习者评价他们的表现，这会带来更大的动力和行为表现改进。自我评价在有效和高效的教育方案中占有突出地位，可帮助学生或学员有效地利用时间和可用的学习资源。

有机会进行自我评价被认为是许多继续教育方案的重要特征。自我评价是 CRISIS 模型中的第一个 S，如第 26 章所述（Harden and Laidlaw，1992）。临床评价服务于系统教育（CASE）方案是皇家全科医师学院建立的继续学习实践项目的一部分。CASE 手册的一个关键要素是自我评价，全科医师有机会评价自己的能力。使用该方案的人对此表示欢迎：

> “有助于强调不足之处和对某些方面的‘定势’错觉，我感到相当有信心。”
>
> “全科医生和专家之间的答案差异，为讨论提供了有用的出发点。”
>
> “提供良好的个人反馈机会，发现知识差距，使人们能够比较处理问题的态度和方法，建立同行讨论的有用资源。”

支持自我评价

自我评价并不容易。必须教育学生和医生重视其重要性，同时给予支持以评价自身的能力。

- 为了使自我评价成功，需要改变文化，这样学生和专业人士都可以轻松地对自己的表现，并做出判断（Evans et al.，2002）。
- 将自我评价技能指定为所需的学习结果或能力。

- 从课程的早期开始，让第一年的学生有机会评价自己的能力（Boud and Falchikov，2006）。
- 向个体提供评价他们的标准。对于执业医师，这些可能是 Cochrane 或英国的 NICE 指南（Colthart et al.，2008）。全科医学住院医师在观看了基准表现后，发现他们能更准确地评价自己在复杂的会诊中的表现（Martin et al.，1998）。
- 评价学习者评估自身能力的能力。档案袋和基于工作的评价工具（例如 mini-CEX）可起到促进作用。
- 使用第 23 章中描述的学习指南，可以鼓励学习者评价自己的能力。学习指南可以包含自我评价练习，让学生在与正在学习的主题互动时保持正确的方向。对所提出的问题给予即时反馈是学生的真正动力。
- 提供工作帮助或检查清单，可以帮助个体更准确地评价他们的表现。
- 在课程中安排时间，让学生反思学习，并评价自身的能力。
- 提供反馈信息。通过积极参与反馈，学生可以培养他们自我评价的内在能力，并提高他们终身学习的能力（Scott，2017）。许多专业在毕业后阶段为医生提供了评价自身能力以及反馈的机会。美国精神病学学会每年都会召开一次自我评价会议，会上提出 100 个问题，以帮助医生对精神病学主要的主题知识进行自我评价。提供的反馈可用作针对性的继续医学教育、终身学习和（或）职业发展的基础。
- 同伴反馈作为自我评价的辅助手段，可能特别有价值。在一个 CPD 项目中，医生更重视将自己在一系列患者管理挑战中的反应与 100 名“好”医生的反应进行比较，而不是与专家意见进行比较。
- 诸如心肺复苏模拟器之类的模拟器，可以允许学习者评价自身的表现。
- 在主题讲座之前，让学生有机会评价他们对主题的理解。
- 最后，让学生做好自我评价的准备。通过培训学生如何评价他们的工作，可以增强自我评价的优势（Ross，2006）。有些学生不愿意自我评价；他们觉得自己缺乏必要的技能、信心或判断自己工作的能力。为了使其成功，教师需要在最初的过程中帮助学生。Wride（2017）建议，“在实施自我评价之前，重要的是与学生进行讨论和信息交流，以促进理解、协商和决定评价标准，并澄清所需的标准和学习结果”。

对自我评价的培训

除了创造一种支持自我评价的文化和提供帮助学习者评价他们能力的工具之外，还需要对学生进行如何评价其能力的培训。这样的培训是有效的，并可以提升行为表现。Ross（2006）描述了四个步骤：

第 1 步：让学生参与定义评价标准。这让学生更深入地了解对他们的期望。可以准备一个体现不同学习结果的评分标准。

第 2 步：教学生如何将标准应用到他们自己的行为表现中。这有助于提高评价的信度。其策略包括教师对标准的解释和学生将评价标准应用于示例，例如 OSCE 考站的视频。

第 3 步：向学生提供有关他们自我评价的反馈。这可以包括将学生的自我评价与教师和同伴的评价进行三角互证。

第 4 步：帮助学生使用自我评价来提高他们的表现，并弥补他们所取得的成就与对他们的期望之间的差距。

思考

1. 您的教育方案中是否鼓励学生评价自己的能力？
2. 您采用上述哪种方法来帮助学生培养必要的技能来评价自身能力？
3. 在您的课程结束时，您如何知道学生有必要的信心和经验来评价自身能力？

深入阅读

Boud, D., 1995. Enhancing Learning Through Self-Assessment. Kogan Page, London.

Boud, D., Falchikov, N., 2006. Aligning assessment with long-term learning. Assess. Eval. High. Educ. 31 (4), 399–413.

Colthart, I., Bagnall, G., Evans, A., et al., 2008. The effectiveness of self-assessment on the identification of learner needs, learner activity, and impact on clinical practice. BEME guide 10. Med. Teach. 30 (2), 124–145.

Davis, D.A., Mazmanian, P.E., Fordis, M., et al., 2006. Accuracy of physical self-assessment compared with observed measure of competence. A systematic review. JAMA 296, 1094–1102.

Evans, A.W., McKenna, C., Oliver, M., 2002. Self-assessment in medical practice. J. R. Soc. Med. 95 (10), 511–513.

Harden, R.M., Dunn, W.R., Murray, T.S., et al., 1979. Doctors accept a challenge: self-assessment exercise in continuing medical education. BMJ 2, 652–653.

Harden, R.M., Laidlaw, J.M., 1992. Effective continuing education: the CRISIS criteria. Med. Educ. 26, 408–422.

Keister, D., Hansen, S.E., Dostal, J., 2016. Teaching resident self-assessment through triangulation of faculty and patient feedback. Teach. Learn. Med. 29 (1), 25–30.

LaDonna, K.A., Ginsburg, S., Watling, C., 2018. "Rising to the Level of Your Incompetence": what physicians' self-assessment of their performance reveals about the imposter syndrome in medicine. Acad. Med. 93 (5), 763–768.

Martin, D., Regehr, G., Hodges, B., et al., 1998. Using videotaped benchmarks to improve the self-assessment ability of family practice residents. Acad. Med. 73, 1201–1206.

Norcini, J., McKinley, D.W., 2017. Concepts in assessment including Standard setting. In: Dent, J.A., Harden, R.M., Hunt, D. (Eds.), A Practical Guide for Medical Teachers, fifth ed. Elsevier, London, pp. 252–259.

Nicol, D.J., Macfarlane-Dick, D., 2006. Formative assessment and self-regulated learning: a model and seven principles of good feedback practice. Stud. High. Educ. 31 (2), 199–218.

Rayburn, W.F., Turco, M.G., Davis, D.A., 2018. Continuing Professional Development in Medicine and Health

Care. Wolters Kluwer, Chicago, USA, p. 6.
Ross, J.A., 2006. The reliability, validity, and utility of self-assessment. Practical Assessment, Research and Evaluation 11 (10).
Sargeant, J., Armson, H., Chesluk, B., et al., 2010. The processes and dimensions of informed self-assessment: a conceptual model. Acad. Med. 85 (7), 1212–1220.
Scott, G.W., 2017. Active engagement with assessment and feedback can improve group-work outcomes and boost student confidence. High. Educat. Pedagogies. 2 (1).
Wride, M., 2017. Guide to Self-Assessment. Academic Practice. University of Dublin, Trinity College, Dublin.

医学和毕业后培训入学评价 34

医学生的录取不应仅基于学业标准。

选拔方法的变化

自《医学教师必备技能》第 2 版出版以来，医学生选拔领域已经非常成熟（Patterson et al.，2018a；Patterson et al.，2018b）。英国、荷兰、德国、澳大利亚和其他地方的许多学校正在使用循证方法，这些方法评价的不仅仅是学业能力。然而，其他地方仍然依赖先前的学业成绩和（或）面试。

MedEdPublish 的特刊（MedEdPublish，2018）提供了对医学教育选拔的新见解（Patterson et al.，2018b）：

- 更加强调非学业选拔标准和全人方法
- 新技术的运用，包括人工智能、非同步多站式迷你面试等
- 使用选拔来促进多元化，并将代表性不足的群体招入医学院

选拔的重要性

学生可以在离开学校或学习其他大学课程后直接被选中并被录取进入医学院。选拔很重要，并且由于以下原因，它是利益相关者关注的焦点，这包括潜在的学生及其父母、公众、政府和医学界：

- 由于流失率低，学生被医学院录取几乎等同于毕业。一旦学生被录取，他们几乎肯定会完成医学学习，并以医生的身份毕业。
- 如何培养医生很重要，但培养什么样的医生在很大程度上取决于入学选拔的学生。传统上，选拔的标准是基于学历。假设如果一个学生在学校取得了优异的成绩，他们就会在医学院自动发展出一个好医生所应具备的能力。但这不一定是真的。潜在医生的个人素质和他们的学业资历都被认为很重要。
- 如果学校要实施社会责任事项，学生的选拔就很重要。
- 医生在临床实践中的错误和不当行为引起了负面评论，并表示担心被录取的学

生可能不适合作为医生执业。

- 学生来源很重要，因为一旦学生毕业，他们更有可能在他们最初居住的地理区域或社区类型（例如乡村地区）实习。
- 需要增加医生的多元化，使他们更贴近他们将服务的社区需求。一些种族和社会阶层可能在选拔过程中处于不利地位，需要考虑到这一点。

本科生入学或直接从高中入学

在北美，根据 1910 年弗莱克斯纳报告，学生在完成另一学科的大学课程后，作为毕业生被录取到医学院。在世界其他地方，学生可以直接从高中进入医学学习。英国、澳大利亚和其他国家的一些医学院采取了仅接受本科的措施。与此同时，美国的一些学校也采取了通过缩短医学预科课程来成功缩短医学培训所需时间的举措。

一些学校保持混合方式，既接收本科，也接收高中离校生。这个问题是有争议的，不同方法的争论很复杂。没有充分的证据表明一种方法比另一种方法更可取，但选择直接从高中录取学生确实具有显著的经济优势，并且没有证据表明其（如培养出来的医生）质量不那么令人满意。

选拔的目的

选拔的目的是：

- 录取即将完成学业或培训计划的学生或学员。许多关于选拔方法的研究都将此作为衡量所采用方法是否成功和预测效度的标准。
- 培养出最能满足他们所服务的社区需求的医生或专科医生。采用适当的选拔方法可以优化为特定人群提供服务、具有全面胜任的医生（Bandiera et al., 2015）。Griffin（2018）建议，“医学教育工作者，乃至更多职业”，“不能仅仅局限于选拔学生并培训之，而不考虑该学生将要进入的工作环境”。

选拔方法的标准

选拔学生进入医学学习或选拔学员参加专科培训的方法有很多种，选择方法的标准与任何评价的标准相似。

- **方法有效吗？**它是否测量了它应该测量的内容？在过去以及今天的许多学校中，选拔是基于过去在学校或大学的学业成绩来判断他们的学业。选拔出那些在医学院考试中表现出色的人，而不是那些具备成为合格医生个人素质的人。在考试中表现出良好的能力，可能只是预测以后的考试成绩，而不是作为医生的表现。正确回答 MCQ 的能力并不一定表明学生将成为一名好医生。这并不意味着必须在拥有良好学习成绩的人和拥有成为一名好医生的个人素质的人之间做出选择。它们并不相互排斥。在检验选拔方法的效度时，还应考察该方法是否有助于实现扩大医学学习机会的目标。

- **方法可靠吗?** 方法是否一致？在选拔过程中，从各种来源收集的证据更可靠。
- **是否可行或实用?** 考虑到申请人的数量和实施某些选拔方法的费用，这是一个重要的考虑因素。可以采用两阶段的过程，根据申请人的学业成绩进行初步筛选，选出较少的候选人，并根据他们其他素质的评价做出最终决定。
- **可以接受吗?** 重要的是选拔过程是透明的，并且所采用的方法可以为学生、他们的父母、医学院和广大公众所接受。
- **有什么影响?** 例如，方法的选择可能决定哪些学生申请学习医学，并可能鼓励或阻止申请人的多样性。

选拔录取在一个重要方面不同于前几章讨论的学生评价。目的是根据名额的数量，确定一定数量的学生将被录取（并符合标准），而不是确定所有符合既定标准的学生。一些有可能成为好医生的学生将不会被录取进入医学学习。

方法的选择

应采用评价申请人的学术认知能力和个人素质的方法。在入学候选人中寻找的素质应考虑学校规定的学习结果以及被视为进入医学学习时描述的每个领域的预期起点或最低要求。例如，这可能包括沟通技巧、态度、团队技能、问题解决和创造力。为此，需要一系列方法。

在校学习成绩和表现

例如，英国的 A 级成绩或美国的平均绩点（GPA）证明，在校的学业成绩和表现在选拔决策中发挥了重要作用。这些指标与学生在医学院的表现之间存在相关性，尤其是在早期考试中。

必须指出的是，学校现在已经认识到，成为一名好医生比学业成绩更重要。正直、坚韧和同理心等品质同样重要。

自荐信

学生的个人陈述可能包含有关申请人的信息，这将为录取决定提供参考。学生可能需要提供他们学习医学动机的说明。但是，此类描述存在抄袭或欺诈的风险，并且可能由第三方撰写。

推荐信

可以从学生的学校、以前的雇主或与学生有关联的个人那里寻求推荐信。此类推荐信旨在确定个人品质，例如诚实和勤奋。然而，这些推荐信的有效性低，容易产生偏见，而且往往不可靠和无效。有关披露和取消保密性的法律使人们对其价值更加怀疑。它们在识别不应被录取的弱势申请人方面可能更有价值。

面试

面试已被广泛用于补充对学生成绩和能力的评价，并往往被公众广泛接受。虽然有人对其可靠性提出了质疑，但它们被用来提供证据，证明学生具有未来医生应有的一些态度和属性，例如沟通技巧。结构化或半结构化面试，即对候选人的问题进行标准化，并使用评分表，已被证明更可靠。然而，面试劳动强度高，并且会受到偏见的影响，例如，在一所学校，当在修整学生会酒吧时进行测量，发现以前进入医学院的学生身高比平均水平高。可能的解释是，当时负责面试录取者身高为 6 英尺 6 英寸。

使用面试时，对面试官的培训很重要。

多站式迷你面试（MMI）

近年来，为了选拔而对学生进行更客观的评价越来越受到重视。多站式迷你面试（MMI）已被广泛采用。MMI 由一系列 OSCE 型考站组成，作为选拔工具有很多值得称赞的地方。每个站点的评分员都会评价学生在道德决策、有效沟通、同理心、手部灵活性、医疗卫生系统知识和批判性思维等方面的表现。与涉及考官小组的传统面试类型相比，MMI 需要的考官时间更少。迄今为止的证据表明，MMI 具有预测效度。

MMI 的使用也提供了一种可能，促使招生委员会更明确地了解他们正在寻找的申请人的素质。

Husbands 和 Dowell（2016）提供了一个旨在衡量人际交往能力、沟通能力、同理心、逻辑推理和批判性思维、道德和伦理推理、动机、团队合作和个人诚信的 MMI 示例，并被用于筛选英国邓迪医学院的申请人。

通用心智能力和能力倾向测试

各种能力倾向测试旨在衡量学生发展技能或获取知识的能力，大多数都有知识成分。它们根据一系列心理能力来衡量整体表现。例如北美的医学院入学考试（MCAT）、澳大利亚医学研究生入学考试（GAMAT）、英国临床能力测试（UKCAT）和生物医学入学考试（BMAT）。与其他选拔方法相比，这些测试不太受申请人的欢迎（Kelly et al.，2018）。

情境判断测试（SJT）

SJT 尤其用于毕业后学员选拔，以评价学员对他们在工作场所可能遇到情况的判断能力以及他们在困难情况下的决策能力。第 30 章讨论了该方法。

人格量表

在医学中使用人格测试作为选拔工具一直存在争议。个人品质评价工具是由澳大利亚开发的，作为一系列测试来评价道德取向、适应力、自我控制和参与。人们建议使用它作为将少数具有不良的非学业个人品质的申请人排除在医学之外的方法（Powis，2015）。

选拔进入专科培训

许多关于选拔医学院学生的情况，也适用于毕业后培训的医生选拔。本科生的表现和面试在这个过程中扮演着重要的角色。经常使用院长推荐信和其他推荐信，但它们的可靠性也令人怀疑。

澳大利亚、加拿大和英国已经使用 MMI 评价学员的非认知特征。外科医生所具备的技能，在某些方面与公共卫生领域的医生所具备的能力和特点有所不同。然而，对于医生毕业时如何匹配他们最适合的职业，人们并没有给予太多关注。

思考

1. 您所在机构的选拔程序在多大程度上反映了未来医生的预期属性？
2. 良好评价原则在多大程度上适用于所在机构的选拔过程？
3. 扩大医学培训的机会和大学的社会责任是否应该反映在学生选拔过程中？
4. 您所在机构参与遴选的人员是否具备必要的专业知识和经验？

深入阅读

Bandiera, G., Maniate, J., Hanson, M., et al., 2015. Canadian perspectives on who will be good doctors and how to identify them. Acad. Med. 90 (7), 946–952.

Eva, K.W., Macala, C., Fleming, B., 2019. Twelve tips for constructing a multiple mini-interview. Med. Teach. 41 (5), 510–516.

Eva, K.W., Rosenfield, J., Reiter, H.I., et al., 2004. An admissions OSCE: the multiple mini-interview. Med. Educ. 38, 314–326.

Griffin, B., 2018. Selecting medical students: considering qualities other than academic ability. Med. Educ. 52 (1), 9–11.

Harris, S., Owen, C., 2007. Discerning quality: using the multiple mini-interview in student selection for the Australian National University Medical School. Med. Educ. 41, 234–241.

Husbands, A., Dowell, J., 2016. Case study: Dundee Medical School Multiple Mini-Interview (MMI). In: Harden, R.M., Lilley, P.M., Patricio, M. (Eds.), 2015. A Definitive Guide to the OSCE. Elsevier, London.

Kelly, M.E., Patterson, F., O'Flynn, S., et al., 2018. A systematic review of stakeholder views of selection methods for medical schools admission. BMC. Med. Educ. 18, 139.

McManus, C., 2017. Student selection. In: Dent, J.A., Harden, R.M., Hunt, D.A. (Eds.), A Practical Guide for Medical Teachers, fifth ed. Elsevier, London. Chapter 42.

Patterson, F., Griffin, B., Hanson, M., 2018b. Closing editorial: new insights and reflections on the science of selection and recruitment. MedEdPublish 7 (4). Paper No. 66.

Patterson, F., Roberts, C., Hanson, M.D., et al., 2018a. 2018 Ottawa consensus statement: selection and recruitment to the healthcare professions. Med. Teach. 40 (11), 1091–1101.

Powis, D., 2015. Selecting medical students: an unresolved challenge. Med. Teach. 37, 252–260.

第 6 部分 未来规划

译：刘 喆 仲彧欣 校：齐 心 吴红斌

课程评估 35

课程评估是教育过程的重要组成部分。课程评估的重点是提高质量。

为什么要评估课程？

在本书的最后一部分，我们着眼于未来的规划以及如何带来必要的改变。如本章所述，第一步是检查和评估现有的课程。如前几章所述，教育方案很复杂，涉及多种互动。第 8 章描述了与课程规划和实施相关的十个不同方面。因此，评估并不容易。课程评估可以被定义为"一种有意识的探究行为，其目的是让关注教育事件的人对其做出严格、明智的判断和决定，从而促进适当的发展"（Coles and Grant，1985）。

课程评估有不同的目的：

- 课程评估可以为课程开发提供信息。没有对课程的评估，就不可能有课程改进。课程评估不应简单地涉及对课程方案成功或失败的衡量，而应该是一种更复杂的评价，可以更全面地了解教育过程。Parlett 和 Hamilton（1975）将其描述为"启发性评估"。进行质量改进，而不是简单的质量保障已提上日程。
- 作为内部迭代过程的一部分，课程评估可以确定课程的优势和劣势，并在发现问题和需要改变的地方提供反馈。它可以确定公开制定的课程（"预期或规划的课程"）与正在实施的课程（"所教授或接受的课程"）以及学生所学内容（"所学课程"）相对应。在规划上所写的和实践中所发生的情况之间往往存在差距。
- 与认证标准相关的课程评估方法很有价值（Barzansky et al.，2015）。它可以证明该课程符合认证机构［如英国医学总会、美国医学教育联络委员会（LCME）或澳大利亚医学委员会（AMC）］所期望的最低标准。世界医学教育联合会（WFME）为本科、毕业后和继续医学教育方案制定了最低标准。

- 教育策略或评估方法中引入的任何变化，都可以作为课程评估的一部分进行研究。这可以更好地了解变革及其有效程度。课程评估和研究之间的区别有时会受到质疑。正如 Kelly（2004）所说，课程评估成为课程研究的一部分。在研究的背景下，评估的结果必须从普适性的角度进行审查。
- 可以比较不同国家机构的教育方案。这些信息在学生流动以及医学教育研究的背景下很有用。
- 课程评估还可以提供关于卓越领域的信息，例如通过 ASPIRE-to-excellence 标准（http://www.aspire-to-excellence.org）判断。这对包括潜在学生在内的更多人来说可能是有用的。英国高等教育资助委员会公布了对医学院教育课程的评级，这与学生申请入学的学校发生了重大变化有关。

评估重点

评估可以在不同的层面上进行——在医学院的层面上，可以对规划和实施的课程、课程中的某一门课程（如“临床医学导论”）或某一学习活动（如讲座或临床教学课程）进行评估。在宏观层面，可以考察医学院的使命和学校实现其总体目标的程度。在微观层面上，可以对具体内容进行评估。其中包括行为科学等个人科目、沟通技巧等结果领域，或学生参与课程、作弊和性骚扰等问题。政府可能对选择初级保健作为职业，并选择在乡村地区工作的毕业生人数感兴趣。

课程评估方法

课程规划的“十个问题”框架

如第 8 章所述，课程规划中涉及的十个问题也可用作课程评估的框架。给出了与每个问题相关、可以解决情况的示例。

医学院的目标

- 学校的使命是否有明确的规定？
- 是否向所有利益相关者阐明并传达了医学院的使命？
- 学校的使命是否反映了其社会责任，致力于满足公民和社会的优先健康需求（Boelen and Woollard，2009）？研究表明，研究最活跃的医学院表现出的社会责任最少。

学习结果

- 是否有一个与教师和学生共享的关于预期学习结果的明确说明？
- 学习结果是否符合学校的使命？
- 利益相关者，包括患者和关注其他教育阶段的人是否有意见？
- 关于课程的决定是否基于学习结果？第 5 章描述了评价医学院实施结果导向教育的框架。
- 学校是否将毕业生作为世界公民来培养，使他们对全球问题有正确的认识，具备在国际环境中工作的技能，以及全球公民的价值观？

课程内容

- 课程中涉及哪些内容？这与规定的学习结果有什么关系？遗传学等新学科是如何与传统学科共处的？
- 是否已经确定了具有阈值概念的核心课程？
- 如何解决信息超载的危险？

顺序和组织

- 对课程内容的组织和排序有何考虑？
- 在多大程度上实现了课程早期接触临床和后期接触基础医学科学？

教育策略

第 8 章中描述的“SPICES”模型是分析课程和教育策略的有用工具。学校在两个极端之间的连续统一体中处于什么位置？

- 以学生为中心 / 以教师为中心
- 基于问题 / 基于信息
- 整合 / 基于学科
- 社区导向 / 医院导向
- 选修 / 统一
- 系统性 / 随机

教与学的方法和机会

- 教与学的方法是否符合学校的愿景？
- 是否有将预期学习结果与可用学习机会联系起来的规划或蓝图？
- 在多大程度上采用了新的教学和学习方法，例如模拟和在线学习？
- 这些方法是否经过调整，以满足当地需求？
- 在多大程度上出现了向更多“实境学习”的转变？
- 在多大程度上鼓励和发展合作或同伴学习？
- 在多大程度上纳入了学习的国际维度？
- 大班授课有什么作用？
- 在学习过程（包括同伴互教）中，学生作为合作伙伴的参与程度如何？

评价

- 评价在多大程度上是以学习结果为蓝图绘制的？
- 在多大程度上利用了现有、丰富的工具来评价学生的能力？
- 是否可以衡量学生在课程中的进展？
- 给学生和老师的反馈是否充分？
- 学校在 PROFILE 评价（第 28 章）中处于什么位置？

教育环境

- 如何描述医学院的教育环境？这是否符合预期的学习结果？
- 是否使用第 16 章所述的工具衡量教育环境？

课程交流

- 如何将有关医学课程的信息传达给教职工、学生和其他利益相关者？
- 教务委员会会议议程上是否有关于课程的讨论？
- 是否有负责课程的课程规划委员会？
- 是否绘制了课程地图？

管理

- 谁对课程做出决策？管理结构是否支持课程的实施？
- 教师的角色是否与他们的能力相匹配？
- 学生是否作为伙伴参与到课程的规划和实施中？
- 教学如何在医学院内得到认可和奖励？
- 是否实施了教师发展计划？
- 教师如何跟上医学教育和他们自己专业的最新进展？
- 有哪些类型的质量保障流程？
- 是否为课程的持续和进一步发展制定了计划？

柯氏四级评估

Kirkpatrick 描述了用于评价培训有效性的四个水平（Kirkpatrick and Kirkpatrick，2006）。尽管该模型是为商业环境中开发并使用的，但它已广泛应用于医学教育（Santen et al.，2019）。模型中的每个连续的级别都可以更精确地衡量教育方案的有效性，但需要更严格和耗时的分析。评估可以从第一级开始，并在时间和资源允许的情况下，转移到更高的级别（图 35.1）。

级别 1：意见 / 反应

这个级别的评估检查教育方案的参与者对项目的反应。他们满意吗？他们喜欢还是不喜欢？是否满足了他们的需求？

级别 2：能力 / 学习

这个水平超出了学习者的满意度。评价学习者的知识、技能或态度的差异程度。

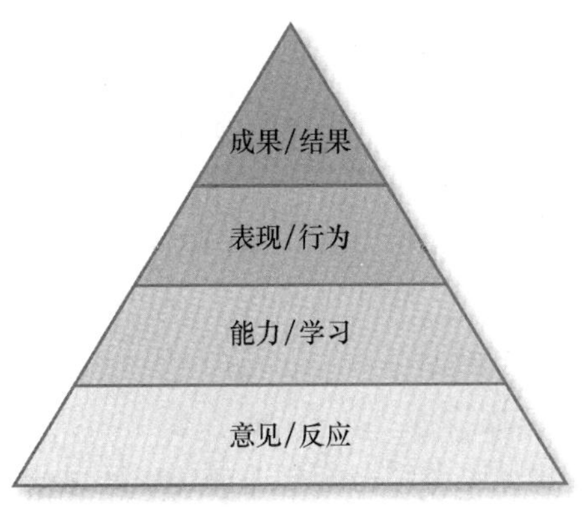

图 35.1　柯氏四个层次

研究学生在笔试或临床评价中的表现，并将其作为教育方案有效性的证据。

第 3 级：表现 / 行为迁移

在这个层面上研究学习者行为的变化。作为教育方案的结果，学生在与患者的日常接触中能否更有效地进行交流？学生是否应用他们的基础科学知识来更好地理解他们接诊患者的病理生理？

第 4 级：成果 / 结果

在 Kirkpatrick 工作的背景下，这个级别根据实际结果衡量培训计划的成功与否。在医学教育中，问题是医生的培训是否会影响医疗实践。例如，心脏听诊和杂音判读培训是否减少了对患者进行实验室检查的需要？对医生进行高血压教育是否会降低患者血压升高的副作用发生率？

CIPP 方法

CIPP 方法（图 35.2）与十个问题方法一样，适应医学教育的复杂性，并向利益相关者提供形成性反馈，以达到改进和明智决策的目的（Singh，2004；Mirzazadeh et al.，2016）。CIPP 指的是情境（context）、输入（input）、过程（process）和成果（product），

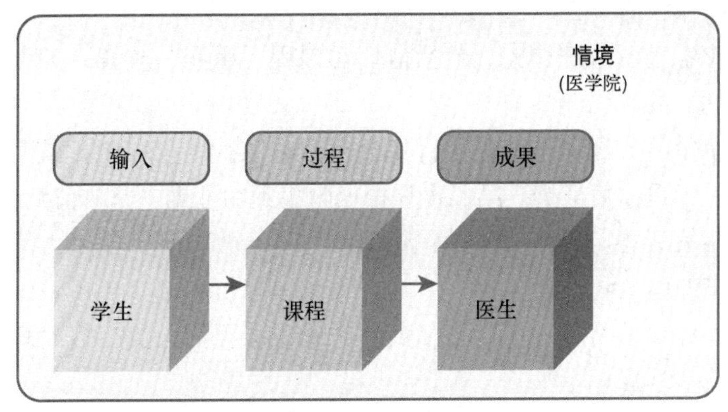

图 35.2　情境、投入、过程、成果（CIPP 方法）评估

这是评估中涉及的四个要素：

- 学校运营的**情境**以及预期需要满足的需求
- 注册学生和提供资源方面的**投入**
- 教育方案实施的**过程**
- 产出的**成果**或医生

增值评价

在增值评价中，对成果质量或从学校毕业的学生的评估，需要考虑被医学专业录取的学生。这一点很重要，特别是在已实施扩大医学学习招生规模政策的情况下，以便使合格的医生更好地反映他们所服务人群的需求。

学校如何应对能力较差和能力较好的学生？学校在多大程度上磨平了鹅卵石，也磨亮了钻石？

实施课程评估

实施课程评估包括：

- 明确评估目的。本章前面提到了许多不同的目标。
- 决定采用的方法。描述了“十个问题”模型、柯氏“四级”方法和 CIPP 方法。
- 决定要收集的证据。这可能包括：
  - 课程大纲，包括课程核心和可选元素的详细信息；
  - 预期学习结果的说明；
  - 学生个体的时间表和日程；
  - 课程管理结构和决策责任；
  - 对学生表现的评价结果；
  - 学生对课程的看法；
  - 教师对课程的看法；
  - 对毕业生进行跟踪调查，包括他们对课程、职业、成就、实践中遇到的问题以及惩罚的看法。
- 规划要使用的方法。这些几乎肯定会包括定性和定量方法。课程评估的第一步是从多个来源收集证据。第二步是根据收集到的证据进行价值判断。
- 让利益相关者参与进来。其中包括课程委员会、教师、学生、其他医疗卫生人员、未来的雇主和公众。
- 分配实施评估的责任和实施评估所需的资源。评估人员在多大程度上是学校外部人员？
- 规划如何传达结果？以及如何根据评估结果采取行动？

课程评估存在的问题

课程评估可能会因以下原因受到质疑：

- 使用的标准——这些可能被认为是不合适的
- 采取了不适当的方法或做法
- 过程，例如讲课的次数或整合教学的使用，而不是所取得的学习结果
- 评价课程对学生的短期影响，而不是长期影响
- 评价采用最低标准，而不是卓越标准
- 课程是一个动态过程，并在不断变化
- 评估人员的偏见，缺乏客观性
- 评估相对简化，没有解决课程元素之间复杂的相互作用

理想情况下，课程评估应考虑影响课程的多种因素之间的相互作用，例如教师参与和学生动机（Rojas et al.，2018）。对课程进行整体评估也很重要，整体应该大于各部分之和（Harden et al.，1997）。在这方面，根据第 17 章所述的课程地图的扩展版本进行课程评估可能会有所帮助。

思考

1. 上述课程评估的哪些目的与您的情况相关？
2. 贵校如何进行课程审查？与上述方法的相关性如何？
3. 是否有效利用了课程评估的结果？这会促进改进吗？

深入阅读

Berk, R.A., 2006. Thirteen Strategies to Measure College Teaching. A Consumer's Guide to Rating Scale Construction, Assessment, and Decision Making for Faculty, Administrators, and Clinicians. Stylus Publishing, Virginia.

Barzansky, B., Hunt, D., Moineau, G., et al., 2015. Continuous quality improvement in an accreditation system for undergraduate medical education: benefits and challenges. Med. Teach. 37 (11), 1032–1038.

Boelen, C., Woollard, B., 2009. Social accountability and accreditation: a new frontier for educational institutions. Med. Educ. 43, 887–894.

Coles, C.R., Grant, J.G., 1985. Curriculum evaluation in medical and healthcare education. Med. Educ. 19, 405–442.

Frye, A.W., Hemmer, P.A., 2012. Program evaluation models and related theories. AMEE Guide No. 67. Med. Teach. 34, 288–299.

Goldie, J., 2006. Evaluating educational programmes. AMEE Education Guide No. 29. Med. Teach. 28, 210–224.

Harden, R.M., 1986. Ten questions to ask when planning a course or curriculum. Med. Educ. 20, 356–365.

Harden, R.M., Davis, M.H., Crosby, J.R., 1997. The new Dundee medical curriculum: a whole that is greater than the sum of the parts. Med. Educ. 31, 264–271.

Kelly, A.V., 2004. The Curriculum: Theory and Practice, fifth ed. Sage, London.

Kirkpatrick, D., Kirkpatrick, J., 2006. Evaluating Training Programs: The Four Levels, third ed. Berrett-Koehler, San Francisco.

Mirzazadeh, A., Gandomkar, R., Hejri, S.M., et al., 2016. Undergraduate medical education programme renewal: a longitudinal context, input, process and product evaluation study. Perspect. Med. Educ. 5 (1), 15–23.

Parlett, M., Hamilton, D., 1975. Evaluation as illumination. In: Tawney, D. (Ed.), Curriculum Evaluation Today: Trends and Implications. Schools Council Research Studies. Macmillan, London.

Rojas, D., 2018. Operationalising complexity in health professions education. Med. Educ. 52 (12), 1216–1217.

Santen, S.A., Feldman, M., Weir, S., et al., 2019. Developing comprehensive strategies to evaluate medical school curricula. Med. Sci. Educ. 29, 291–298.

Schindler, L., Puls-Elvidge, S., Welzant, H., et al., 2015. Definitions of quality in higher education: a synthesis of the literature. High. Learn. Res. Commun. 5 (3), 3–13.

Singh, M.D., 2004. Evaluation framework for nursing education programs: application of the CIPP model. Int. J. Nurs. Educ. Scholarsh. 1, 13.

明确有效与无效 36

教师需要将他们的实践与最有效的证据结合起来，以证明什么是有效的，以及在什么情况下有效。

基于证据的变革

在本书的最后一部分，我们将着眼于如何评估我们的课程，以及我们如何应对有关明日医生培训的变革压力。教师所做的任何决定都应该基于在不同环境下有效的证据，以及如何最好地实施该方法。

PHOG 方法

过去，医学教育中关于教学方法、评估方法和课程规划都是根据教师的成见、对什么最有效的直觉、个人意见以及对最合适方法的猜测做出的（图 36.1）。当 Cees van der Vleuten 加入马斯特里赫特医学院时，他强调了医学教育中的一个悖论：

> “我注意到我的新同事——临床和生物医学研究人员——拥有与我相同的学术价值观，这让我放心，让我感觉很舒服。然而我很快就注意到了一些奇怪的东西：当讨论教育问题时，研究人员的学术态度似乎发生了变化。批判性评价和科学检视突然被个人经历和信仰所取代，有时还被传统价值观和教条所取代。”

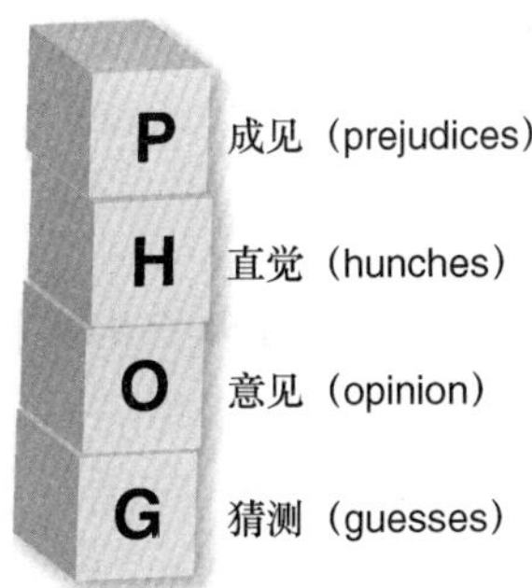

成见（prejudices）
直觉（hunches）
意见（opinion）
猜测（guesses）

图 36.1　PHOG 教学决策方法

哥伦比亚大学天文学教授 Helfand 说：“我在学术界工作了 42 年，一直让我感到惊讶的是，那些把研究看得比一切都重要的学者，他们自己的数据对他们来说是宝贵的，却完全忽视了与教学有关的所有数据。”

然而，对循证教学的需求已经越来越被接受，即使它在实践中还没有完全实施（Harden et al.，1999）。例如，马斯特里赫特的一份课程文件将新的马斯特里赫特课程描述为“基于证据的课程”。

循证教学

循证教学是一种包含两个要素的哲学。

（1）它要求教师不应假设他们目前的做法是最佳的，且不需要改变。教师需要公开接受与他们目前采用的教学方法不同，且可能更有效的教学方法。他们不应假定他们在学生时代所经历的方法或目前使用的方法是最合适的，特别是在医疗卫生服务和医学教育发生巨变的时代。

（2）教师应寻求证据，以帮助他们决定最有效的教学方法。在医学上，我们鼓励医生尽可能地根据有效和无效的证据来决定对患者的诊断和管理。这是医疗卫生中循证医学（EBM）运动的关键原则。循证教育——或者更合适的证据支持的教育——具备相似的目标。在教学实践中，教师应该有意识、明确、明智地使用关于有效和无效的证据。这涉及教师将他们作为教师的个人专业知识与最佳外部证据相结合。教师需要质疑所提倡的新方法是否会证明比它将取代的传统方法更好或更差，或者如何改进他们现有的方法。循证决策的概念，是美国卡耐基“新时代教师”（Carnegie Teachers for a New Era）倡议纳入的三个基本原则之一。

在规划未来时，应尽可能将医学教育的证据纳入教育方案。对于那些负责制定医学教育愿景或使命的人、课程规划委员会以及个别教师来说，什么是最有效的证据应该是医学教育的一个常规部分。教师应该根据证据对他们的教学实践做出决定。Goldacre 建议，促进循证讨论，“不是告诉教师该做什么。事实上恰恰相反。这是在赋予教师权力，让他们通过产生高质量的证据，并深思熟虑地使用这些证据做出独立的基于证据的决定。这样的获益可能是巨大的”（Goldacre，2013）。

人们越来越努力地产生关于什么是有效的以及为什么有效的证据。然而，对于将研究中的证据转化为教学实践，却没有给予足够的重视。医生们有诸如 Up-To-Date 这样的辅助工具为他们的临床决策提供信息。相比之下，没有关于教育相关证据的同等信息来源。AMEE 的 *askAMEE* 计划旨在为教师提供有关他们作为教师必须做出的日常决定的循证建议。

什么是证据?

在教育领域，什么可作为证据是一个难题。相关证据可能来自非常不同的来源，包括专业经验和专业判断，以及来自正式的实验或准实验研究。作为教师，可以用来为你的决定提供参考的证据来自于：

- **你自己的亲身经历**。作为专业人士，您应该探究在您自身环境中什么对您有用，以及如何改进教学和学习过程。
- **同事的经验**。在南非，将 OSCE 引入医学院的一个关键因素是教师作为外部考官参与了另一所学校的 OSCE，并获得了经验（Lazarus and Harden，1985）。
- **专家证据**。专家的经验是有用的。这与专家意见不同（Schünemann et al.，2019）。专家证据可以定义为用于支持结论的事实；例如，我曾 6 次使用 OSCE 来评估住院医师的文化胜任力，教师和学员认为这很有用。一种观点是，我认为 OSCE 可用于评估文化胜任力。
- **在文献中或在教育会议上报告的经验**。Paul Worley 在 *Medical Teacher* 中描述了澳大利亚弗林德斯医学院的 8 名学生如何在乡村社区，而不是在教学医院接受临床培训，以及他们在培训结束时的评估中表现如何与他们的同学一样好，甚至更好。尽管研究的学生人数相对较少，但这为有兴趣在自己的学校开展社区教学的教师提供了有用的证据和鼓励。
- **已发表的关于某个主题的评述、指南或社评**。AMEE 指南根据作者在该领域的个人经验和他们对相关文献的回顾，就一系列主题提供了循证建议（https://www.amee.org），例如，纵向临床见习、处理临床推理难题以及在教育中使用移动技术。
- **对已发表的关于该主题的系统综述**。最佳循证医学教育（BEME）系统综述使用系统和透明的方法发表医学教育研究综述，并从特定主题的一手研究中汲取集体发现，以更好地指导教育实践（http://www.BEMEcollabor ation.org）。综述着眼于所采用的方法，更重要的是，为什么这种方法是有效的。这些评论可以帮助教师根据现有证据进行实践。

寻找证据

临床医生、医学研究人员和医学教师普遍认为，没有证据可以为教学决策提供依据。事实并非如此。在大多数情况下，本书中与教育策略（如反馈）、教学工具（如模拟器）和评估方法（如 OSCE）相关的建议均以证据为依据。通常，那些担心缺乏证据的人，要么没有寻找证据，要么找错了地方。“了解如何以及在何处搜索教育文献，以及如何评估这些文献的认识，对于成为一名学者型教师是至关重要的”（Poirier and Behnen，2014）。

如果要对文献进行彻底的回顾，寻找证据来为医学教育的最佳实践提供信息是一项复杂的工作。Haig 和 Dozier（2003）的第 3 号 BEME 指南提供了相关信息来源的全面概述。其中包括核心书目数据库，如 Medline、Embase、CINAHL（护理和相关健康文献累积索引）、ERIC（教育资源信息中心）、BEI（英国教育索引）和 PsycINFO；其他不太知名的数据库；以及灰色文献，包括非商业出版的印刷品和电子报告、时事通讯、论文和委员会报告。该指南描述了如何进行检索，并通过许多示例说明了该过程。

最佳证据医学教育（BEME）协作

BEME 协作的目标是在医学教育中建立一种循证决策文化（Thistlethwaite and Hammick，2010）。它与医学领域的 Cochrane 协作有某些相似之处（Patricio and Carneiro，2012）。

可用于日常实践决策的证据水平会有所不同。我们当然不在图 36.2 所示的证据连续体的最右端，也不在最左端。随着我们越来越多地了解我们作为教师的工作，将会朝着正确的方向发展。最佳证据医学教育正在走出阴影，成为教育方案实施的一个公认部分。

评估证据

教师们经常会问，如何评价已发表的证据与他们的情境是否相关。用于评价的 QUESTS 标准（Harden et al.，1999）可以帮助他们。标准是：

- **证据的质量**。这与证据或研究方法的类型，以及研究的严谨性有关。定性方法与定量方法并驾齐驱。随机对照试验在实践中可能不会产生最好的证据。
- **证据的效用**。效用是研究中描述的方法需要在多大程度上调整以适用于您自己的实践。例如，基于问题的学习（PBL）的研究可能基于一个由 8 名学生组成的小组，每周需要小组学习 3 次。如果您的团队规模明显较大，且学习频率较低，则可能必须谨慎解释结果和结论。

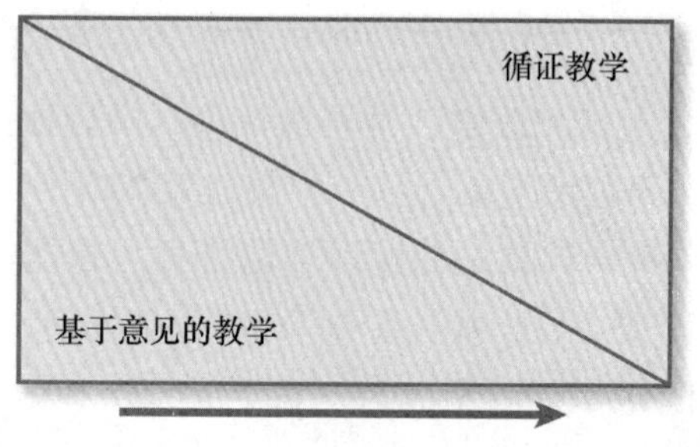

图 36.2　教学中的证据连续体

- **证据的范围**。报告的研究数量和单个研究的规模或范围是相关的。从单个案例研究中得到的证据表明，新方法运作良好是有帮助的，但如果能得到证实就更好了。教育领域需要更多的重复研究。
- **证据的强度**。区分统计显著性差异和实际显著性差异很重要。实验组的学生在评价中可能获得 67.5% 的分数，而控制组的学生是 65.9%。虽然这在统计学上可能是显著的，但它的实际显著性差异值得怀疑。
- **目标**。这与在一项研究中评价的结果是否符合您自己的预期结果有关。如该研究解决的问题与你所感兴趣的问题不同，则证据可能不太相关。例如，您可能对实施新评价程序的成本和后勤保障工作感兴趣，而报告的研究旨在评估评价对学生学习的影响。
- **学习的环境或情境**。在解释任何结果时，地理因素或课程阶段可能是重要的因素。研究结果需要结合学习的情境来解释。

报告的证据和从中得出的结论可以被认为是证据的力量（质量、范围和强度），以及证据与您的教学实践的相关性（效用、目标和环境）的总和。

判断力、直觉和教学

应该理解的是，医学教育研究中的可用证据并没有提供关于如何在特定环境中进行教学的说明。正如医生必须使用他的临床判断一样，教师也必须对他的教学进行判断。关于教授或评价学习者成绩的最佳方式，可能没有唯一答案。答案可能取决于特定的情境、学科或学生。

虽然循证教学方法很有价值，但教师在专业实践中的直觉也很重要，虽然不太被认可，但也可以发挥作用。教学涉及有时不可预测、不断变化的环境中立即表现出的复杂、多样的技能。有经验的教师往往无法解释他们在做什么以及为什么要这样做。这并不奇怪，因为教师所做的很多事情都是凭直觉的——当时对情况的反应和学生的反应。直觉可以被认为是教师从积累的信息和经验中建立起来的隐性知识。所有教师在对他们的教学实践做出决定时，有时都需要使用直觉。

思考

1. 关于您的教学，请考虑您在如图 36.2 所示的基于意见和基于证据的方法之间的连续统一体中处于什么位置，以及您是否可以进一步向右移动。
2. 查看 BEME 综述，例如 BEME 第 4 号关于模拟的综述（Issenberg et al.，2004），并评估结论是否与您的教学相关。
3. 下次您阅读文章时，请根据 QUESTS 标准评估证据对您自己实践的影响。

深入阅读

Atkinson, T., Claxton, G., 2000. Intuitive Practitioner: On the Value of Not Always Knowing What One is Doing. Open University Press, Maidenhead.

Basken, P., 2019. Scholars "ignore" data on better teaching practice. Times. High. Educ. 19.

Goldacre, B., 2013. Teachers! What would evidence based practice look like? In: Bad Science!. http://www.badscience.net/2013/03heres-my-paper-on-evidence-and-teaching-for-the-education-minister/.

Haig, A., Dozier, M., 2003. Systematic Searching for Evidence in Medical Education. BEME Guide No. 3. AMEE, Dundee.

Harden, R.M., Grant, J., Buckley, G., et al., 1999. Best Evidence Medical Education. BEME Guide No. 1. AMEE, Dundee.

Issenberg, S.B., McGaghie, W.C., Petrusa, E.R., 2004. Features and Uses of High-Fidelity Medical Simulations That Lead to Effective Learning. BEME Guide No. 4. AMEE, Dundee.

Lazarus, J., Harden, R.M., 1985. The innovative process in medical education. Med. Teach. 7 (3/4), 333–342.

Patricio, M., vaz Carneiro, A., 2012. Systematic reviews of evidence in medical education and clinical medicine: is the nature of evidence similar? Med. Teach. 34 (6), 474–482.

Poirier, T., Behnen, E., 2014. Where and how to search for evidence in the education literature: the wheel. Am. J. Pharm. Educ. 78 (4), 70–79.

Schünemann, H.J., Zhang, Y., Oxman, A.D., 2019. How to distinguish opinion from evidence in guidelines. BMJ 366 (I4606), 151–153.

Thistlethwaite, J., Hammick, M., 2010. The best evidence medical education (BEME) collaboration: into the next decade. Med. Teach. 32, 880–882. http://www.BEMEcollaboration.org.

van der Vleuten, C. 2019. Evidence-based education. Adv. Phys. Educ 14 (1), S3.

引发变革 37

世界讨厌变革，但变革是唯一带来进步的力量。

Charles Kettering

对变革的需要

每年都有一份或多份报告主张对医学教育进行变革。变革的压力来自于医学取得的巨大进步，来自不断变化的医疗卫生服务系统和实践，包括强调团队合作，以及来自不同的患者期望，如患者在就诊前咨询谷歌医生（图 37.1）。还有第四次工业革命，包括人体器官三维打印等物理技术、增强现实和虚拟现实等数字技术以及遗传学和基因组学等生物技术。这将从根本上改变我们的生活方式和工作方式。如果我们能应对挑战，它还可以改变我们的学习方式（Schwab and Davis，2018）。

尽管议论纷纷，但医学院、大学和研究生院的变革进展缓慢。确实有人提出，如果 Osler 回到今天，他会对医学的变化感到惊讶，但不会对教育的发展感到惊讶。医学教育一直专注于传统和制度的优先事项，而不是社会需求。据估计，一项创新被第一家机构采用和被其他一半机构采用之间的平均时间超过 25 年。PBL、整合课程和 OSCE 的采用都有这样的延迟。然而，随着变革和转变在世纪之交成为常态，这种情

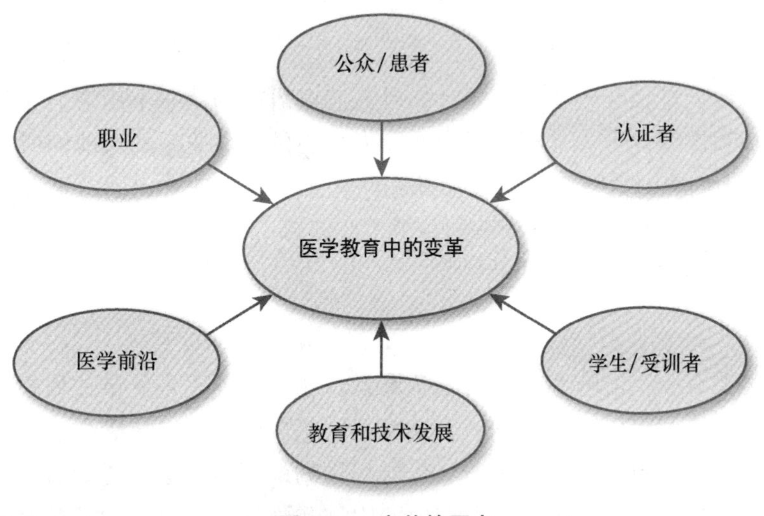

图 37.1　变革的压力

况正在发生变化（Harden，1998）。现在，变革已成为组织生活和教育不可或缺的功能。

现在变革的步伐很快，而且会继续加快。抵制变革不再是一种选择。学习的数字化转型、模拟的快速发展以及适应性学习和评价的益处是作为变革的催化剂。正如我们在第 35 章中所讨论的那样，课程评估已经从将课程评估等同于质量保障，转变为从质量改进和改变的角度来思考它。2018 年 *Medical Teacher* 期刊主题特刊关注当今在课程规划、教学和学习、评价和教育管理方面发生的众多变化。

实施变革

带来变革并不容易。Barrows（1997）描述了创新者遇到的问题，这些问题在 450 多年前马基雅维利的《君主论》中就已经得到了广泛的认可：

> “必须考虑到，没有什么比开创新秩序更难执行、更难成功、更难处理的事情了。所有在旧秩序中受益的人都是改革者的敌人，而所有在新秩序中受益的人只是不冷不热的捍卫者，这种不冷不热部分是由于恐惧他们的对手，对手们拥有有利于他们的规则，还有部分原因是来自人类的怀疑，他们不相信任何新事物，直到他们真正体验过它。这样一来，改革的反对者一有机会攻击改革者，就极大地充满热情，而其他人则只是半心半意地为他辩护，因此他在他们之间处于极大的危险之中。”

Collins 和 Devanna（1992）建议，当人们对现状不满意，有一个关于事情如何变得更好的愿景或模型，以及一个达到改善状态的过程或途径时，就会发生变革。他们引用了 David Gleicher 使用的公式：

$$变革 =（不满意 \times 愿景 \times 过程）> 变革成本$$

不满意

变革的第一步是接受改变的需要。如果人们对目前的状态不满意，他们就会推动变革。稳定性和连续性是非常有吸引力和令人放心的，除非教师对他们所拥有的东西不满意，否则他们会努力坚持熟悉和可预测的东西。20 世纪 70 年代，学生对英国邓迪的医学课程不满意是引入根本性变革的一个主要因素。

愿景

重要的是要有一个清晰和共同的变革愿景。愿景的创建是变革过程的一部分。如果对新的教育发展没有清晰的认知，变革就很困难。愿景可以从医学教育文献、会议报告以及因医学教育卓越而被认可的名校所采用的课程和方法中得到启发。这个愿景可以由一个包括毕业生、学生和患者在内的内部和外部代表组成的委员会来实现。愿景可能是改进当前方法，引入新的创新方法，或两者兼而有之（图 37.2）。可能需要进行更根本的改变，正如 Buckminster Fuller 所说，“您永远不会通过与现有现实作斗争来改变事物。要改变一些东西，就要建立一个新的模式，使现有的模式变得过时”。

过程

有必要考虑变革过程。Gale 和 Grant（1997）提出了一个经过实践检验的医学变革模式。他们分析了问题并提供了 10 个步骤，旨在帮助任何人都能应对变革。

1. 确立变革的需求或获益。这一点必须得到所有对变革有影响的人的认同。
2. 审视主导或推动变革的力量来源，以及可能阻碍变革的力量。
3. 设计创新时，要考虑其可行性、所需资源、适当的时间表以及参与变革的人员。
4. 与所有受变革影响的人进行广泛协商。
5. 广泛宣传变革，接受反馈以修改拟案。
6. 与相关人员商定实施变革的详细计划。
7. 采取适当的策略实施这些建议。
8. 在处理困难和维持变革方面提供支持。
9. 修订计划，根据经验重新设计系统。
10. 评估结果。

在 *Medical Teacher* 40 周年（2018 年 5 月）主题期刊上发表的关于课程开发的 12 篇系列文章中，提到了关注变革过程的重要性。强调的因素有：

- 需要清晰的愿景
- 所有利益相关者的参与和授权，包括院长的支持
- 学生参与（许多作者强调这是一个关键因素）

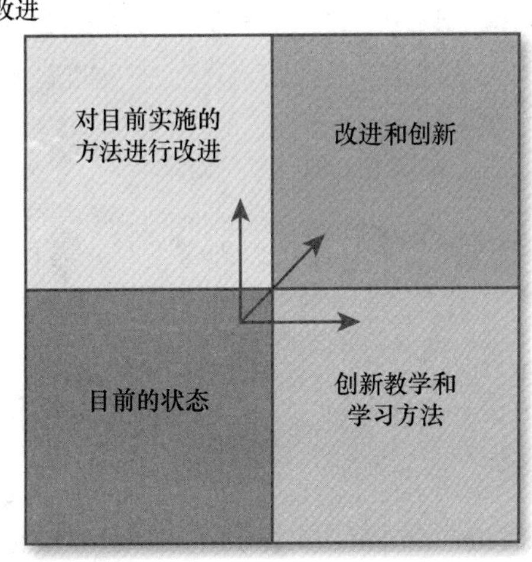

图 37.2　最佳情况是改进现有方法并引入创新方法

- 规划系统、透明，由一个负责变革的团队和一个充满激情的领导者来实现变革
- 在院长的支持下，需要大量热情和有影响力的教师
- 适应当地环境的创新
- 对教师发展的投入
- 提供引入变革所需的时间和资源
- 课程改革与学习结果、教与学方法和评价相结合的重要性
- 变革的潜在理论或循证原理的重要性

变革是一个动态的过程，它应该作为一个持续的发展来处理，而不是作为需要在 5 年内完成和审查的事情。

不同利益相关者之间对变革的一致程度越低，变革的不确定性越高，任务的复杂性和难度就越大。Kotter 描述了一个在这种情况下可能会成功的 8 个步骤的变革过程。所描述的 8 个步骤是（Kotter and Cohen，2002）：

1. 营造紧迫感
2. 组建具有可靠性、技能和真诚性的指导团队，以提供变革领导力
3. 制定明智、清晰、简单、令人振奋的愿景和策略
4. 传达愿景和策略
5. 消除行动障碍
6. 实现短期内的胜利
7. 巩固早期变革，创造一波又一波的变革
8. 创造新的文化，让变革持续下去

然而，Kotter 和 Cohen（2002）认为，“人们改变他们的行为，与其说是因为他们得到了改变他们思维的分析，不如说是因为他们看到了影响他们感受的真相”。他们认为，在所有 8 个步骤中，核心挑战是改变人们的行为。“看到—感知—改变”的流程比“分析—思考—改变”的流程更强大。这当然是我们在 OSCE 的实施中发现的（Lazarus and Harden，1985）。

促进变革

如果具备可用的资源来支持变革，则可以促进变革。英国医学总会 1993 年对医学教育提出的具有深远意义的建议，至少部分归功于中央政府为每所学校提供一个全职职位，以促进必要的变革。南美洲的凯洛格基金会资助将基于社区的教学提上日程。最近，美国医学会提供的百万美元教育补助金支持了美国医学教育一系列令人兴奋的发展。

虽然资金很重要，但变革不仅仅是资金和成本的问题。实施变革的有效策略是让利益相关者，包括那些可能对变革持怀疑态度的人提出难以拒绝的建议。一个例子是英国邓迪医学院建议用 OSCE 来取代传统的期末临床考试。一些教授对他们采取的现有方法感到满意，但不确定是否需要新方法以及如何运作。在 Alfred Cuschieri 教授的

支持下，提出了一项计划，即在传统考试的同时，引入 OSCE 试点，由教师和非必须参加的学生参与，该计划被接受。OSCE 取得了巨大的成功，大家一致同意在下一年将 OSCE 作为正式的期末考试来推行。

促进接受变革的另一种方法是向一小部分学生介绍新方法，其余班级继续使用既定方法。学生可以通过使用教育资源，而不是大班授课来学习内分泌学。教师不愿意取代大班授课，但这项研究使他们确信，通过使用独立的学习计划，学生可以学得一样好，甚至更好，这可以作为一个标准特征引入课程（Harden et al.，1969）。

采用平行方法引入重大课程修订。在新墨西哥州，一些学生被录取到基于问题、社区导向的课程，而其他学生则被录取到传统的课程。在随后的几年里，所有学生都被纳入创新课程，并根据所获得的经验进行修改。

克服阻力

很少有人喜欢变化。事实上，马克·吐温声称唯一喜欢变化的人是尿布湿了的婴儿。然而，即使是敬业和勤奋的教师，有时也会抵制变革，只对保持现状感兴趣。仅仅提供有关变革原因和变革本身信息的技术性答案可能是不够的。Powell 和 Kusuma-Powell（2015）引用 Kegan 和 Lahey（2009）的话说，他们称之为“变革免疫”，即“我们努力保护我们的自我价值、在同事中的声誉、对过去成功的观点，甚至我们的职业成就感，不受外部驱动变革的冲击”（p.67）。

其结果是，变革的过程是复杂的，充满了适应性挑战，这些挑战要求转化式学习，或者需要重新思考根深蒂固的价值观、假设，甚至职业认同。教师需要有机会检视这些根深蒂固的想法，以便在医学院的使命和教师角色不断变化的背景下对其进行分析。如果这样做，结果甚至可能是以前抗拒的教师成为变革的倡导者。

进展或革命

由于内在的保守主义，医学教育的变革步伐缓慢，这在一定程度上反映了教师过去作为学生的经验。有人认为，我们需要放弃现有的做法，转而采用新方法，例如基于问题的学习、基于结果的教育、档案袋评价或翻转课堂。Warren Buffett（1986）提出“在一艘长期漏水的船上，换船比努力补漏更有成效”。

支持和反对新方法的人的意见常常两极分化，每个人都有支持自己观点的论据。相反，如果讨论的重点是将新方法纳入课程的程度，则会更有帮助。这是第 8 章中描述的课程开发 SPICES 模式和第 12 章中描述的整合阶梯概念的基础。跨专业教育也是如此，决定因素不是是否改成跨专业方法，而是应该在跨业教育的连续统一体中处于哪个位置（第 13 章）。坚定或毫无信念都是变革的敌人。

实施变革的速度将因当地情况和情境而异。可能会有一个决定性的时刻。在引入 OSCE 以取代更传统的评价方法的情况下，必须做出采用 OSCE 作为正式的期末考试形式的决定。

在考虑变革和创新时，挑战在于如何平衡最佳实践，这些最佳实践在如 AMEE 指南、渥太华共识声明和本书中都有阐述。问题在于，随着世界的变化，今天的最佳实践可能不是明天的最佳实践。

变革的领导者和海豚策略

一位好教师是促成变革的重要因素。Lynch 和 Kordis（1988）在《海豚策略》一书中对成为优秀变革领导者的典型特征进行了总结。通常，人们追求两种应对世界的策略。第一种是鲤鱼策略，它喜欢在无人关心的水域安家，在觅食时倾向于把水底搅浑，把自然植被连根拔起，并且大量繁殖，不加选择。鲤鱼策略建立在这样的神话之上：成功在于不掀起波澜。第二种是鲨鱼策略，它在受到惊吓或攻击时发起攻击，几乎吃掉包括同类在内的任何东西，多次冲向同一个诱饵，类似反射性的行为，而且很容易被愚弄。在鲨鱼策略中，只有赢家和输家。第三种选择是海豚策略。海豚是智能动物的最重要例子，它们富有创造力、顽皮、敏感和反应灵敏。它们是熟练的沟通者，能迅速调整自己的行为，并乐于接受挑战一些不同的事情。在海豚策略中，它们喜欢赢，但不需要您输；它们有卓越的战略和战术思维；它们在原则问题上不屈不挠，除非原则不再有意义；它们根据“大局”采取行动，但也可能执着于最小的细节。如果我们要面对未来几年的重要挑战，我们在医学教育中需要这样的领导者。

创新决策过程

一个人对创新的决定和他们对变革的同意不是一蹴而就的。Rogers（2003）将其描述为一个随时间累积的过程，由一系列不同的行动组成。在考虑导致变革的步骤时，我们发现这很有帮助。

第 1 步：当一个人接触到创新的存在，并对其有所了解时，就会产生**知识**。

第 2 步：当一个人对创新持有赞成的态度时，就会被**说服**。

第 3 步：**决策**发生在一个人决定采用该变革时。

第 4 步：**实施**发生在一个人将新想法投入使用时，最初可能是一个小规模或试点项目。

第 5 步：**确认**发生在一个人评估变革、寻求批准并继续实施时。

如上所述，如果要发生变革，仅接触有关创新的知识是不够的。教师可能会相信诸如基于问题的学习之类的创新价值，但可能会决定不采用这种方法，因为他们看不到它在自己的环境中起作用。对于这一点需要得到解决。要实施变革，需要注意本章所述的进展问题和不同的策略。

思考

1. 审视您所在机构的变革。这些是否代表了医学教育的重大进步，还是仅仅是象征性的和肤浅的，甚至只是装点门面？
2. 变革方程式中是否存在应该在您的机构中给予更多关注的要素？
3. 您应该改变您的教学吗？如果您仍然以教师的身份从事医学教育，几乎可以肯定，您的实践在某些方面会有所改变。
4. 作为个人，您可以为变革做出贡献，即使是很小的一部分。特蕾莎修女说过："我一个人不能改变世界，但我可以往水中丢一块石头，激起许多涟漪"。

深入阅读

Al-Kadri, H.M., Al Alwan, I.A., Al-Moamary, M.S., et al., 2015. From clinical center to academic institution: an example of how to bring about educational change. Health Professions Educ. 1 (1), 4–11.

Barrows, H.S., 1997. The problems and responsibilities of leadership in educational innovation. Newsletter of the Network of Community-Oriented Educational Institutions for Health Science 27, 9–10.

Buffet, W., 1986. To the Shareholders of Berkshire Hathaway Inc.

Collins, E.G.C., Devanna, M.A., 1992. The Portable MBA. Wiley, New York.

Gale, R., Grant, J., 1997. Managing change in a medical context: guidelines for action. AMEE Medical Education Guide No 10. Med. Teach. 19, 239–249.

Harden, R.M., 1998. Change – building windmills not walls. Med. Teach. 20 (3), 189–191.

Harden, R.M., Lever, R., Dunn, W.R., 1969. An experiment involving substitution of tape/slide programmes for lectures. Lancet 293 (7601), 933–935.

Hargreaves, A., 1997. Rethinking Educational Change with Heart and Mind. Association for Supervision and Curriculum Development, VA, USA.

Kegan, R., Lahey, L.L., 2009. Immunity to Change. Harvard Business Press, MA, USA.

Kotter, J.P., Cohen, D.S., 2002. The Heart of Change. Harvard Business Press, MA, USA.

Lazarus, J., Harden, R.M., 1985. The innovative process in medical education. Med. Teach. 7 (3–4), 333–342.

Leinster, S.J., Dangerfield, P.H., 1996. Obstacles to real change in medical education. Educ. Health. 9, 25–30.

Lowry, S., 1993. Making change happen. BMJ 306, 320–322.

Lynch, D., Kordis, P.L., 1988. Strategy of the Dolphin: Winning Elegantly by Coping Peacefully in a World of Turbulent Change. Hutchinson Business Books, UK.

Moore, D.C., Hunt, T.C., 1980. The nature of resistance to the use of instructional media. Brit. J. Educ. Tech. 11 (2), 141–147.

Oliver, P., 1996. The Management of Educational Change: a Case Study Approach. Arena, UK.

Powell, W., Kusuma-Powell, O., 2015. Overcoming resistance to new ideas. Kappan 96 (8), 66–69.

Pritchett, P., 1997. Cultural Shift: The Employee Handbook for Changing Corporate Culture. Pritchett and Associates, UK.

Rogers, E.M., 2003. Diffusion of Innovations. Free Press, New York, USA.

Schwab, K., Davis, N., 2018. Shaping the Future of the Fourth Industrial Revolution. World Economic Forum, Switzerland.

Shope, T.R., 1989. Student-initiated analysis and change of a medical school curriculum. Acad. Med. 64 (6), 300–301.

Tiplic, D., Hovdenak, S.S., 2018. Strategic curricular change: a case of the Norwegian medical school in Tromsoe. Health Sci. J. 12 (3), 567.

医学教育的未来 38

虽然我们不能确定未来会是什么，但我们需要对医学教育进行设想和规划，以帮助其发展，满足未来的需求。

J Rourke（2018）

在本书中，我们研究了与课程规划、教学和学习以及评价相关的最佳实践。我们已经确定了趋势，包括转向结果导向或胜任力导向教育、纵向临床见习和程序性评价。正如 Marinker 和 Peckham（1998）在他们的《临床的未来》一书中所指出的，我们可以把目前的趋势看作“跨越现在和未来边界的勘察”。虽然无法详细预测医学教育的具体情况，但在本章中，我们将探讨一些可能在未来十年支撑和塑造医学教育的原则。这些预测当然不一定实现，但它们也不是某种伪装的科幻小说。我们希望通过现在采取行动，可以应对未来几年医学教育面临的挑战。

Frenk 等（2010）认为需要应对医学和医学教育面临的挑战。“专业教育没有跟上这些挑战的步伐，主要是因为碎片化、过时和静态的课程培养了装备不良的毕业生”。Mehta 等（2013）也指出需要改变，“尽管美国和加拿大目前的医学教育模式在过去取得了成功，但现在在质量、产量和成本等问题上正受到挑战。需要彻底改变方向，因为当前的路径不会带来解决方案”。我们认为，维持现状或对教育方案进行适度的表面改变不是一种选择——重大或根本性的改变是必不可少的（图 38.1）。在本章中，我们确定了未来将主导医学教育的五个主题（图 38.2）。

实境课程

我们在第 7 章描述了向实境课程的转变：早期整合临床经验、关注医疗实践的预期学习结果、更具实境性的评价，以及采用如基于问题或表现的学习的教育策略。未来实境课程将被牢固地确立起来，以作为教育方案的基础。

结果导向教育将是一个关键要素，明确规定了医生在取得资格并完成毕业后培训时的**学习结果和能力**，并决定与之直接相关的教与学方法以及评价。教师们会想知道，在过去，如何在没有商定学习结果的情况下制定教育方案。

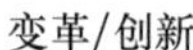

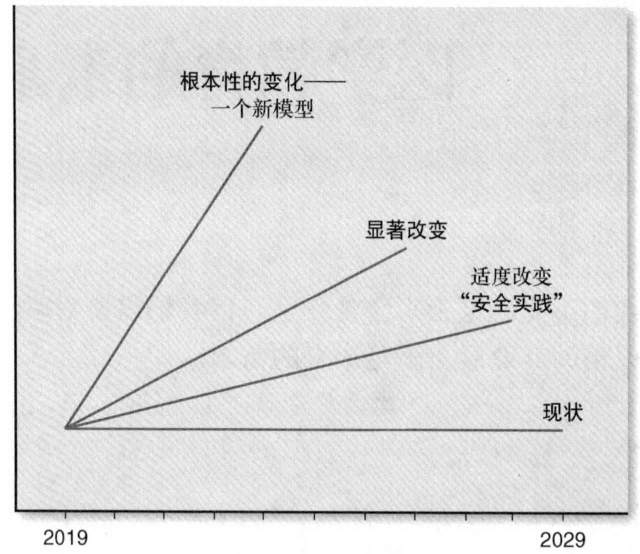

图 38.1 应对医学教育面临的挑战，必须做出显著或根本性的变化，而不是适度的变化。现状是无法持续的

今天	未来
象牙塔	真实世界和实境课程
标准、统一的方案	具有适应性学习特征的适应性课程
独自学习	加强合作
学生作为客户	学生作为合作伙伴
教学和教师的价值被低估	教学和教师的重要性被认可

图 38.2 未来教育方案的特点

基于实践的学习将成为课程设计和实施的重点（Dornan et al.，2019）。随着课程的进展，在最后几年作为实习医生服务的时候，学生将在照护患者方面发挥越来越大的作用。他们将从课程的第一年开始培养自己作为医生的身份认同。*Medical Teacher* 2018 年 10 月刊发关于未来医学院的主题期刊（框 38.1）中的文章预测，基于实践的学习会成为一个突出特点。

我们将看到基础科学与临床医学更紧密的结合。在本科课程的早期，将提供更有意义的临床经验，学生将在临床环境中开始学习，就像 Hofstra/Northwell 的 Zucker 医学院那样（Brenner et al.，2018）。基础科学的教学和学习将与临床技能和实践操作的学习相结合。在以后的几年里，基础科学将嵌入学生的学习和评估中。Garland 教授曾任邓迪医学院生物化学教授，他认为学生在临床经历之后而不是之前，会更好地理解

框 38.1　未来医学院所描述的基于实践的学习

从第一年第一天开始将教育嵌入临床环境中
随着他们的进步，学生对患者照护的责任越来越大
学生进入医疗卫生系统
学生被认可为“实习医生”
将医学教育与医疗卫生服务相结合

（*Medical Teacher*，2018 年 10 月）

生物化学。这种基础科学和临床医学的整合将继续进入毕业后培训。

技术的创造性和有意义的使用无疑将在未来的教育计划中占据突出地位，并将通过增强现实、虚拟现实以及模拟实现更真实的体验。

评价也将发挥重要作用。第 28 章中描述的行为表现评价、胜任力导向评价、学习评估、程序性评价和测试强化学习等举措将成为评价方法的基础和显著特征。评价将确保学生和学员具备在现实世界中作为实践者发挥作用的必要能力。未来的医学院将对其毕业生负责，不仅仅是在毕业时，而且是在 6 个月或几年后。在最近的一起法庭案件中，一名护士因患者死亡事件而受到审判，法官在裁定她有罪的同时，还要求培训该护士的学校对其行为负责。

即时学习

未来医学院的一个根本区别和一个真正课程的特点将是从“备用”学习转为“即时”学习。目前，重点是让学生或学员学习和记住他们作为医生可能需要知道的所有知识，知识通过考试进行测试。这种方法不可避免地导致信息超载，如第 15 章所述：医学知识每 18 个月翻一番，每天发表超过 2100 篇医学文章。

“备用”学习不再是一种教育策略。未来，学习者将接受培训，在他们需要知道某事时提出正确的问题，知道去哪里寻找答案，并评估获得的答案（Friedman et al.，2016）。他们将被期望掌握医学词汇，获得特定的核心知识和阈值概念，并意识到医学中不同的可能性，如同知识金字塔第一级中所描述的一样（Harden and Lilley，2018）。

将开发教育资源以支持即时学习。一个例子是移动设备的教育模块，准备为在化学、生物、放射、核或爆炸事件途中的急救人员提供及时培训（Motola et al.，2015）。

未来将看到教师从信息提供者转变为信息引导者，支持学生在需要时查找信息（Harden and Lilley，2018）。这种从“备用”学习概念向“即时”学习的转变很容易接受，但在实践中却并不容易。这需要未来的医学院在文化上进行重大改变。这将反映在预期的学习结果、大班授课和其他学习机会以及评价中，更加强调开卷考试。

适应性课程

未来医学教育方案的第二个特点将是适应性课程——根据个体学生在速度、时间和学习方法方面的需求而定制的个性化课程（图 38.3）。个性化是当今的议程，我们已经在第 19 章中将其作为 FAIR 原则（I 指是个性化）的一部分和第 10 章中的以学生为中心的学习的一个要素提及。个性化医疗越来越成为医疗实践的一个特征。正如每个患者都是不同的一样，每个具有不同教育需求的学生或学员也是如此。

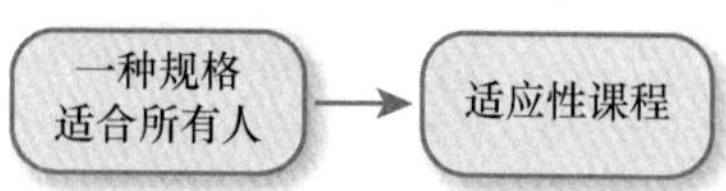

图 38.3　向适应性课程的转变

越来越多的人认为教学方法应该适应学习者的个人需求。目前，只有一种统一或标准的方法，学生必须适应这一点（Jason and Westberg，2018）。

在卡耐基基金会的报告《医师教育》中，美国医学教育变革的四项建议之一，是应为学生和住院医师提供更多的个性化学习体验的选择（Cook et al.，2010）。

在转向结果导向或胜任力导向教育的过程中，根据学生的个体需要，调整课程时间长度的要求常常被忽视。固定的是学习者达到的标准，可变的是他们达到必要胜任力所需的时间（Ferguson et al.，2013；Frank et al.，2017）。在模拟中心体验、为翻转课堂做准备或听录音讲座等体验中不会以分钟或小时为单位指定，而是取决于学生达到特定的学习结果所花费的时间。如果在完成课程的核心内容后，学生完成了额外的模块，将被授予徽章或证书的奖励（Fanfarelli and McDaniel，2019）。

技术和学习分析的发展将加速向适应性课程的转变（Ellaway et al.，2014）。然而，引入适应性课程并非易事，需要采用不同的教学和评价方法（Tackett et al.，2018a，b）。

合作

合作将是未来学校的第三个重要特征。合作包括：在当地开展教育方案、与其他机构合作、与其他医疗专业以及不同教育阶段合作，即从本科到毕业后教育，再到继续教育。我们已经看到更多合作的趋势。在 *Medical Teacher* 上发表论文的作者数量，从 1980 年的平均 1.8 位，增加到 2017 年的 4.5 位（Harden et al.，2018）。2017 年发表的论文中有近 58% 的作者来自不同的机构，而 1980 年这一比例为 17.5%。

机构内的合作

过去，教师通常独自负责教授他们的课程或部分课程。现在已经不再是这样。课程创新和策略，例如整合、基于问题的学习、跨专业教育和结果导向教育，要求来自不同学科和专业，以及不同年级的教师在课程实施时进行合作和配合。

随着医学教育专业化程度的提高，未来的教师将不具备教授课程所需的所有技能。他们需要与教育技术专家、教育家、具有评价专业知识的人士、作为教育者的患者以及其他教师或培训者合作。他们还需要与课程或项目委员会以及其他医疗人员合作。

课程分解

在本科教育中，合作将超越个别医学院，涉及国内和国际的其他机构。未来的医学院将减少自给自足和独立。在课程的“分解”或外包上：

- 学校不会提供课程的所有要素。
- 学校将与其他学校合作提供教育课程。它们将与国内外其他学校共享课程、教师、教育专业、学习资源和学习机会。

通过将教育方案中的要素进行分解以获益。Craig（2015）记录了“高等教育的大分解”，并将其描述为“在硬数据和内部洞察力的支持下，高等教育可能很快会出现引人注目的景象”。分解将节省成本，同时提高质量（Gupta et al.，2005）。一个潜在的优势是，由于可用资源和学习机会增加，学生将有更多选择。课程分解，将使学校能够专注于其特有专业的核心活动，同时可以获得更多专家和设施。它也将成为变革的催化剂，提高学校的创新能力。

一些课程和大纲将与来自不同国家的机构合作提供，从而获得公认的联合学位。

教育的连续统一体

未来，“本科、毕业后和继续教育之间，以及医学与其他医疗卫生专业教育之间的人为障碍将被消除，或者至少出现松动”（Davis，2018）。本科、毕业后和继续教育的不同阶段间独立运作，很少或根本没有关于教育策略、学习结果、评价和财务方面的交流，今后这种状况将有所改变。未来的本科课程将成为贯穿整个教育连续体的扩展课程的一部分。如第 17 章所述，学生和学员在整个连续统一体中的进步将被绘制在课程地图上，他们将能够评价自己在每个阶段的成就，并将按照胜任力导向的教育方法，以不同的进度通过连续统一体。

国际关系

国际关系将是未来教育方案的一个特点。如图 38.4 所示，国际医学教育将从教师和学生的流动性和包含全球健康胜任力的课程，升级到正式和非正式合作。这将包括交流学习资源和评价工具，以及与课程相关思考的交流。将共同开发课程的要素，课程的分解可能会扩展到全球网络，学生或学员可以在其中选择最适合他们需求的学习机会。

正式伙伴关系
非正式伙伴关系
全球性课程
教师和学生的流动
孤立

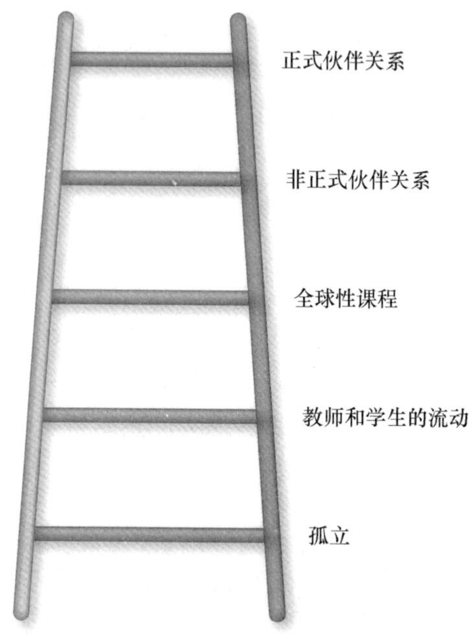

图 38.4　国际医学教育阶梯

学生

学生或学员在未来将被视为关键参与者，不仅仅是客户或消费者，而是学习过程中的合作伙伴。ASPIRE-to-Excellence 计划将学生参与作为认可卓越的领域之一。学生将积极参与并负责：

- 与机构有关的管理和政策问题
- 规划和评估教育计划
- 为教学方案做出贡献，包括同伴教学和学习资源的开发
- 评价方案，包括同行评价和自我评价
- 教师聘任和教师评估
- 机构的研究项目
- 医学院入学的选拔过程

适应性学习等教育项目的发展将由学生推动（Tackett et al.，2018a）。学习将由数字学习指南提供支持，每个学生都有自己的个人在线学习助手（personal online learning assistant，POLA）。POLA 将帮助学生评价他们的学习结果，并会推荐合适的学习机会。在 POLA 的支持下，学生将对他们的学习承担更多责任（Hays，2018）。

所有学生都将接受医学教育培训，并将其作为课程的一部分，以使他们具备教育学知识、技能和理解力。这将使他们不仅可以在教育方案中发挥有意义的积极作用，而且可以为医学教育领域的研究和出版做出贡献。目前已经出现了这种趋势。在

Medical Teacher 期刊上，学生发表的论文数量从 2000 年的 3% 增加到 2017 年的 15%（Harden et al.，2018）。

未来的培训计划将为学生和学员提供支持性的学习环境。学习者目前面临的焦虑、抑郁、压力和倦怠等问题，可能是由不适当的教育和临床环境引起的，对此不能仅仅归咎于学生个人，这将得到更好的理解。诸如正念训练等干预措施将成为教育方案的一部分。

教师

教师是教育发展成功（或失败）的关键。正如框 38.2 中所述（Harden and Lilley，2018），对教师的要求越来越高，他们的角色也在发生变化。

未来的教师将被期望对教育中发生的变化做出反应，接受必要的培训，理解教育过程，使他们能够接受并实施新发展，如适应性学习、学生人数的增加和更多元化的学生群体进入医学。如果教师继续以他被教导的方式进行教学，将是不可接受的。

教师将理解并熟悉他们的不同角色，并在他们承担特定职责的角色中接受特殊培训。教师将被要求评价自己的表现，并让自己保持最新状态。预计医学院将：

- 招聘对教学感兴趣、乐于投入的教师
- 为教师提供必要的资源、设施和专家协助
- 根据教师的个体需求，提供个性化的教师发展计划

未来学校的文化将是这样，教学在机构需求的层面占有重要地位，教师将得到认可和奖励。

框 38.2　医学教师角色的变化

作为**信息提供者**，随着角色的转变，教师的角色从信息的渠道或传递者，转变为信息的整理者和学生寻求信息的指导者。

作为**促进者**，明确学习结果，确定适当的学习机会，使学习有效和高效，并吸引和激励学习者。

作为**课程开发者**，为学校的课程计划做出贡献，实施自己的课程，评估课程，并规划变革。

作为**评价者**，为学校的评价方法做出贡献，规划和实施学生对自己课程的评价，监控学生的表现和进步，并向学生提供反馈。

作为**角色榜样**，塑造学习者的价值观、态度和行为，发展他们的身份认同，并影响他们的职业选择。

作为**管理者和领导者**，参与决策过程，管理课程，并支持变革。

作为**学者**，确定什么有效和什么无效，将证据应用于教学实践，创新教育，并与他人分享他们的经验。

作为**专业人士**，探究他们作为教师的胜任力，跟上教育发展的最新动态，并为他们的个人福祉负责。

（Harden and Lilley，2018）

通过最佳证据医学教育协作（http://www.beme.org）或类似倡议促进循证教学。支持和鼓励教师根据医学教育已有的知识反思自己的教学，进行创新，并参与行动研究。正如 Stenhouse（1975）所指出的，“教师最终将通过理解它，改变学校的世界”。教育研究不仅是针对教师的研究，而且是由教师作为研究者进行的研究，而不仅仅是被研究对象。

在未来的教育方案中，患者将扮演教育者的重要角色。这将远远超出他们目前作为学习重点或作为模拟病人的职责范围。它将扩展到积极参与课程规划、确定学习结果、选择合适的学习策略以及评价学生的能力。

未来的学校排名，将体现教学和研究的重要性，学校将通过 ASPIRE-to-Excellence 计划（www.aspire-to-excellence.org）或类似倡议，追求卓越的教学。

不同类型的医生

Lindgren 和 Gordon（2011）认为，医学教育“有一段令人遗憾的历史，即培养出适合过去的医生，也许适合现在，但不适合未来”。正如 Hill Jason（2018）所说，“有些变化可能需要改变，甚至放弃一些熟悉、自信的信念……人类在面对未来时，并不是特别擅长放弃过去”。我们可能会看到，在未来的几年里，医学培训将走向一个完全不同的做法。一些医生将从入学开始按照专科医师进行医学教育，加速课程培训，而另一些医生将选择更长的课程，成为全科医生或诊断专家，负责将患者转诊到适当的医师那里。正如在 2016 年 AMEE 研讨会上所说，这种方法的主要优势包括减少所需时间和医学培训的成本，同时提供最高质量的照护。一名专家可以在 6 ～ 7 年内完成培训，是目前所需 13 年时间的一半。英国医学总会前主席特伦斯・史蒂文森（Terence Stevenson）（2018）支持考虑这一举措：

> “因此，未来可能会有两条平行的培训路线——针对操作人员或‘技术人员’的短期培训，已经明确，医生的角色是治疗师。一名被推荐给所有患者进行疝手术或冠脉支架置入术的医生也许不需要在医学院经过 6 年和 10 年的毕业后培训。他们需要在操作中成为真正的专家，他们需要清楚什么时候可能会出现其他事情，他们的专业操作是不适合的。然而，预测未来是困难的……但是对于那些无法选择患者的医生来说，能够解决这些问题的通才需要更长时间的培训。”

20 年前，Marinker（1998）预测出这个方向的转变：

> “（然而）治疗将掌握在各种高度专业化的治疗师手中，他们将不区分我们现在所说的初级和二级照护之间的界限。他们的专业知识、方向和培训将从当今的专科护士（外科、内科、儿科和精神科）、放射诊断技师和药剂师，以及尚未构想出的技术发展而来。”

在本章提出的对医学教育未来的预测中，这无疑是最具挑战性的。问题是，鉴于目前负责本科和毕业后教育课程的人员面临的挑战，医学界的保守主义是否会使这种巨大的变化成为可能。遗憾的是，这种变化超出了任何一所医学院的范围。目前关于一个完全不同的医学培训模式的思考是有限的，人们的注意力更多地集中在医疗卫生系统管理相关问题和对当前教育模式的改进上。

医学院的现有目标是通过标准的认证课程，培养能够行医和在特定专业领域进一步培训的多能医生，这一目标在另一个方面也受到了挑战。一些学校已经制定了旨在培训不同类型医生的教育方案。位于罗阿诺克的弗吉尼亚理工大学卡里昂医学院已将研究作为其课程的一个主要特征，在研究活动上花费了超过 1200 小时，预期学生在毕业时应具有研究方向和重要的研究经验。另一所学校正在与工程学院合作，旨在培养能够为未来医疗实践技术方法的发展做出贡献的医生。苏格兰的一所新医学院将培训以在乡村社区工作作为其优先事项的医生。

即使在现有的培训体系内，未来的医学院也需要决定它培训什么样的医生，以及在本科医学课程中接受何种程度的专科实践培训。一个有志于成为外科医生的学生可能会选择他们的选修课或特殊学习模块来发展必要的外科技能，另一个学生可能会选择骨科，还有一个学生可能会选择病理学。

总结

在这最后一章中，我们从一个广阔的视角看待医学教育面临的挑战，以及未来的医学院会是什么样子。许多已经确定的变化或多或少地正在发生。我们所描述的不是“不可能实现的梦想”，而是对未来 5 年或 10 年内可能发生的事情的一种可实现的表述。Hess（2010）在他的《重复同样的事情》（*The Same Thing Over and Over*）一书中描述了“反复尝试改进一个根本上已经过时的陈旧结构。改革者没有探索和发展新的结构，而是倾注他们的信念和资源使现有结构更有效。他们倾向于在界限内安全地着色——主要是因为这些界限被认为是理所当然的，以至于潜在的改革者没有意识到还有其他选择”。在本章中，我们试图“在界限**之外**着色”，并描述未来的教育会是什么样子，如果它是为了应对当前和未来与我们的医生培训有关的挑战。上述方向的变化将要求学校重新考虑它们当前的方法，重新调整它们的优先事项，认识到教育方案的重要性以及学生和教师角色的变化（Harden and Lilley，2018）。

医生培训中正在发生的事情，以及对医生和教师的期望正在迅速变化。教师和其他致力于教育的人不应坐等变化发生。他们应该成为为自己学校在创造未来令人兴奋愿景的过程中的一部分。正如 Guerin（2017）所指出的，“最好的解决方案无法一蹴而就，它们是通过深入思考得出的。它们来自视角的转变，努力挑战现状，思考更深层次的问题，并以新颖有趣的方式看待世界”。

思考

1. 您的机构目前在框 38.3 中总结的五个主题上处于什么位置？它在未来 1 年、5 年和 10 年后可能处于什么位置？

2. 正如 Dan Pontefract 在他所著的《开放思考》（*Open to Think*）（2018）中所认为的，我们需要创造性地思考，做出更好的决定，并采取行动——我们需要梦想、决定和行动。您计划为未来做些什么？

框 38.3　针对教育方案未来方向的评价

现在的位置——1. 已经全面实施　2. 部分实施　3. 没有实施。

变革——1. 忽略。不可能或不合适。2. 不直接相关。搁置 3 ～ 5 年后再考虑。3. 不是当务之急，但值得进一步考虑，以期在未来 3 年内采用。4. 重要，值得进行 1 或 2 年以上的探索。5. 最优先的事情，需要在未来 1 年内解决。

针对未来教育方向的评价	现在的位置			变革					
主题 1——实境课程	**1**	**2**	**3**	**0**	**1**	**2**	**3**	**4**	**5**
1.1 结果导向 / 胜任力导向教育的转变，包括预期学习结果的说明和交流，以及结果导向课程决策。									
1.2 更加强调“即时”而不是“备用”的学习，减少对信息的记忆，更多地关注学生通过提出正确的问题、寻找合适的来源和评估答案来寻找信息。									
1.3 实境性、程序性评价的转变，基于医生毕业时的预期能力评价，判断他们能否满足所服务人群的需求。									
1.4 从医学课程的第一年开始，结合实境的学术任务，开展实践导向的学习，要求学生把自己当作该领域的从业者来参与内容学习，把教育嵌入临床环境中，把学生融入卫生系统中，让学生承担越来越多的患者照护责任。									
主题 2——适应性课程									
2.1 适应学习者个人需求的教育方案和教学方法的转变。									
2.2 使用学习分析来帮助确定每名学生的需求和他们的进步。									
2.3 使用适当的技术来支持适应性学习，包括机器人、人工智能以及虚拟现实和增强现实。									
2.4 实施评价计划，允许学生以符合其个人需求的速度进步，从基于时间的模式转变为胜任力导向的模式。									
主题 3——合作									
3.1 与国内外其他学校在教育发展、研究和师资发展方面进行合作。									
3.2 课程分解，学校不再提供课程的所有元素，与其他学校合作提供必要的学习体验，学生可以进行选择。									

（续表）

针对未来教育方向的评价	现在的位置			变革					
	1	2	3	0	1	2	3	4	5
3.3 规划跨越不同阶段的教育，即本科、毕业后与继续教育，并包含终身学习的理念。									
3.4 致力于跨专业教育，与其他专业的合作。									
主题 4——学生									
4.1 学生参与，学生作为合作伙伴以规划、实施和评估课程。									
4.2 学生作为适应性学习者，能够继续他们的教育、创新并对变革作出回应。									
4.3 学生对教与学、课程规划和评价相关理论具备必要的理解。									
4.4 关注学生的健康、压力和倦怠问题。									
主题 5——教师									
5.1 教师作为专业人员，保持教育方法不断更新，并评估自己的教学能力。									
5.2 教师是信息使用的引导者，而不是提供者。									
5.3 教师的角色变化，以及教师个体与角色的匹配。									
5.4 聘用有教育责任感的教师，并认可和奖励他们在教育方面的贡献。									

深入阅读

Brenner, J., Bird, J., Ginzburg, S.B., et al., 2018. Trusting early learners with critical professional activities through emergency medical technician certification. Med. Teach. 40, 561–568.

Cook, M., Irby, D., O'Brien, B.C., 2010. Educating Physicians. Carnegie Foundation, San Francisco, USA.

Craig, R., 2015. College Disrupted: The Great Unbundling of Higher Education. St Martin's Press, New York, USA.

Davis, D., 2018. The medical school without walls: reflections on the future of medical education. Med. Teach. 40 (10), 1004–1009.

Dornan, T., Conn, R., Monaghan, H., et al., 2019. Experience based learning (exbl): clinical teaching for the twenty-first century. Med. Teach. 41 (10), 1098–1105.

Ellaway, R.H., Pusic, M.V., Galbraith, R.M., et al., 2014. Developing the role of big data and analytics in health professions education. Med. Teach. 36, 216–222.

Fanfarelli, J.R., McDaniel, R., 2019. Designing Effective Digital Badges. Routledge, London.

Ferguson, P.C., Kramer, W., Nousiainen, M., et al., 2013. Three-year experience with an innovative, modular competency-based curriculum for orthopaedic training. J. Bone. Joint. Surg. Am. 95, e166.

Frank, J.R., Snell, L., Englander, R., et al., 2017. Implementing competency-based medical education: moving forward. Med. Teach. 39, 568–573.

Frenk, J., Chen, L., Bhutta, Z.A., et al., 2010.

Health professionals for a new century: transforming education to strengthen health systems in an interdependent world. Lancet 376, 1923–1958.

Friedman, C.P., Donaldson, K.M., Vantsevich, A.V., 2016. Educating medical students in the era of ubiquitous information. Med. Teach. 38, 504–509.

Geurin, D., 2017. Future Driven: Will Your Students Thrive in an Unpredictable World? David G Geurin, Bolivar, MO.

Gupta, A., Herath, K., Mikouiza, N.C., 2005. Outsourcing in higher education: an empirical examination. IJEM 19, 396–412.

Hamdy, H., 2018. Medical college of the future: from informative to transformative. Med. Teach. 40 (10), 986–989.

Harden, R.M., Lilley, P.M., 2018. 8 Roles of the Medical Teacher. Elsevier, London, UK.

Harden, R.M., Lilley, P.M., McLaughlin, J., 2018. Forty years of medical education through the eyes of medical teacher: from chrysalis to butterfly. Med. Teach. 40 (4), 328–330.

Harden, R.M., 2018. Excellence in medical education – can it be assessed. TAPS 3 (1), 1–5.

Hays, R., 2018. Establishing a new medical school: a contemporary approach to personalizing medical education. Med. Teach. 40 (10), 990–995.

Hess, F.M., 2010. Same Thing Over and Over: How School Reformers get Stuck in Yesterday's Ideas. Harvard University Press, Cambridge, USA.

Jason, H., 2018. Future medical education: preparing, priorities, possibilities. Med. Teach. 40 (10), 996–1003.

Jason, H., Westberg, J., 2018. Preparing educators for adaptive education programme. Med. Teach. 40 (8), 828–833.

Lindgren, S., Gordon, D., 2011. The doctor we are educating for a future global role in health care. Med. Teach. 33 (7), 551–554.

Marinker, M., 1998. Looking and leaping. In: Marinker, M., Peckham, M. (Eds.), Clinical Futures. Wiley-Blackwell, UK.

Marinker, M., Peckham, M., 1998. Clinical Futures. Wiley-Blackwell, UK.

Mehta, N.B., Hull, A.L., Young, J.B., et al., 2013. Just imagine: new paradigms for medical education. Acad. Med. 88 (10), 1418–1423.

Motola, I., Burns, W.A., Brotons, A.A., et al., 2015. Just-in-time learning is effective in helping first responders manage weapons of mass destruction events. J. Trauma. Acute. Care. Surg. 79 (4 Suppl 2), S152–156.

Pontefract, D., 2018. Open to think. Figure 1 Publishing, Vancouver, Canada.

Rourke, J., 2018. What does the future hold? No one knows for sure. Med. Teach. 40 (10), 980–981.

Stevenson, T., 2018. The future of medicine and medical education. In: Lau, C.S. (Ed.), Preparing Healthcare Learners for a Changing World. Monograph 8. HKU Med, Hong Kong.

Stenhouse, L., 1975. An Introduction to Curriculum Research and Development. Heinemann Educational Books, Newcastle, UK.

Tackett, S., Raymond, M., Desai, R., et al., 2018a. Crowdsourcing for assessment items to support adaptive learning. Med. Teach. 40 (8), 838–841.

Tackett, S., Wright, S., Quirk, M., 2018b. Adaptive medical education research. Med. Teach. 40 (8), 783–758.

中英文专业词汇对照表

360-degrees evaluation	360° 评估

A

absolute standards	绝对标准
academic criteria	学业标准
academic elitism	学术精英主义
academic research community	学术研究团体
Accreditation Council for Graduate Medical Education	美国毕业后医学教育认证委员会
accrediting bodies	认证机构
active learning	主动学习
actual or delivered curriculum	实际的或实施的课程
adaptive learning	适应性学习
affective learning outcomes	情感学习结果
alternative therapies	替代疗法
AMEE essential skills for medical education (ESME)	AMEE 医学教育必备技能
apprenticeship model	学徒制模式
artificial intelligence	人工智能
ASPIRE- to-Excellence criteria for excellence in social accountability	ASPIRE-to-Excellence 社会责任卓越标准
assessment as learning	评价即学习
assessment criteria	评价标准
assessment-for-learning	促进学习的评价
Association of American Medical Colleges	美国医学院校协会
Association of Faculties of Medicine of Canada (AFMC)	加拿大医学院协会
authentic curriculum	实境课程
authentic learning	实境学习

B

basic medical sciences	基础医学
behavioural sciences	行为科学
best evidence medical education (BEME)	最佳循证医学教育
best medical practice	最佳医疗实践
biopsychosocial model	生物-心理-社会模式
blended learning	混合式学习

C

CanMEDS physician competency framework	CanMEDS 医师胜任力框架
case-based discussion (CbD)	基于案例的讨论
clinical contexts	临床情境
clinical decision making	临床决策
clinical deficiencies	临床缺陷
clinical encounter	接诊
clinical ethics	临床伦理
clinical experiences	临床经验
clinical presentation-based learning	基于临床表现的学习
clinical problems	临床问题
clinical reasoning	临床推理
clinical research	临床研究
clinical rotation	临床轮转
clinical skills centre	临床技能中心
clinical supervision	临床监督
clinical supervisor	临床导师
clinical teaching	临床教学
collaborative learning	协作学习
communication skills	沟通技巧
communities of practice	实践共同体
community-oriented education	社区导向教育
competency-based assessment	胜任力导向的评价
concept map	概念图
Consortium of Longitudinal Integrated Clerkships (CLIC)	纵向整合式见习联盟
contextualised learning	情境化学习
continuing professional development	继续职业发展
continuum of education	教育的连续统一体
cooperative learning	合作式学习
core curriculum	核心课程
course content	课程内容
course syllabus	课程大纲
criterion-referenced	标准参照
critical incident survey	关键事件调查
critical thinking	批判性思维
cubic curriculum	立方体课程
curriculum committees	课程委员会
curriculum content	课程内容
curriculum development	课程开发
curriculum evaluation	课程评估
curriculum integration	课程整合
curriculum map	课程地图

curriculum planning committee	课程规划委员会
curriculum reform	课程改革
customised learning	适应性学习

D

day-to-day practice	日常实践
deep learning	深度学习
Delphi technique	德尔菲法
differentiated learning	差异化学习
digital learning environment	数字化学习环境
directed self-learning	有指导的自学
direct observation of procedural skills (DOPS)	操作技能直接观察法
direct supervision	直接监督
discipline-based curriculum	以学科为基础的课程
distance learning	远程学习
distributed learning	分布式学习
Dundee ready education environment measure (DREEM)	Dundee 合格教育环境评估量表
Dundee three-circle outcome model	Dundee 三环结果模型

E

educational environment	教育环境
educational game	教育游戏
educational psychology	教育心理学
educational strategies	教育策略
educational theory	教育理论
Education Resource Information Centre (ERIC)	教育资源信息中心
eg-rul	从实例到规则
emotional exhaustion	情绪耗竭
entrustable professional activities (EPAs)	置信职业行为
entrustment decisions	置信决定
e-portfolio	电子档案袋
European Medical Students Association (EMSA)	欧洲医学生协会
evidence-based curriculum	基于证据的课程
evidence-based medicine (EBM)	循证医学
experience-based learning	基于体验的学习
expert panel	专家小组
extended matching questions (EMQs)	扩展型匹配题

F

flipped classroom	翻转课堂
focus group	焦点小组
formative assessment	形成性评价

G

general competencies	通用胜任力
General Medical Council in the UK	英国医学总会

global health	全球卫生
global minimum essential requirements	全球最低基本要求
grey literature	灰色文献

H

health promotion	健康促进
health systems	卫生系统
hidden curriculum	隐性课程
higher-order thinking	高阶思维
high-fidelity simulators	高仿真模拟器
horizontal integration	横向整合
hybrid simulation	混合式模拟

I

individualised learning	个性化学习
inert knowledge	惰性知识
information-oriented	信息驱动
information overload	信息超载
informed consent	知情同意
innovative thinking	创新思维
institutional culture	制度文化
instrumental value	工具价值
integrated clinical clerkship	整合临床见习
integrated curriculum	整合课程
integrated teaching	整合教学
interpersonal skills	人际交往能力
interprofessional care	跨专业照护
interprofessional education (IPE)	跨专业教育

J

journal club	文献研读会
just-in-case learning	备用学习

L

learned curriculum	学到的课程
learner-centeredness	以学习者为中心
learning analytics	学习分析
learning from practice	从实践中学习
learning goal	学习目标
learning outcome framework	学习结果框架
learning outcomes	学习结果
learning preferences	学习偏好
learning process	学习过程
learning programme	学习项目
learning resources	学习资源
learning route	学习路线

learning strategy	学习策略
learning styles	学习风格
learning technologies	学习技术
lifelong learning	终身学习
longitudinal integrated clerkship	纵向整合式见习
long-term memory	长期记忆

M

marking system	评分系统
massive open online courses (MOOCs)	慕课（大规模在线开放课程）
measurement instrument	测量工具
medical college admission test (MCAT)	医学院入学考试
mindfulness training	正念训练
multiple-choice questions (MCQs)	多项选择题
multi-source feedback (MSF)	多源反馈

N

near peer teaching	近似同伴教学
nominal group technique	名义小组技术
non-cognitive characteristics	非认知特征
norm-referenced	常模参照

O

objective structured clinical examination (OSCE)	客观结构化临床考试
on-going feedback	持续反馈
on-the-job learning (OJL)	在职学习
open-ended questions	开放式问题
oral presentation	口头汇报
OSCE stations	OSCE 考站
Ottawa Consensus Statement	渥太华共识声明
outcome- or competency-based education (OBE/CBE)	结果导向或胜任力导向的教育

P

passive learning	被动学习
patient safety	患者安全
patient's management	患者管理
peer assessment	同伴评价
peer-assisted learning	同伴辅助学习
peer teaching	同伴教学
performance-based assessment	基于行为表现的评价
performance tests	行为表现测试
personalised learning	个性化学习
personality inventories	人格量表
personality tests	人格测试
planned curriculum	规划的课程
portfolio assessment	档案袋评价

postgraduate education	毕业后教育
practice-based learning	基于实践的学习
problem-based learning (PBL)	基于问题的学习
problem-centred learning	以问题为中心的学习
problem-orientated learning	问题导向的学习
procedural skills	操作技能
professional behaviour	职业行为
professional education	专业教育
professional identity	职业认同
professionalism	职业素养
programmatic assessment	程序性评价

Q

qualitative approach	定性方法
quality improvement	质量改进
quantitative instruments	定量工具

R

readiness for interprofessional learning scale (RIPLS)	跨专业学习准备量表 (RIPLS)
reflective journal or diary	反思性日记或日志
relate theory to practice	理论联系实际
role model	角色榜样
Royal College of Physicians and Surgeons	加拿大皇家内科医师和外科医师学会
rul-eg	从规则到实例

S

scholarship of teaching	教学学术
Scottish Doctor framework	“苏格兰医生”框架
script concordance test (SCT)	脚本一致性测试
self-care	自我照护
self-directed learning (SDL)	自主学习
self-perception	自我认知
self-regulation	自我调节
service-based learning	基于服务的学习
short essay questions (SEQs)	简答题
simulated patients	模拟病人
simulation learning	模拟学习
simulation technology	模拟技术
simulators	模拟器
situated learning	情境化学习
situational judgement tests (SJTs)	情景判断测试
small group teaching	小组教学
social accountability	社会责任
social engagement	社会参与
social intervention	社会干预

social learning	社会化学习
social networks	社交网络
spaced learning	间隔学习
spiral curriculum	螺旋式课程
stakeholders	利益相关者
standard setting	标准设定
structured learning	结构化学习
student-centred	以学生为中心
student engagement	学生参与
student selected components (SSCs)	选修课
student selection	学生选拔
study guides	学习指南
study module	学习模块
summative assessment	终结性评价
supportive education environment	支持性教育环境
synchronous learning	同步学习
system-based practice	基于系统的实践

T

task analysis	任务分析
task-based learning(TBL)	基于任务的学习
teacher-centred	以教师为中心
teacher development	教师发展
teaching competence	教学能力
teaching context	教学情境
teaching hospital	教学医院
teaching practice	教学实践
team-based learning (TBL)	基于团队的学习
team readiness assurance test (tRAT)	团队准备情况测试
technical skills	技术性技能
time-based model	基于时间的模式
time-based training	基于时间的培训
transition course	过渡课程
tutorial/seminar	辅导课 / 研讨会
two-way communication	双向交流

U

unbundling the curriculum	课程分解
undergraduate curriculum	本科课程

V

value-added assessment	增值评价
vertical integration	纵向整合
very short answer questions (VSAQs)	填空题

W

work-based assessment	基于工作的评价
work-based learning	基于工作的学习
workplace-based assessment	基于工作场所的评价
World Federation for Medical Education（WFME）	世界医学教育联合会
written assessment	笔试评价